JN485340

Janet L. Jones, PhD

책《Understanding Psychological Science》,
《The Psychotherapist's Guide to Human Memory》의 저자

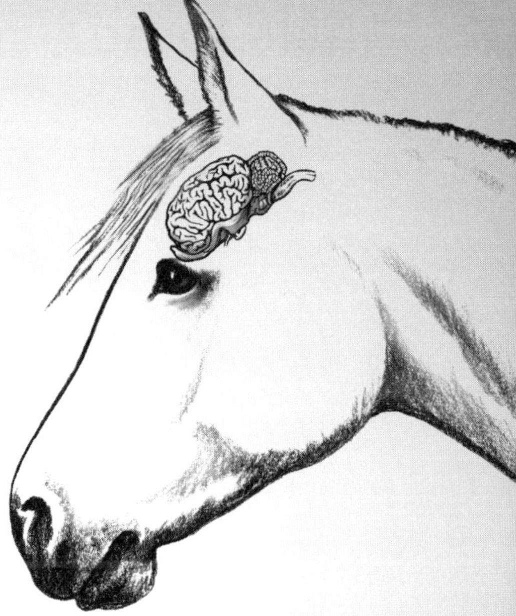

말의 뇌, 사람의 뇌

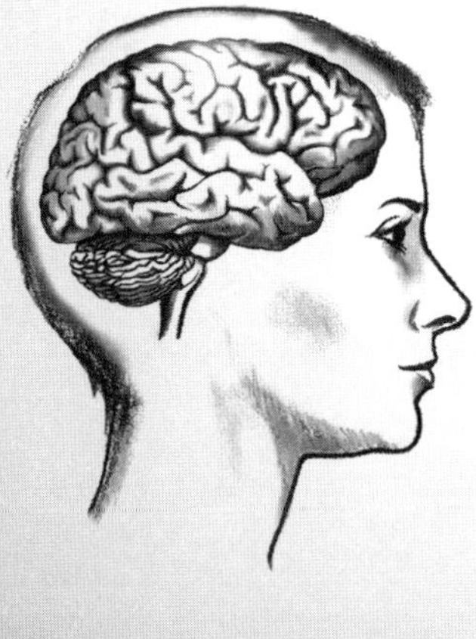

홀스맨십의 신경과학

평생 동안 말과 함께 살아온 인지과학자가 알려주는
말과 인간이 생각하고, 행동하고, 함께 일하는 법

HORSE BRAIN, HUMAN BRAIN

The Neuroscience of Horsemanship

저자 쟈넷 L. 존스 역자 권정이 · 신정순 · 심다혜

말의 뇌, 사람의 뇌

첫째판 1쇄 인쇄 | 2023년 10월 30일
첫째판 1쇄 발행 | 2023년 11월 6일

지 은 이 Janet L. Jones
옮 긴 이 권정이, 신정순, 심다혜
감 수 이인경
발 행 인 장주연
출 판 기 획 이성재
책 임 편 집 배진수
편집디자인 조원배
표지디자인 김재욱
발 행 처 군자출판사(주)
등록 제4-139호(1991. 6. 24)
본사 (10881) **파주출판단지** 경기도 파주시 회동길 338(서패동 474-1)
전화 (031) 943-1888 팩스 (031) 955-9545
홈페이지 | www.koonja.co.kr

HORSE BRAIN, HUMAN BRAIN
Copyright © 2020 Janet L. Jones
All rights reserved.

Original title: Horse Brain, Human Brain: The Neuroscience of Horsemanship
published in the USA by Trafalgar Square Books

Korean translation copyright © 2023 by KOONJA PUBLISHING INC.
Korean translation rights arranged with Trafalgar Square Books
through EYA Co.,Ltd

ⓒ 2023년, 말의 뇌, 사람의 뇌 / 군자출판사(주)
이 책의 한국어판 저작권은 EYA Co.,Ltd 를 통해
Trafalgar Square Books과 독점 계약한 군자출판사(주)가 소유합니다.
저작권법에 의하여 한국 내에서 보호를 받는 저작물이므로
무단 전재 및 복제를 금합니다.

* 파본은 교환하여 드립니다.
* 검인은 저자와의 합의 하에 생략합니다.

ISBN 979-11-7068-066-6 (03510)

정가 25,000원

말의 뇌,
사람의 뇌

제 인생을 태어날 때부터

다양하고 방대한 책,

뇌(brains), 말(horses)로 채워주신

나의 아버지 Gerry Jones 께

이 책을 바칩니다.

Horse Brain, Human Brain 번역본을 출간하면서

2년 전 2021년 6월에 서울 코엑스에서 세계재활승마연맹(The Federation of Horses in Education and Therapy International AISBL) 국제 심포지엄이 열렸다. 당시 COVID-19가 창궐하여 행사의 주최 자체가 불가능해 보였던 때였음에도 불구하고, 저자들이 회원으로 참여하였던, 대한재활승마협회는 온라인-오프라인 하이브리드 방식으로 유례없이 멋진 국제행사를 진행하여 찬사를 받았다.

Janet L. Jones 박사님은 행사의 Keynote speaker로 내한하여 책의 내용을 바탕으로 강의를 했었고, 많은 참가자들이 깊은 감명을 받았었다. 이 책은 인지과학자이자 승마인인 저자가 오랜 기간 말과 함께 생활하면서 '말의 뇌와 인간의 뇌가 어떻게 유사하면서도 다른가'를 연구하여 자유롭게 기술한 책이다. 평생 동안 승마와 인지과학 분야에 헌신해온 저자의 깊이 있고, 다양한 경험을 최대한 정확하게 전달하기 위해 책의 번역은 뇌 전문의, 국내 재활승마 1세대 지도사들, 심리학을 전공한 말매개심리치료사가 다학제적 토론 과정을 거쳐 작업하였다.

과학 관련 책이지만, 개인적으로 경험한 많은 사례들을 바탕으로 쓰여 있어 과학을 전혀 모르는 사람들(말을 전혀 모르는 사람들도)도 쉽고 재미있게 읽을 수 있다. 말 관련 산업에 종사하는 분들이나 승마인들에게는(역자들의 경험을 바탕으로) '첫 장부터 끝장까지 단숨에 읽히는 내용들로 구성되어 있다.'고 감히 말할 수 있다. 단지 번역의 과정에서 원저의 느낌을 전달하지 못한 부분이 있지 않을지, 언어의 차이로 의역된 부분들에서 저자의 의도를 벗어난 부분이 있지 않을지 염려가 되며, 출간 후 독자들의 피드백을 받아 재판을 낼 때 수정할 수 있기를 기대한다.

COVID-19로 인해 재활승마 프로그램이 진행되지 못했던 기간 중, 역자들은 함께 책을 번역하면서 재활승마의 중요성을 다시 한번 깨닫게 되었다. 올해부터는 재활승마가 다시 활성화되어 많은 분들이 말로부터 위로를 받고, 상처가 회복되며, 심신의 건강을 되찾게 되기를 희망한다.

2023년 10월

대표역자 권정이

추천사

학명이 에쿠스 카발러스(*Equus caballus*)인 말은 인류의 역사에 있어서 거의 모든 측면에서 중요한 역할을 해왔다. 특히, 현대에 이르러서는 운동과 여가, 사람과의 교감 등에서 탁월한 재능이 있다는 것을 우리는 안다.

2,400년 전 그리스의 크세노폰(Xenophon)이 'The Art of Horsemanship'이라는 저작물을 남겼는데 오늘날 우리는 '뇌 기반 홀스맨십'에 대한 인지과학자 쟈넷 존스의 「말의 뇌, 사람의 뇌(Horse Brain, Human Brain)」에 대한 연구 결과를 접하게 되었다.

이 책이 내가 승마를 배우기 전에 출간되었다면, 아마도 어처구니없는 낙마 사고로 인한 앰뷸런스 신세를 면했을지도 모른다. 승마가 좋아서 새벽부터 어두운 마장으로 나가 승마를 즐기던 많은 동우회원들 중에는 낙마로 사망하거나 반신불수가 되어 평생을 휠체어 신세를 지는 분들이 많았다.

이는 말의 독특한 성격의 범주나 주변 환경을 무시하고 기승자 위주로 자기의 의도를 강요하다가 말과의 교감이나 조화로운 소통 부족으로 당한 불상사들이다.

이 책은 말 산업 현장에서 말의 수행력을 높이고, 말과 사람의 안전을 개선하고, 특정한 말에 맞게 훈련을 세분하고 개별화했다. 말이 기승자의 요구를 분명히 이해할 수 있도록 하는데 아주 적절한 내용을 인지과학을 기반으로 제시한 책이다. 이 책에서 저자는 "말에게 가장 좋은 것이 무엇인가?"와 같이 말을 우선시하는 뇌 기반 홀스맨십을 강조한다.

또한 사람의 뇌와 말의 뇌 사이의 차이점을 설명하면서 100% 진실한 말(馬)과 어울려 지내는 것에 대해 현장 중심으로 상세한 설명을 하고 있다. 저자는 말 뇌의 진화적 설계와 지각하는 방법 등 두 종의 뇌 사이의 차이점과 유사점을 연구했을 때 안전을 위해 가장 중요한 것은 '차이점'이라고 주장한다. 이는 사고로 후유증을 지니고 있는 나에게 말의 행동을 온전히 이해할 수 있도록 한 부분이었다.

인지과학자인 저자는 말 연구의 활성화를 주장하면서 말과 사람 간에는 개나 고양이 같이 가장 친밀한 관계에서조차 존재하지 않는 수준의 비언어적의사소통이 있음을 강조했다. 이 부분에 대해 승마와 재활승마의 현장에서 말을 직접 다루는 모든 분들은 절대적으로 공감하리라 생각한다. 인마일체(人馬一体)가 되어 "지상에서의 낙원은 마상(馬上)에 있다."는 것을 느끼신 분들은 말과의 교감이 타 반려동물하고는 비교 불가라고 생각할 것이다. 올림픽 승마 경기를 보면 누구나 공감할 것이다.

저자는 뇌 기반의 홀스맨십을 통해 말과 협력하고 말의 뇌를 새롭게 이해하며, 말을 대하는 우리의 뇌가 서로 신뢰를 기반으로 하는 상호소통 채널을 구축해야 한다고 강조한다.

몇 해 전 여름방학 중에 'CEO 승마 과정' 학생들과 거대한 몽골 초원의 야생화 들판을 거침없이 달리던 몽골 말과 제주 목장 현무암 돌담 사이를 전력질주하던 제주 한라마, 여러모로 부족한 기승자에게 살아있는 악기처럼 함께 춤추며 달렸던 그 들판 위의 말들에게 고마움을 전한다. 그들의 힘찬 율동과 배려가 지금도 떠오른다.

말과 함께 경이로운 삶의 세계를 체험하시고자 하는 분들에게 적극 추천을 해드립니다. "지상에서의 낙원은 마상(馬上)에 있는데 말에게 가장 좋은 것은 무엇인지?" 궁금해 하시는 모든 분들에게 일독을 권합니다.

한국마사회(KRA) 초대 말산업본부장
제주한라대학교 마사학과 초빙교수
체육학 박사 차재만

추천사

근래에 인간과 동물의 관계에 대한 연구가 활발합니다. 이 책은 오랫동안 말매개활동 및 치료(Equine Assisted Activities and Therapies)에 열정을 갖고 공부하고 교육해 온 우리 바이오힐링융합학과 심다혜 선생이 심혈을 기울여 번역에 참여한 책입니다. 그야말로 말이 어떻게 배우고, 생각하고, 인식하고, 수행하는지를 새롭게 조명하며, 말의 뇌와 대항하는 대신 우리 인간이 그들과 어떻게 상호작용해야 하는지를 뇌 인지과학 및 심리학적 지식에 기반하여 매우 심도 있으면서도 알기 쉽게 설명하는 놀라운 책입니다. 저자인 Janet Jones 박사는 인간과 말의 뇌가 어떻게 상호작용할 수 있는지 최신 지견과 함께 실제 적용 사례를 들어 원리를 설명합니다. 이는 말을 다루는 모든 분들에게 도움이 될 것입니다.

무엇보다 지금까지의 말 훈련에서 이어온 전통적인 접근법과 교육 방법에서 탈피하여 "지피지기면 백전백승"이라는 논리로 우리 인간의 뇌와 말의 뇌가 근본적인 차이가 있음을 매우 상세하게 설명하는 새로운 접근법을 제시합니다. 이를 통하여 우리는 말과의 다양한 교류 및 교감이 보다 효율적으로 가능해질 것입니다. 훨씬 더 깊은 유대감이 형성되고, 무력과 명령이 아닌 배려와 친절로 훈련할 수 있으며, 그만큼 실패와 사고를 예방하고, 더 안전하게 즐기며, 동물에게는 보다 더 큰 신뢰와 충분한 복지를 보장하고, 결국에는 가장 강력한 인간-말 동료애를 이룰 수 있을 것입니다. 말을 다루는 분은 물론이고 뇌의 기능과 역할을 알고 싶은 분, 그리고 근래에 인간과 동물의 관계에 지독한 관심이 있는 분들에게도 필독서로 추천합니다.

건국대학교 수의과대학 교수
3R동물복지연구소장
대학원 바이오힐링융합학과 주임교수
한진수 DVM, Ph.D., DKCLAM

추천사

유라시아의 끝도 없이 펼쳐진 푸른 대초원 어딘가에서 말이 가축이 된 뒤에 사람과 말은 이주 혹은 무역을 통하여 주변으로 퍼져나갔다. 그러면서 그 두 종의 관계에서 묘한 애증의 전류가 흐르기 시작하면서 드디어 역사적인 일들을 벌일 상호작용이 시작된 것이다. 똑똑한 말들은 본능과 학습으로 우리를 알아갔지만 아직 우리는 그들을 잘 알지 못한다. 5,000여 년이 흐른 지금은 그때에 비해 많이 나아졌지만 여전히 말은 베일에 가려진 동물이다. 이는 단순히 우리가 그들의 신체 언어나 의사를 모르기 때문이다. 그렇기에 서로가 오해하며 힘들었던 것은 사실이다.

오랜 시간 말 전문 수의사로서 말과 사람이 같이 숨을 쉬는 현장에서 일해왔다. 망아지의 출생 순간을 지켜봤으며, 새로운 경마 챔피언의 탄생을 목격했고, 때론 마지막 숨을 거두는 사망 순간까지 역시 함께 해왔다. 하지만 그 많은 순간들의 연속에서도 말의 뇌 속은 잘 알지 못했다.

지난 세기부터 말의 심리를 다룬 책들이 모습을 보이기 시작했지만 아직은 걸음마 단계이고, 말 전문가들이 해야 할 일들은 산적해 있다. 그나마 다행인 것은 국내에서도 말 애호가와 전문가들이 점점 늘어나고 있다는 것이다. 말을 만지면 털 아래의 근육까지 느껴지는데 그 위대한 촉감 신호가 서로의 뇌에 전달되며 서로를 기분 좋게 한다. 승마인, 그들은 단순히 건강을 위해 말을 타는 게 아니라 말이 좋아서 용기 있게 말을 탄다고 한다. 그러나 국내에 있는 대부분의 책은 뇌해부학, 생리학, 승마학 혹은 행동학이나 행동장애 등에 대해서만 있을 뿐 그들의 심리를 다룬 책은 보기 힘들다. 그러던 중 이 책의 출간과 국내에서의 번역서의 발간은 참으로 다행이라 말하고 싶다.

뇌로 전달되는 모든 감각 이야기는 경이롭기까지 하다. 색으로 생명을 구한 이야기는 서로를 아는 것이 얼마나 중요한지를 단적으로 말해주고 있다. 그러기에 Janet L. Jones 박사의 말 애호가를 위한 신경과학, 『Horse Brain, Human Brain』은 서로를 알아가는 참 좋은 책이고, 말을 공부하는 학자로서 욕심이 나는 책이다.

이 책으로 이루어지는 말로 행복한 세상, 그리고 말이 행복한 세상은 아마 두 종이 추구하는 로망이 아닌가 한다.

그대, 말을 공부하고자 한다면 『Horse Brain, Human Brain』부터!

四足
이런 책을 우리 인간만 읽을 수 있다는 게 안타깝다. 말이 글을 안다면 얼마나 좋았을까?

2023년 여름
馬學齋에서
국립 한국농수산대학교 교수
양 재 혁 DVM, Ph.D., Hippologist

차례

제 1 부

인간 세상에서 사는 말

제 1 장

말과 인간, 한 팀

"있잖아. 더 이상 못 잡고 있겠어. 이 정신 나간 말은 더는 보고 싶지 않아! 저 말은 절대로 트레일러 안에 안 들어갈 거야. '구제불능'이란 팻말을 걸어두고 그냥 길가에 둬버려야겠어!"

벌겋게 상기된 얼굴의 내 친구는 땀으로 축축해진 리드줄을 내게 넘기며 거칠게 화를 내었습니다. 지난 몇 시간 동안 친구와 말의 팀워크는 순조롭지 않았던 것이 분명했습니다.

5500년간 말과 사람은 함께 일해왔습니다. 혹은, 일하려 노력해왔습니다. 카자흐스탄의 석기시대 유물은 말이 인간에게 마유와 이동 수단을 제공한 증거를 보여주고 있습니다. 그 후로 인류는 힘과 아름다움을 지닌 말을 매우 다양한 일, 즉 군사, 농업, 이동수단, 치료, 스포츠 경기, 농장 일, 사람과의 우정, 운동과 여가 등의 일에 참여시켜 왔습니다. 말은 인간 삶의 거의 모든 측면에서 중요한 역할을 해온 것입니다.

현재 전세계적으로 6,000만 마리의 말이 서식하는 것으로 추정됩니다. 미국말협의회재단(American Horse Council Foundation)의 보고에 의하면 우리의 네 발 달린 친구는 연간 1,220억 달러 규모의 경제적 가치가 있고, 미국에서만 200만 개의 전일제 일자리를 창출합니다. 약 2,700만 명의 미국인들이 승마를 즐기고 있는데, 이는 수많은 사람과 말이 한 팀이 되어 함께 일하기 위해 노력하고 있는 것입니다.

<말의 뇌, 사람의 뇌>는 다양한 스펙트럼의 말과 사람 팀들을 아우르며, 이들의 홀

스맨십(horsemanship)을 향상시키기 위해 뇌 기능의 원리를 설명하고 적용해보고자 합니다. 스펙트럼은 정말 다양합니다. 마차 드라이빙(driving), 장애물(jumping), 레이닝(reining), 마상체조(vaulting), 여우사냥 경기(foxhunting), 소 몰이(cutting), 로데오(rodeo), 배럴 레이싱(barrels), 지구력 경기(endurance), 끌기 경기(pulling), 마장마술(dressage), 목장 일(ranch work), 밧줄로 가축 잡기(roping), 외승(trail) 외 기타 등등의 훈련이 포함됩니다. 말들은 참으로 다재다능합니다. 사람들은 기승의 종류를 웨스턴, 잉글리쉬, 마장마술, 오스트레일리안, 헌터, 장애물, 경마, 때로는 나쁜 기승 등으로 구분합니다. 마지막에 언급한 나쁜 기승은 농담이지만 그저 농담만은 아닙니다.

현재 세계적으로 4,150 품종의 말이 존재합니다. 이들 중 많은 말은 자신의 훈련에 특화되어 있습니다. 예를 들어, 클라이즈데일(Clydesdale) 품종의 거대한 말이 올바른 기승 자세를 보여주어야 하는 새들 시트 경기(saddle-seat equitation class)에 나온다면 다들 놀랄 것이고, 쇼 점핑(show jumping)이나 마장마술에 활용되는 셀르 프랑세(Selle Français) 품종의 말이 가축을 밧줄로 잡는 경기에 등장해도 마찬가지일 것입니다. 에쿠스 카발러스(*Equus caballus*, 말의 학명)는 매우 다양한 품종을 포함하고 있는 종입니다.

이렇게 복잡하고 다양한 품종들의 몇 안 되는 공통점 중 제일 중요한 부분은 바로 뇌입니다. 뇌는 모든 행동을 조정하는데, 작은 눈 깜빡임부터 고난도 카프리올레 기술까지 담당하는 것이지요. 사람과 말 모두 뇌를 가지고 있고, 뇌는 말-사람 파트너십의 성공과 실패를 좌우합니다. 그러므로 더 나은 팀을 원한다면, 여러분은 말의 뇌, 그리고 여러분의 뇌에 대해 알아야 할 것입니다.

시행 착오

과거 대부분의 시간 동안 사람들은 시행착오라는 도제식 방법을 말과 기승자를 훈련하기 위해 사용해왔습니다. 말에게 한가지 심플한 목표를 설정하고, 이를 달성하기 위해 여러 가지 방법을 시도한 후 그중 효과가 있는 방법을 택하는 식이었습니다. 트레이너들은 이렇게 해서 선택된 기술을 다른 이들에게 가르쳤습니다.

이러한 방법은 수 세기 동안 호응을 받았지만, 매번 효과가 있었던 것은 아니었습니다. 그중 하나만 꼽자면 시행착오란 말은 무수히 많은 실수가 있었다는 것입니다. 말이 몰랐으면 하는 것들을 가르치는 위험을 감수해야 했었고, 가르친 후엔 잊어버리게 만들어야 했습니다. 말은 자신이 실험용 기니피그가 된 것 같아 점점 혼란스러워하거나 짜증을 내게 되었습니다.

또 다른 점은 과거의 방법이 모든 것에 일반화되어 적용된다는 점입니다. "두루두루 적용된다"는 말은 동물에게는 효과가 없습니다. 각각의 말은 각각의 사람처럼 저마다 다른 배경, 다양한 경험, 강점과 약점을 가진 독특한 존재입니다. 유전자가 복제된 말의 뇌조차도 원래 말의 뇌와 다릅니다. 복제된 말이 날마다 경험하는 것들이 다르기 때문입니다. 그러므로 한 팀에게 성공한 기술이 다른 팀에게는 소용이 없거나 해로울 수도 있습니다.

이러한 점들에 덧붙여 상당한 기술들이 우리가 원하는 만큼 가르치기가 쉽지 않습니다. 승마 코치가 "다리를 이렇게 해보세요" 라고 말하는데, 실리콘 퍼티로 만들어진 것이 아닌 이상 절대 할 수 없을 것 같아 보이는 자세를 요구받은 적이 있을 것입니다. 훌륭한 코치가 없다면 능숙한 기승자와 잘 훈련된 말이 되기까지는 마치 독수리 타법으로 키보드를 치듯 매우 오랜 시간이 걸릴 것입니다.

그리고 우리가 자주 선택한 방법들은 뇌의 기능에 위배됩니다. 한 예로, 많은 기승자들이 말이 무서워하는 물체를 향해 곧장 나아가도록 요구하지만, 이러한 방법은 말의 뇌에서 명령하는 것과 반대되는 것입니다. 기승 시 뇌에 반하는 일은 여러분이 추측하는 것보다 자주 일어납니다. 말과 사람의 뇌에 대해 더 알게 될수록, 이러한 충돌을 더 많이 알아차리게 될 것입니다.

시행착오를 통한 훈련의 근본적인 문제는 바로 특정 기술이 왜 또는 어떻게 효과적인지를 설명하지 못한다는 것입니다. 뇌 과학이 바로 이 문제를 해결해 줄 수 있습니다. 말과 사람 뇌의 원리와 방법을 알게 됨으로써 팀의 기술을 현재보다 더 향상시킬 수 있습니다. 우리는 왜 말이 어떤 행동을 하는지 묻고, 말의 인지적 수준에서 그 행동을 변화시킬 수 있는 방법을 질문합니다. 말의 뇌에 익숙한 원리들을 알게 될 때, 우리는 어떤 기술이 효과가 있을지 예측할 수 있게 될 것입니다.

뇌 기반 홀스맨쉽(brain-based horsemanship)은 특정 팀에게 최적화된 창의적 기술을 고안하는 것을 도와줍니다. 우리는 말과 기승자 각각의 개체적 차이점을 고려하면서도, 뇌 기능의 기초 원리를 활용하여 내재된 본성대로 움직이는 말과 기승자를 조화로움 속에서 훈련시킬 수 있습니다. 이것은 마치 당신이 어떤 사람에게 물고기를 주면 그의 하루 식량을 해결해 줄 수 있지만, 물고기를 잡는 법을 알려 주면 그는 평생 식량을 자급할 수 있게 된다는 말과 비슷한 일입니다. 결국 당신도 그 사람도 더 행복하고 성공적일 것입니다.

인간과 말의 뇌

말을 활용하는 스포츠 분야는 이제 막 기승자를 위한 뇌 과학에 관심을 갖기 시작했습니다. 몇몇 심리학자들은 경기를 수행하고 경쟁하는 데 필요한 심리적 원리를 개발하기 위해 승마인들과 함께 작업하고 있습니다. 스포츠 심리학은 기승자들이 마치 시커스와 같은 홀스 쇼(horse show) 상황에서조차도 집중하고, 무대 공포로부터 침착함을 유지하고, 자기 훈련을 통해 도전적인 기술을 연습하거나 단점을 극복하고, 일상적인 훈련의 문제점들을 수용하도록 가르치고 있습니다. 이러한 가르침은 기승자의 집중력, 침착함, 절제와 자신감이 말에게 전달되기 때문에 간접적으로 말에게도 유익합니다.

그러나 위의 목표들은 뇌 기반 홀스맨십 분야에서 모래알 하나 정도에 불과합니다. 이러한 목표들은 말과 함께 일하는 동안 인간의 뇌가 자신의 몸에 지시하는 방식, 즉 꼭 필요한 정교한 몸의 밸런스 이동, 경이로운 민감성 등을 설명하지 못합니다. 또한 주도권을 적당히 조절하며 전달하는 능력과 때때로 극도의 침착성을 필요로 하는 능력 등 말 조련 시의 감정적인 측면이 무시되기도 합니다. 또한 언제 어떤 목소리나 자세를 사용해야 하는지, 어떻게 몸과 마음의 일치를 전달해야 하는지, 왜 우리가 종 간의 바디랭귀지를 이해해야 하는지에 대한 말과 인간의 협력적인 의사소통 측면을 고려하지 않고 있습니다.

말을 활용하는 스포츠는 현재 기승자를 위해 매우 미약하게나마 뇌 과학을 제공하지만 말의 뇌 기능에 대한 지식은 거의 없습니다. 약간의 해부학과 미미한 수준의 생리학 지식이 있지만 그 자료는 추측에 불가하거나, 적용할 수 없거나, 관련이 없는 경향이 있습니다. 너무 자주 그러하고, 또한 부정확하기도 합니다. 왜일까요? 몇 가지 이유가 있습니다.

- 뇌에 관한 많은 사실은 새로운 것이며 과학의 많은 부분은 여전히 변하고 있습니다. 40년 전에는 머리 속을 들여다볼 수 있는 뇌 영상 기계나 생각을 시뮬레이션을 할만큼 성능 좋은 병렬 처리 컴퓨터가 없었습니다. 오늘날에는 이것을 활용하고 있지만, 여전히 이 새로운 지식을 발전시키고 다양한 영역들로 확장하는 과정 중에 있습니다.
- 말은 실험하기가 어렵습니다. 실험실에서 100마리의 실험용 쥐를 실험하는 것은 꽤 쉬운 편이고, 100명의 사람을 실험참가자로 모집할 수도 있습니다. 하지만 100마리의 말을 실험하는 것은 매우 어려운 일입니다. 말은 다른 동물보다 더 많은 공간, 시간, 직원, 음식, 물, 실험 비용, 장비 및 전문 지식이 필요합니다. 관련된 모든 책임 보험은 언급할 필요도 없습니다.
- 말을 좋아하든 아니든 대부분의 사람들은 우리의 말들이 얼마나 많은 훈련을 필요로 하는지 알지 못합니다. 겉으로 보기에 훈련은 간단해 보이기 때문에 사람들은 이미 복잡한 머리 속에 말 생물학에 관한 정보를 받아들여야 하는지 의문을 갖습니다. 그래서 그냥 말 등에 바로 올라 타는거죠! 너무 많은 승마 강습생들이 일주일에 한 번의 수업으로 진짜 기술을 익힐 수 있다고 착각하고 있습니다.

3일간의 망아지 순치시키기 콘테스트는 말 훈련 초보자들에게 일주일 안에 훈련이 끝난다고 암시하는 듯합니다. 초보 마주는 이것이 사기인지 깨닫지 못한 채 한 달 안에 복잡한 훈련 목표를 달성할 것처럼 보이는 '30일 속성코스'에 여전히 강습료를 지불하고 있습니다.

사실 이제 막 순치[1] 훈련을 시작한 말은 일직선으로 걷는 법도 모릅니다. 그들은 기승자의 무게에 맞춰 균형 잡는 법도 모르며, 코너에 다다르면 회전해야 한다는 것도 모릅니다. 그들은 기승자의 가장 기본적인 부조조차 알아차리지 못합니다. 이 어린 말들은 아직은 '정지', '출발' 및 '기승자 내동댕이치지 않기'의 기본 사항을 배우고 있습니다. 인간 세계는 어린 말에게 혼란스러울 정도로 뒤죽박죽입니다. 인간과 신뢰할 수 있는 상호 작용과 탁월한 수행을 위해 말을 훈련시키는 데 수년간의 작업이 필요합니다.

- 하지만 뇌 과학자와 말 훈련사 사이의 교류는 아주 적습니다. 우리는 전혀 다른 세계에 살고 있어서 마장 울타리에 기대어 서서 일에 대해 얘기를 나누거나 하지는 않습니다. 뇌 과학을 홀스맨십과 접목하려는 사람은 실험가운과 승마 바지를 동시에 입고, 오래되어 다 낡고 갈라진 카우보이 부츠도 신어야 하고, '신경학'이라는 단어를 사용하지 않고 신경학을 설명할 수 있는 사람이어야 할 겁니다. 이를테면 명쾌하고 솔직하며, 먹물 좀 먹은, 말에 빠진 괴짜라고 할 수 있겠습니다.

뇌의 상호작용

말과 인간의 뇌 각각이 작동하는 방식을 배우는 것 외에도 우리는 그들이 상호작용하는 방식에 대해 숙고해 보아야 합니다. 말과 사람이 주고받는 상호 작용은 팀워크의

1) 순치: 말을 사람과 함께 활동하기 위해 길들이는 것

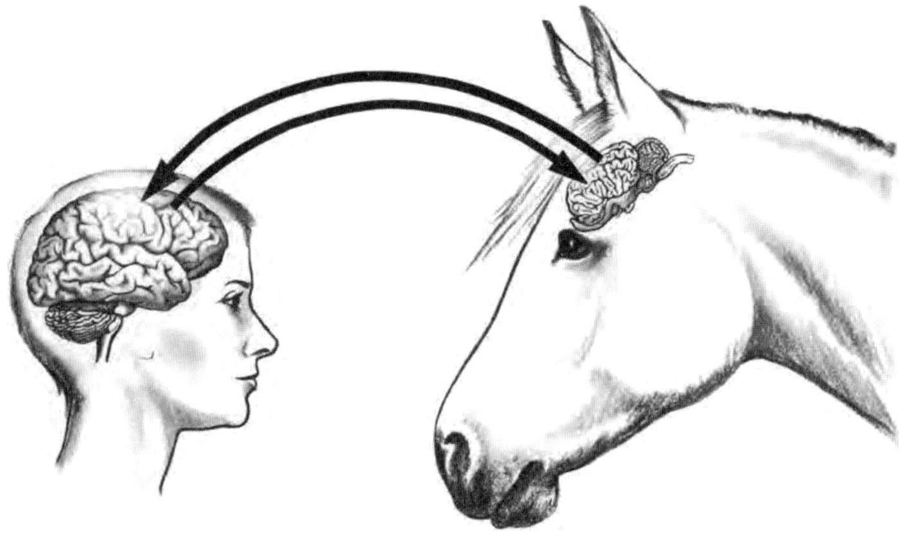

그림 1.1 말과 인간 팀의 상호 작용은 두 종의 뇌 사이에서 일어나는 의사소통에 달려 있습니다.

핵심입니다. 두 개의 뇌, 특히 서로 다른 종의 뇌가 함께 일하는 것은 인생에서 보기 드문 파트너십인데, 바로 두뇌 기반의 홀스맨십에서 이 파트너십이 이루어집니다(**그림 1.1**). 말에게 앞으로 나아가라고 요청할 때 신경 세포의 떨림이 뇌에서 점화합니다. 말이 한 걸음 내딛는 동안 그의 두뇌는 신경 신호를 다시 당신에게 보냅니다. 당신은 그 신호들을 받아들이고 계속해서 이 단계들이 반복됩니다. 마치 이렇게 함께 춤추는 것 같이 잘 어우러지는 두 개의 뇌는 두 종이 즐길 수 있는 자연스러운 의사소통의 한 형태입니다. 그 과정은 어떻게 일어날까요? 때때로 실패하는 이유는 무엇일까요? 어떻게 상호작용을 극대화하여 더 잘 해볼 수 있을까요?

한 가지 해야 할 일은 말이 항상 인간의 사고 방식에 굴복해야 한다는 생각을 버리는 것입니다. 물론 명확한 경계와 확고한 기대치를 설정하지만, 말이 전달하려는 내용을 들을 때 말 훈련이 훨씬 더 효과적이며 더 큰 보상으로 되돌아옵니다. 할리우드 영화에서는 홀스 위스퍼링(horse whispering)이라는 낭만적인 신화를 이야기하지만, 최고의 훈련사는 속삭이지 않고, 보고 듣고 배우고 생각합니다. 사실 속삭이는 것은 말들이 잘 하는 것이죠. 사람이 할 일은 그들의 가장 희미한 힌트에 주의를 집중하는 것입니다. 말이 끊임없이 우리에게 적응하도록 요구하는 대신 그들의 눈높이에 맞추어 교감해봅시다.

이런 종류의 상호작용을 발전시키려면 말의 머리 속에서 무슨 일이 일어나고 있는지 스스로에게 질문하여 보십시오. 말을 조용히 이끌고 싶다고 가정해 봅시다. 교육을 받은 대부분의 훈련사는 "어떻게 가르칠 수 있을까?"라는 질문으로 시작합니다. 그러나 한 걸음 더 나아가서 "말은 어떻게 배울까?"라고 물어볼 필요가 있습니다. 당신은 말이 예상치 못한 상황을 마주하였을 때 회피반응을 멈추길 원합니다. "말은 어떤 방식으로 보나요? 말은 왜 두려워할까요?" 당신은 말과 더 긴밀한 유대감을 키우고 싶을 수도 있습니다. "말은 어떻게 유대 관계를 맺을까? 말에게 안정감은 무엇을 의미하는 걸까?"

당신은 모든 것이 잘되고 있고 좋다고 말할 수도 있겠지만, 이러한 질문을 하고 답을 배우는 데는 시간이 걸립니다. 말이 명령을 따르게 하는 것이 더 빠릅니다(음.. 가끔은 그렇습니다). 그러나 강요는 가르치는 것이 아니며 지속되지도 않습니다. 그 대신 말의 관심을 불러일으키고 타고난 호기심에 호소하고 우리의 필요를 충족시키고 싶어하도록 격려하는 것은 어떨까요? 그러면 이제 말의 관심, 호기심, 필요로 하는 것을 함께 만나보시죠.

말의 두뇌 작용에 역행하는 대신 말의 두뇌가 작용하는 방식대로 작업하면 목초지에서 말을 잡는 것부터 시작해서 약 2.44m 장애물 벽을 넘는 것에 이르기까지의 모든 상호작용이 원활해질 것입니다. 말과 인간의 파트너십은 너무 자주 우리가 명령하고 말이 따르게 하는 일방통행으로 이루어집니다. 놀랍게도 많은 말들이 이런 일방적인 명령을 받아들입니다. 그러나 훈련은 파트너십 내의 의사소통이 양방향으로 흐를 때 더 안전하고, 부드럽고, 효과적이며, 비약적으로 향상됩니다. 그런 후에야 우리는 다른 종족 뇌를 통해 세계를 경험하기 시작합니다. 그것은 참으로 놀라운 일이며, 우리가 진정한 홀스맨십에 대해 알 수 있는 모든 것을 밝혀줄 것입니다.

종 간의 의사소통

어떤 종류의 동물이 인간과 가장 잘 소통하는지 묻는 질문에 대부분의 사람들은 개를 떠올릴 것입니다. 개는 가장 흔한 반려 동물이며, 내재된 주의력을 인간의 신호에 맞추어 진화시켜 왔습니다. 그러나 저는 종들 간의 의사소통의 잠재력은 말과 사람 사이에서 훨씬 더 크다고 믿습니다. 왜냐하면, 개에게 사용하는 음성, 제스처 및 신체 언어 외에도 우리 몸은 말과 자주 접촉하기 때문입니다. 말과 사람 각각의 피부, 근육, 힘줄, 체중 분포 및 밸런스를 통해 정보를 주고받습니다. 이 접촉은 앞서 언급한 인간과 말의 신경세포들 간의 댄스를 불러일으킵니다.

큰 체구에도 불구하고 말은 믿을 수 없을 정도로 민감합니다. 안장 아래서 일하고 있는 말에게 속도를 늦추라고 요청한다고 상상해 보십시오. 좋은 기승자가 제공하는 신호 중 하나는 양쪽 어깨뼈(몸통의 뒤쪽과 팔을 연결하는 등 위쪽의 역삼각형 모양의 한 쌍의 뼈)를 안쪽으로 오므리며 위쪽 가슴을 펴는 것입니다. 이 변화로 인해 말의 뇌에서 신경망이 작동합니다. 훈련된 말은 약간 속도를 늦추면서 즉시 반응합니다. 이 반응은 기승자의 몸을 통해 직접 말의 뇌로 전달된 것인데, 즉 다음에 할 일이 바로 말에게 전달된 것입니다. 계속해서 반대로 말의 뇌에서 사람의 뇌로 전달됩니다. 이것은 니트로글리세린(혈관 확장제) 알약을 혀 아래에서 녹이는 대신 심장에 직접 주사하는 것과 같이 전달이 필요 없는 직접적인 신경 연결과 같습니다.

<말의 뇌, 사람의 뇌>는 몇 가지 목표를 달성하기 위해 우리 자신과 말의 마음을 탐구합니다.

- 우리는 사람의 의사소통 방식을 말의 방식에 적응하게 함으로써 유대감을 강화할 수 있습니다. 말과 정서적으로 긴밀히 연결되면, 말은 당신을 신뢰하게 되고, 무서워하는 곳으로 이끌려 가거나 어려운 일을 시켜도 받아들일 수 있게 됩니다.

- 말의 뇌에 대한 지식이 있으면 우리는 강요나 요구 대신 통찰력과 친절함으로 말을 훈련시킬 수 있습니다. 만약 말이 사람이 그의 두려움을 이해하고, 두려움의 수준에 맞출 것을 안다면, 우리는 성공적으로 말을 가르칠 수 있을 것입니다. 말의 부적절한 행동을 이해할 수 있고, 그래서 창의적이고 새로운 해결책을 제시할 수도 있을 것입니다. 이 갈색 암말이 짐 싣는 것을 거부하는 이유는 무엇일까요? 말의 뇌가 어떻게 작동하는지, 말의 의사소통 방식을 통해 우리에게 무엇을 말하고 있는지 살펴보겠습니다.
- 뇌의 차이를 분석함으로써 우리 자신의 실수를 줄일 수 있습니다. 어떤 동물 훈련사는 자신이 하는 일 중 가장 힘든 일이 사람을 훈련시키는 것이라고 말합니다.

목표를 방해하는 장애물

우리는 말을 다루는 일에 뇌 과학이 왜 필요한지에 대해 하루 종일 불평을 할 수도 있습니다. 대부분의 사람들은 그것이 합리적인 생각이라는 데 동의할 것입니다. 그러나 이것은 장애물이 될 수도 있습니다. 지금은 잠시 이런 생각을 접어두면 어떨까요? "뇌 과학이요? 농담이시죠? 저는 간신히 대학을 마쳤다구요." 뇌는 우주에서 가장 매혹적인 개척지일지 모르지만 가장 쉬운 영역은 아닐 것입니다. 저는 이 책에서 라틴어 의학용어를 제외하고 가장 직접적인 방법으로 '뇌'에 대해 이야기할 것입니다. 기승에 유용한 지식을 적용하기 위해 신경 작용을 설명하는 용어들의 뉘앙스를 일일이 파악할 필요는 없겠지요.

"휴우, 책을 보느니 차라리 말을 타는 게 낫겠어요." 승마는 확실히 재미있습니다. 하지만 말과 진정한 관계를 맺을 수 있을 만큼 충분히 말을 잘 탈 때 더 재미있습니다. 말이 생각하는 방식을 이해하는 것이 분명 도움이 될 것입니다. 게다가 이것은 단지 기승에 관련된 것만은 아닙니다. 당신의 말은 당신을 이해하고 싶어합니다. 말의 도움으로 당신은 뇌가 지대한 영향을 끼친다는 것을 알게 될 것입니다.

"그냥 저에게 '복종' 버튼의 위치만 알려주세요." 아, 제가 그 버튼이 어디 있는지 안다면요! 여러분이 원하는 행동은 하나 또는 두 개의 버튼만으로 해결하기엔 너무 복잡할 수 있습니다. 예를 들어 경주마를 멈추게 하려면 수십 개의 버튼이 필요합니다. 여러분의 말을 1~2년 동안 훈련사에게 데려갈 수 있고, 그 훈련사가 버튼을 만들고 누르는 방법을 알려줄 수 있다는 것은 사실입니다. 하지만 그것은 당신이 진정 말과 상호작용하는 것은 아닙니다. '복종' 버튼만 원하면 골프 카트를 사십시오. 골프 카트는 먹기도 덜 먹습니다.

"'과학'과 관련된 거라면 뭐든 지루하고 어려워요." 과학자들도 그저 평범한 사람들일 뿐입니다. 우리는 인간 삶의 방식과 원인에 대해 궁금해하고, 일을 기본 단계로 나누어 하루 하루 처리해 나갑니다. 아마 여러분도 같은 방식으로 일을 하실 겁니다. 여러분의 뇌가 어떻게 작동하는지 아는 것은 사실 재미있는 일입니다. "내가 왜 그렇게 생각했지? 어, 내가 왜 그런 말을 했지?" 여러분이 머리를 굴려 말에게 무언가를 시도하고, 그것을 이해한 말의 반짝이는 눈을 보는 것 역시 기분 좋은 일입니다.

"나는 사람이고, 말은 내가 하라는 대로 하면 돼." 인간 뇌의 매우 자연스러운 속성 중 하나는 대단히 자기중심적이라는 것입니다. 살아남기 위해서 그래야 합니다. 인간의 자기중심성은 기원전 350년에 그리스 철학자 크세노폰(Xenophon)이 승마에 대한 글을 쓴 이래로 말 훈련의 일부였습니다. 그러나 체중이 540킬로그램이나 나가는 두려움 많은 피식동물인 말을 당신의 명령에 따르게 하는 것은 강아지를 훈련시키는 것과 같을 수 없습니다. 말의 엉덩이를 손으로 누르며 "앉아!"라고 말할 수는 없습니다. 더 큰 목소리로 "앉아!"라고 말해도 소용이 없을 것입니다. 말의 뇌에 대해서 이해해 보십시오. 성공할 가능성이 훨씬 높아집니다.

"말 타는 건 쉬워요. 괜히 일을 크게 만들지 말자구요." 대부분의 사람은 기승대에 올라 긴 프레즐 스틱 같이 다리를 공중으로 쭉 뻗으며 높은 훈련용 말 등에 올라가서 앉을 수 있습니다. 그러나 진정한 기승은 쉽지 않습니다. 그것은 힘, 조정, 노력, 지식,

기술, 그리고 많은 연습이 필요합니다. 그 대가로 우리는 기쁨과 숙달감을 느낄 수 있습니다. 또한 말도 안정되고 건강해집니다.

말에 빠진 괴짜

말과 뇌에 대한 저의 관심은 말이 삶의 방식이고 교통 수단이었던 애리조나 주 스코츠데일(Scottsdale)에서 시작되었습니다. 스코츠데일 지역은 당시 10,000명의 인구가 거주하는 약 $10km^2$(4평방마일) 규모의 작은 마을이었고, 주변에는 큰 규모의 말과 소 목장들이 있었습니다. 저는 어린 시절의 대부분을 팔로 베르데 나무에서 책을 읽거나 말 위에서 땀을 흘리며 보냈습니다. 아이들은 흙 길을 따라 조랑말을 타고 서로의 집을 방문하고, 사막에서 덤불 위를 재미있게 뛰어다녔습니다. 어느 날 아버지는 저를 홀스 쇼에 데려가서 기승자들이 왜 말 위에서 앉았다 일어났다 하는지에 대해 설명해 주셨습니다. 아버지는 “이건 경속보라는 거란다.”라고 말씀하셨고, 저는 곧바로 승마에 빠져들게 되었습니다. 그렇게 승마는 제 삶의 가장 중요한 부분이 되었습니다.

수년간 저는 60여 마리의 말이 있는 농장에서, 두 명의 훈련사의 감독 하에 말을 타면서 지냈습니다. 우리들이 타는 말들은 대부분 어리거나 까다로웠습니다. 왜냐하면 훈련용 마장에는 아무도 다루고 싶어하지 않는 아직 인간 세계를 모르는 수많은 망아지들이 있었기 때문입니다. 저는 하루에 7~8 마리의 망아지들을 훈련시켰고, 초보 기승자들을 가르쳤습니다.

뇌에 관한 관심은 어느 이른 아침 세 살 된 쿼터홀스 수망아지를 통해 시작되었습니다. 나중에 디씨(Dee Sea)는 170cm까지 자랐고, 그에 걸맞게 닥바(Doc Bar, 미국의 유명한 쿼터홀스)의 후구와 같은 엄청난 파워를 갖게 되었습니다. 디씨가 소몰이에 재능이 있는지 알아보기 위해 우리는 처음으로 소 무리와 어울려 보았습니다. 결과부터 말씀드리자면, 그는 상당히 재능이 있는 것으로 드러났습니다.

저는 우리가 소 무리와 잘 어울린다고 생각했습니다. 그러나 얼마 지나지 않아 험

난한 모험이 시작되었습니다. 디씨는 어린 송아지를 향해 귀를 뒤로 완전히 젖히고, 몸을 낮추더니 1000분의 1초만에 180도를 회전하였는데, 마치 능숙한 소몰이 말이 회전하는 것처럼 빨랐습니다. 저는 그 순간은 버티며 떨어지지 않았지만, 잠시 후 착용하지 말았어야 했던 약 1cm짜리 박차로 말 옆구리를 꾹 눌러버리고 말았습니다. 그는 높고 거칠게 뒷발질을 하며 저를 날려보냈고, 저는 울타리 기둥으로 세워놓은 철로 침목에 머리를 제일 먼저 부딪히며 떨어졌습니다. 이 일은 보호용 헬멧이나 플라스틱 울타리가 발명되기도 전인 아주 오래 전에 있었던 일입니다.

저는 그날 오후쯤에 정신이 되돌아온 것 같은데, 정신이 온전히 돌아오기 전 몇 시간 동안에도 사람들이 소위 말하는 정상적인 방식으로 말하고, 걷고, 장안[2)]하고, 여러 말을 훈련시켰다고 합니다. 그 이후, 저는 몇 년 동안 여러 차례 기억상실증에 시달렸고, 제가 그곳에 어떻게 갔는지 모르게 어떤 장소에 도착한다던가 또는 제가 무엇을 하고 있었는지 전혀 기억하지 못하는 시간들이 있었습니다. 2시간에서 2일 동안 지속되었던 완전한 기억의 단절 동안 저의 뇌가 어떻게 계속 기능을 유지할 수 있었는지 궁금해졌습니다.

그 질문에 답하기 위해 저는 기승하는 틈틈이 뇌에 관한 책들을 읽기 시작했고 결국 인지과학(cognitive science) 박사 학위를 취득했습니다. 하지만 걱정하지 마세요. '인지 과학'은 일상 속에서 일어나는 일을 알아내기 위한 멋진 표현일 뿐입니다. 그런 다음 저는 대학에서 학생들에게 인간의 두뇌가 어떻게 인지하고, 배우고, 기억하고, 의사소통하고, 생각하는지에 대해 가르쳤습니다. 아침 8시에 잠이 덜 깬 흐릿한 눈빛의 18세 청년들에게 뉴런의 내부 구조를 가르치는 것만큼 어려운 일이 또 있을까요? 저는 이 젊은이들이 최소한 깨어 있을 수 있게 뇌에 대해 설명해야 했답니다.

제 삶은 여러 해 동안 두 갈래로 나누어진 채로 달려가고 있었지만, 마침내 2014년에 말과 뇌를 하나로 융합하게 되었습니다. 오랜 시간이 지나 드디어 두 갈래로 나뉘

2) 장안: 승마 전 안장이나 굴레 등 장비를 장착시켜 준비하는 것

어 졌던 트랙이 하나로 묶인 것입니다. 종신교수직을 그만두고 저만의 말 훈련 사업을 운영하며 말과 관련된 새로운 일을 시작하게 되었습니다. 말과 인간 팀 내에서 일어나는 뇌 기능을 해독하는 것이 이제 저의 목표가 된 것이지요.

우리 앞에 펼쳐질 외승로

<말의 뇌, 사람의 뇌>는 다섯 부분으로 구성되었습니다. 1부에서는 이 책을 전반적으로 소개하고, 말과 인간의 뇌를 발달시켜온 진화의 중요성에 초점을 두면서, 포식동물과 피식동물 사이에 팀을 형성하는 것의 어려움에 대해 다루었습니다.

2부에서는 시각, 청각, 후각, 미각, 촉각, 신체 위치 인식 등 세상을 지각하는데 중점을 둡니다. 말이 사람처럼 세상을 지각한다고 생각하는 인간의 자기중심성이 즉시 고개를 들 것입니다. 이 잘못된 가정 때문에 말은 혼란스러워지고, 말을 다루는 사람들은 좌절합니다.

3부에서는 말이 어떻게 배우고, 모방하고, 문제를 해결하고, 기억하는지에 대해 살펴봅니다. 일반적으로 훈련사들이 정반대의 방식으로 말을 훈련하고 있음에도 불구하고, 말의 두뇌가 정적 강화를 통해 가장 잘 학습하는 이유는 무엇일까요? 천연 화학 물질이 뇌 조직을 통과할 때 타이밍이 중요한 이유와 먹이 보상이 축복이자 저주인 이유는 무엇입니까? 처벌이 왜 최악의 교육 방법일까요? 연합 학습의 기본이 갖추어지면 간접 훈련의 힘을 소개하도록 하겠습니다. 3부는 목표지향적인 인간의 뇌가 자극지향적인 말의 뇌에 명령을 내릴 때 발생하는 위험을 살펴보는 것으로 마무리됩니다.

4부는 말의 주의력, 정서 및 사전 숙고에 대해 본격적으로 다룹니다. 말에게 무언가를 가르치기 전에 말의 주의를 확보하고 정서를 조절해야 합니다. 말이 정서를 표현하고, 사람의 정서를 해석하는 방법 외에도 두려움, 불안 및 신뢰를 다룹니다. 또한 전략에 관해 논의합니다. 말의 뇌는 미리 계획할 수 있는 능력이 있을까요? 그렇다면 말은 자신의 행동에 대해 비난을 받아야 할까요?

마지막 5부는 진정한 홀스맨십이라는 주제에 관한 것입니다. 물론 지식과 기술은 홀스맨십의 중요한 부분이지만 저는 또한 보살핌의 윤리적 철학에 대해 이야기하고자 합니다. 진정한 홀스맨은 말의 필요를 최우선으로 생각하고 말이 잘못된 행동을 할 때에도 관대하게 대합니다. <말의 뇌, 사람의 뇌>는 사람들이 말의 뇌를 이해할 수 있게 도움으로써 말을 더 잘 타고, 더 효과적으로 훈련할 수 있게 할 뿐만 아니라 말의 복지를 보호할 수 있도록 합니다. 또한 이 책은 뇌 과학을 홀스맨십에 적용하고 있는데, 이것은 두 종 간의 신뢰와 책임의 상호 유대를 장려하는 깊은 수준에서 사람과 말 각각을 이해할 수 있게 해 줄 것입니다.

종합하여 말씀드리자면

이 책을 통해 여러분은 뇌 과학의 마장용 애플리케이션을 발견하게 될 것입니다. 저는 여러분이 의자에 앉아 멋진 이론을 고민하는 것이 아니라 일상에서 뇌를 활용하면서 기승하기를 바랍니다. 이 책의 모든 장에는 제가 함께 일한 말들의 실제 이야기, 말의 마음을 이해하려는 시도의 성공과 실패 사례들이 포함되어 있습니다. 그 과정 중에 어떻게 뇌 세포가 작은 전기 스파크를 일으키고, 내부에서 만든 화학 물질을 활용하는지 설명할 것입니다. 시각적 편의를 위해 확대된 말의 뇌 그림과 함께 삽화도 제공됩니다. 용어집과 색인도 포함되어 있습니다. 이렇게 하면 여러분이 마장에서 달려나와 무언가를 찾아봐야 할 때, 빨리 정보를 찾을 수 있을 겁니다!

<말의 뇌, 사람의 뇌>는 말과 상호작용하는 모든 사람을 위해 쓰여진 책입니다. 우리 그룹에는 완전 초보자와 노련한 전문가, 모든 말 관련 스포츠 분야의 선수와 코치, 모든 말 관련 직종 종사자들이 포함됩니다. 말의 뇌에 대한 이해는 우리 모두에게 해당됩니다.

불행히도, 이 책이 아우르는 광범위한 폭은 전문가에게는 너무 쉽고, 또는 초보자에게는 너무 어려울 수 있어서 모든 사람을 불편하게 할 수도 있습니다. 달리 풀어 낼

수 없었던 저의 부족함을 양해해주시길 바랍니다.

레오나르도 다빈치(Leonardo da Vinci)는 “간결함은 궁극의 정교함이다.”라는 명언을 남겼습니다. 어떤 책도 인간이나 말의 뇌의 복잡성을 다 전달할 수 없기 때문에 저는 다빈치의 말이 옳기를 바랍니다. 복잡성을 전달하려면 전문적인 용어들로 쓰여진 수많은 책이 필요합니다. 그것은 이 프로젝트가 의도하는 바가 아닙니다. 이 책의 설명은 정확하고 간명하게 쓰여 있어서 우리의 주인공인 ‘말’에게 집중할 수 있을 것입니다.

말

이 넓은 세상에서
교만 없는 고귀함,
시기 없는 우정,
허영 없는 아름다움을
어디에서 찾을 수 있는가?
바로 여기,
근육으로 엮인 우아함이 있는 곳,
온화함으로 묶인 힘이 있는 곳

로널드 던컨, 시인
© Ronald Duncan Estate 허가 하에 인쇄됨.

뇌 기반의 홀스맨십을 통해 우리는 다른 종의 개체와 협력하고, 말의 뇌를 새롭게 하고, 말이 우리의 뇌를 새롭게 하는 엄청난 특권에 다가갈 수 있을 것입니다. 그리고 이를 위해서는 인간과 말의 뇌에 반하는 것이 아니라 뇌가 작동하는 원리에 따라 작업해야 합니다.

제 2 장
뇌의 진화

우리는 뇌가 어떻게 작동하는지 알아야 하는 이유는 무엇일까요? 뇌는 이미 완전히 형성되어 있고, 사용할 준비가 되어 있잖아요. 왜 노래 가사처럼 그냥 "닥치고 춤춰"라고 하지 않을까요? 그 이유는 수 세기 전에 뇌가 진화했던 방식이 오늘날 뇌가 어떻게 작동하는지에 대해 많은 것을 알려주기 때문입니다.

말의 뇌는 말의 세계를 감지하고 해석하도록 설계되었습니다. "최고의 풀은 어디 있을까? 물은 어느 쪽에 있을까? 여기 누워도 안전할까? 저 소음은 뭐지? 내 우두머리 암말이 그 소음에 신경쓰나?" 이와 같이 말의 뇌는 인간 세계를 받아들이고 해석하도록 설계되지 않았는데, 우리는 말에게 그러도록 자주 요청하고 있는 것입니다.

우리는 그들이 인간 세계를 이해하기를 바랄 뿐만 아니라 그들이 인간을 이해하기를 기대합니다! 여러분은 어떨지 모르겠지만 저는 인간의 두뇌를 가지고도 사람들을 이해하는 데 때때로 완전히 실패하기도 합니다. 솔직히 저는 저 자신도 항상 잘 이해하지 못합니다. 말이 성공하기를 어떻게 기대할 수 있습니까?

말과 인간, 기타 다른 종의 뇌는 여러 면에서 오랜 세월에 걸쳐 설계되었지만, 뇌의 어떤 부분은 다른 부분에 비해 훨씬 쉽게 조정되기도 합니다. 말의 행동을 형성할 때, 우리는 말의 뇌의 어떤 측면이 변경될 수 있고 어떤 측면을 그냥 수용하여야 하는지 알아야 합니다.

- 두뇌는 자연선택에 의해 먼저 진화하는데, 여기서 정신 능력은 개인이 생존하고 번식하는데 도움이 됩니다. 예를 들어, 말초(주변부)의 움직임을 빨리 감지할 수 있었던 말들은 생존하는 경향이 있습니다. 오늘날 뇌의 물리적 구조는 수백만 년 전에 발생한 환경적 영향에 의해 결정됩니다. 우리는 이 문제를 어느 정도 해결할 수는 있지만 제거하거나 변경할 수는 없습니다.
- 두뇌는 인공선택을 통해 유도되는 가축화(길들임)로 조정됩니다. 같은 특성을 가진 자손을 낳기 위해 특정한 특징을 가진 씨수말과 씨암말이 선택됩니다. 기질과 훈련 가능성을 보고 선택하기도 하고, 종종 아름다움, 속도 또는 힘을 대신 선택하기도 합니다.
- 뇌는 출생부터 성체말까지 커가는 동안 성숙합니다. 인간의 뇌는 완전히 성숙하는 데까지 25년이 소요됩니다. 우리 대부분이 인식하는 것보다 더 길죠. 말에서 뇌 성숙의 소요 시간은 알려져 있지 않습니다. 일반적으로 신체적 성숙은 품종에 따라 5년에서 7년이 걸립니다. 발달 중의 경험은 뇌를 크게 변화시키므로, 그래서 우리가 말에게 제공하는 초기 훈련은 매우 중요합니다.
- 뇌는 매일 학습에 대한 반응으로 성체기를 거치면서도 신체적으로 변화합니다. 당신이나 당신의 말은 중요한 것을 경험할 때마다 뇌 세포들 사이에 새로운 연결 고리를 형성합니다. 사용하면 할수록 이러한 연결이 뇌에 영구적으로 기록됩니다. 또한 성체말이 되어서도 새로운 뉴런이 생성됩니다.

자연선택

뼈와 이빨 화석은 오늘날의 말의 초기 조상들이 5천 6백만 년 전에 북아메리카에 살았다는 것을 보여줍니다. 작은 개 크기로 코 근처에 넓은 눈을 가지고 있었고, 여러 개의 발가락이 있는 푹신한 발을 가지고 있었습니다. 그 시대의 따뜻한 기온으로 인해 대륙의 대부분에 아열대 숲이 형성되어 있었고, 낮게 드리워진 잎들은 말들의 양식과 서식처가 되었습니다. 삶은 참 좋았습니다.

하지만 2천 1백만 년 전, 빙하기가 오면서 기온이 떨어졌습니다. 극지방에 만년설이 형성되고, 빙하가 이동하고, 숲은 사라졌습니다. 그리고 대초원은 단단한 땅, 억센 풀, 탁 트인 공간, 그리고 포식동물로 뒤덮이게 되었습니다. 이러한 새로운 조건을 견디지 못한 말들은 죽었습니다. 하지만 더 따뜻한 털, 더 큰 몸, 더 강한 발, 더 빠른 다리, 그리고 더 단단한 이빨을 가진 소수의 말들은 살아남았습니다. 그들과 자손들은 계속 번식했으며, 오랜 시간에 걸쳐 말의 몸과 뇌를 변화시켰습니다.

기회가 된다면 부드러운 발바닥과 차가운 발가락으로 거친 땅 위를 빠르게 가로질러 달려가보세요. 생각보다 빨리 못 달리겠죠? 그래서 자연선택을 통해, 말의 바깥쪽 발가락이 사라지기 시작했습니다. 오늘날, 말의 다리에 있는 부목뼈[1], 무릎 위의 밤눈, 그리고 발목의 맥각은 퇴화된 발가락의 흔적입니다. 한편, 중앙 발가락은 단단하게 굳어졌고 발굽으로 확대되어, 거친 땅에서도 멀리 이동할 수 있게 되었습니다.

또한 자연선택을 통해 길어진 다리로 말의 속도가 더 능률화되어, 새로운 조건에서 잘 생존하고 번식할 수 있었습니다. 말의 다리 뼈가 길어졌습니다. 오늘날 말의 '무릎[또는 앞발목관절(완관절)]'은 실제로 사람의 손목과 같습니다. 그 관절 아래의 모든 것은 매우 긴 손가락을 가진 사람의 손과 같습니다. 말의 맺음목관절 또는 구절(fetlock)은 손가락이 튀어나오기 시작하는 손의 큰 주먹결절(너클)에 해당합니다. 말의 뼈가 길어지면서 힘줄도 길어졌습니다. 오늘날의 말 다리는 빨리 도망갈 수 있게 길고 가벼워졌지만, 약해지게 되었습니다. 또한 긴 다리 때문에 말의 머리가 평원의 풀 높이보다 위로 올려지게 되어서, 포식동물들에게 발각되기 쉬워졌습니다.

1) 둘째앞발허리뼈(제2중수골)와 넷째앞발허리뼈(제4중수골)

모든 것을 주관하는 뇌

말 몸에 있는 이러한 모든 진화적 변화와 함께 뇌의 감각 기관들도 적응해야만 했습니다. 말초 운동 시각과 예민한 청각기능은 중요한 장면이나 소리(풀 사이로 포식동물이 움직이는 작은 소리 등)를 즉각적으로 알 수 있게 해줍니다. 후각은 포식동물로부터의 안전과 물을 찾는 데 매우 중요했습니다. 운동 협응과 빠른연축근은 도망치는 데 필수적이었습니다. 이러한 민감도의 증가는 부분적으로 눈, 귀, 코, 그리고 근육에 내장되어 있습니다. 그러나 그것들을 해석하는 감각 신호가 도착하는 뇌 조직과 뇌의 다양한 목적지로 행동 명령을 전달하는 하드와이어링(뇌의 영구적인 경로, 배선)에서 훨씬 더 명백합니다.

뇌 세포의 내부 작동도 적응했습니다. 지방조직이 각 뉴런의 긴꼬리(또는 축색돌

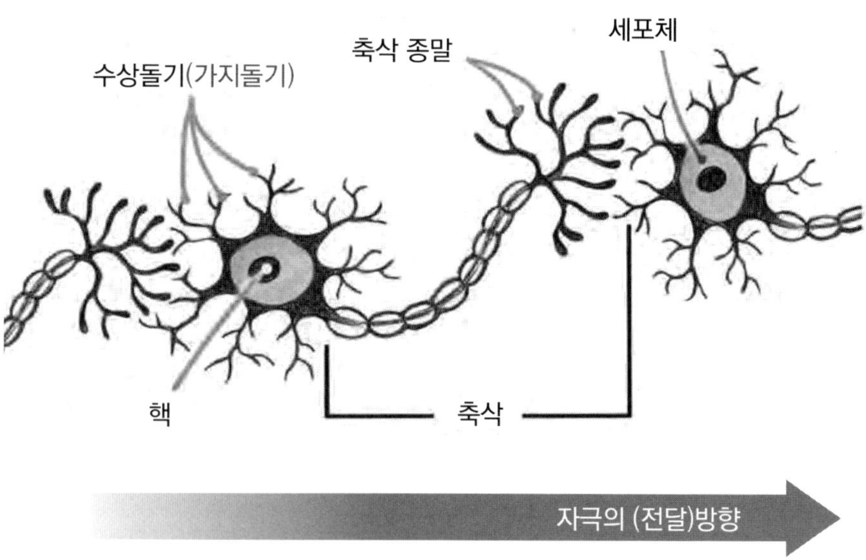

그림 2.1 뉴런은 말과 인간의 뇌를 통해 전기 충격을 전달합니다. 한 뉴런의 수상돌기는 축삭을 통해 전기를 보냅니다. 그런 다음 축삭 종말은 해당 정보를 다음 세포의 수상 돌기로 전송합니다.

기)를 둘러싸도록 만들어 정보를 더 빨리 전달할 수 있습니다(뉴런은 기능적 정보를 전달하는 일종의 뇌 세포입니다). 오늘날의 말에서 일부 축삭은 길이가 약 3m나 되는데, 뇌에서 뻗어나와 몸 전체를 감아 돕니다. 가장 빠른 것은 초당 120m까지 메시지를 전송할 수 있습니다. 시간당 거의 약 400km입니다. 신경교('GLEE-ull') 세포(뇌의 관리인)는 뉴런을 건강하게 유지하기 위해 증식합니다. 연결을 형성하는 신경 능력은 더 빠르고 더 효율적이게 되었습니다(그림 2.1). 마찬가지로 학습 과정을 방해할 뿐 사용되지 않는 연결을 제거하는 능력도 더 효율적으로 되었습니다.

뇌는 포도당을 연료로 사용하기 때문에 음식으로부터 포도당을 더 효율적으로 수집하도록 적응했습니다. 인간의 뇌는 전체 체중의 2%를 차지하지만, 우리 몸의 포도당의 20%를 사용합니다. 말의 뇌는 훨씬 더 식탐이 많습니다. 말의 뇌는 말의 총 무게의 1퍼센트의 2/10에 불과하지만 포도당의 25%를 사용합니다. 너무 많은 포도당은 말과 사람 모두 몸에 해를 줄 수 있지만, 너무 적으면 뇌에 해를 끼칩니다. 그래서 우리는 혈당이 너무 낮을 때 멍하게 느낍니다.

안전을 위한 뇌의 경로

위험한 감각 신호가 대초원에서 감지되었을 때, 말은 무엇을 할지 결정하기 위해 발을 만지작거리고만 있을 수 없었습니다. 일단 먼저 도망가고, 나중에 질문을 하기 위해 살아 있어야 했습니다. 그러한 필요에 의해서 말의 뇌는 지각과 동시에 행동으로 연결되도록 진화했습니다. 예를 들어, 신경 신호는 눈에서 뇌의 시각 처리 영역으로 오고 말의 뇌는 RUN(도주) 명령과 함께 해당 신호를 즉시 운동 제어 영역으로 보냅니다(그림 2.2A).

이러한 처리 영역은 뇌의 표면 또는 피질에 있습니다. 그것은 모두 무의식적으로 발생합니다. 인간 두뇌의 지각과 행동 사이의 뇌의 경로는 상당히 다릅니다. 신경 신호는 눈에서 뇌 뒤쪽의 시각피질로 전달되며, 일반적으로 이마 바로 뒤에 있는 전전두엽

그림 2.2A
말의 뇌는 시각피질에서 시각을 감지한 다음 즉각적인 조치를 위해 운동피질에 새로운 정보를 보냅니다.

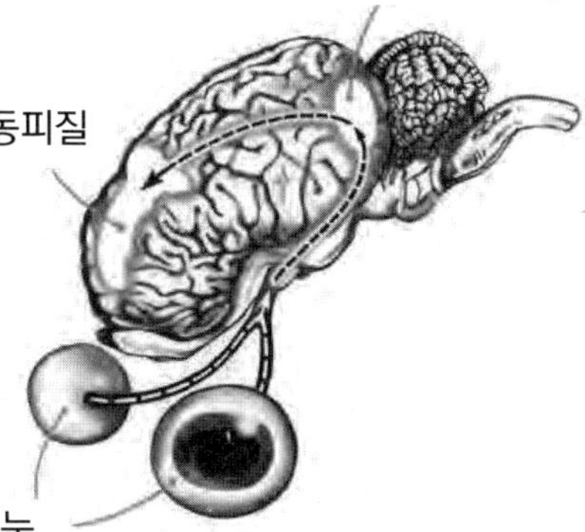

그림 2.2B
인간의 뇌는 또한 시각피질에서 광경을 감지합니다. 그러나 그것은 운동피질이 작동하기 전에 분석과 평가를 위해 그 정보를 전전두엽피질로 보냅니다.

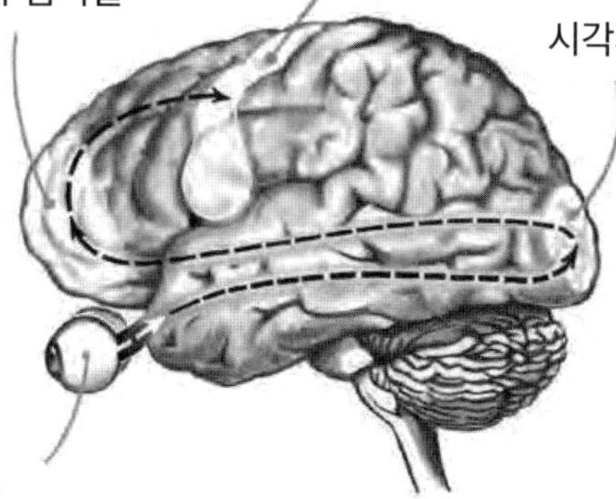

피질로 향하는 느린 경로로 우회됩니다. 거기에서 무의식적인 분석이 수행됩니다. "나는 무엇을 보았습니까? 전에 그것을 본 적이 있습니까? 무슨 뜻인가요? 어떻게 해야 하나요? 어떤 옵션이 가장 좋습니까? 왜요? 점심 먹었어? 오… 훗, 주목합시다. 흠, 옵션 17c는 과거에 효과가 있었습니다. 다시 한 번 해보자." 결국, 사자에게 물려 다리의 절반을 갉아먹힌 후에야 행동을 시작합니다(그림 2.2 B).

타고난 본능

수백만 년에 걸친 자연선택의 과정은 뇌의 주요 경로와 구조 즉 단단한 배선을 형성합니다. 진화는 항상 현재의 모습을 뒤따라옵니다. 그래서 인간의 뇌는 여전히 고기를 사냥하고 열매를 따고, 몸을 따뜻하고 건조하게 유지하고, 초원에서 짝을 찾고, 아이들이 사자에게 잡아 먹히는 것을 방지하는 능력에 따라 기능합니다. 오늘날 우리가 저녁 식사를 위해 사냥하는 대신 식료품점에 차를 몰고 가고, 온라인에서 잠재적인 짝을 만나고, 아이들이 학교에서 총에 맞는 것을 방지하려고 노력하는 것과 같은 것입니다.

> **반사 작용**
>
> 인간이 생각에 의해 중재된다면, 여러분은 우리가 어떻게 그렇게 빨리 통증에서 회피할 수 있는지 궁금할 것입니다. 자동 반사 작용이 이를 담당하는데, 대뇌는 반사 작용을 제어하지 않습니다. 다음에 뜨거운 스토브 버너를 만질 때(집에서 시도하지 마세요!) 여러분의 팔이 어떻게 순간적으로 당겨지는지 주목하세요. 이 작용은 통증 신호가 뇌에 도달하기 전에 척수 수준에서 발생합니다. 아무 생각도 관여하지 않습니다. 말의 경우는 파리를 날려버리기 위해 피부를 떨거나, 추위에 떨거나, 기침을 하거나, 삼키거나, 빨거나, 눈을 깜박일 때 반사 작용을 경험합니다.

일부 경로는 뇌 목적지로 가는 도중 여기 저기에 정차하며, 종종 이러한 정차는 수백만 년 전에 그 경로가 끝난 곳에서 발생합니다. 그런 버려진 정거장은 우리의 두뇌가 지금과는 다르게 작동했다는 증거입니다. 예를 들어, 2018년에 과학자들은 인간 두뇌에서 탐색 영역과 후각 영역 사이의 연결 고리를 발견했습니다. 인간은 더 이상 물을 찾기 위해 물가로 가는 길의 냄새를 맡을 필요가 없지만, 한때 그 능력이 생존에 매우 중요했기 때문에 우리의 뇌 구조가 변하였다는 것을 설명합니다.

대부분의 심리학자들은 로맨틱한 끌림의 초기 단계를 담당하는 영구적인 경로가 뇌에 존재한다는 데 동의합니다. 프로세스를 켜지 않고 스위치를 끌 수도 없습니다. 감정은 비자발적입니다. 그러나 그것이 우리에게 의지가 없다는 것을 의미하지는 않습니다. 매력을 알아차리고 식별하는 법을 배우고, 그 의미에 대해 신중하게 생각하기 위해 잠시 멈추고, 이상형의 관점에서 듣고, 어색한 상황에서 벗어나는 방법을 배움으로써 끌림에 대한 문제를 해결할 수 있습니다. 감정은 여전히 존재하지만 우리는 그에 따라 행동할 필요가 없습니다.

회피반응은 말의 뇌에 영구적인 경로가 존재한다는 좋은 예입니다. 말의 뇌는 잠재적인 위험이 발생하면 반대로 돌아서 도망가도록 진화했습니다. 말은 우리와 마찬가지로 그들의 뇌가 자연적으로 선택한 방식에 사로잡혀 있습니다. 게다가, 말들은 인간보다 자신의 행동을 관리하는 능력이 훨씬 적습니다. 매우 똑똑하지만, 본능을 완전히 통제할 수 있는 전전두엽피질이 없습니다. 말이 멀리서 곰 냄새를 맡고 아무 일이 없다는 듯 그냥 걸어갈 것이라고 기대할 수는 없습니다.

실제의 예를 들어보겠습니다. 회갈색의 덥수룩한 털을 가진 조랑말인 아스펜(Aspen)은 회피반응이 심했습니다. 버드나무 덤불 근처의 한 지역을 특히 무서워했습니다. 아스펜은 그 곳으로 다가갈 때마다 위험을 확신하고, 근육을 경직시키고, '댄싱 위드 더 스타'에 나온 것처럼 빠른 걸음을 내디뎠고, 눈을 크게 뜨고 있었습니다. 좌절한 아스펜의 주인은 이 문제를 극복해보도록 조련사를 고용했습니다.

어느 가을날 조련사는 아스펜을 타고 그 말이 무서움을 느끼는 덤불로 데려갔습니다. 조련사는 아스펜이 덤불에 더 가까이 가야 한다고 주장했고 아스펜은 결국 떨면서 동의했습니다. 바로 그때 검은 곰이 엄폐물을 벗어 던지고 네 발로 곧장 아스펜을 향하여 움직였습니다. 아스펜은 곰에게 공격당하기 전 지옥을 벗어났습니다. 모두가 몇 가지 교훈을 배웠을 것입니다. 때로는 당신의 말의 말을 듣는 것이 가장 좋습니다. 그리고 곰을 자극하지 마세요!

그렇다면 우리는 기승할 때 나뭇잎이 흔들릴 때마다 말들이 회피하도록 허용해야 할까요? 물론 그렇지 않습니다. 시간이 지남에 따라 무서운 지역을 알게 되고, 작은 움직임에도 겁먹어 하며, 후에 속도를 늦추고, 조사하며, 우리의 리더십을 신뢰하도록 가르칠 수 있습니다. 우리는 말의 예민반응과 진정한 두려움을 구별하는 법을 배울 수 있게 됩니다. 그러면 좌절감을 극복할 수 있게 되고, 말은 완벽하게 자연스럽게 행동하게 될 것입니다. 마치 자동차 승객들이 차 충돌이 예상될 때, 브레이크 밟듯이 발을 뻗고 숨을 들이켜는 것과 같이 말은 회피반응을 보이는 것입니다. 이것은 뇌가 무의식적으로 생명을 유지하는 방법입니다.

사회적 역동성

오랜 과거 때문에, 말들은 집단 본능을 가진 굉장히 사회적인 동물입니다. 말은 항상 동료에게 반응합니다. 우리 인간은 이런 미묘한 상호작용을 많이 알아차리지 못하고, 인간이 주변에 있을 때 이런 상호작용은 약해집니다. 그러나 본연의 말은 집단 지각에 의존하고, 모방으로 배우고, 우두머리로부터 리더십을 따르고, 사회적 접촉을 통해 자신을 진정시킵니다.

말이 탁 트인 초원에서 포식동물로부터 살아남기 위해 진화하면서, 그의 뇌는 그룹 내 활동에 더 의존하게 되었습니다. 들판에서 풀을 뜯고 있는 10마리의 말을 상상해보세요. 천성적으로, 감시를 잘하기 위해 서로 몸이 이쪽과 저쪽을 향하게 하며 약간 다른 자세를 취할 것입니다. 머리는 통상 아래를 향하지만, 각각의 말들은 다른 말들에게 주의를 기울이고 있습니다. 가장 민감한 말이 소리를 확인하기 위해 힐끗 쳐다보면 다른 말들은 그에게 눈이나 귀를 기울입니다. 말 한 마리가 놀라면, 그 무리는 즉시 그 방향을 바라봅니다. 안전하게 지내기 위해서, 그들은 서로를 필요로 합니다.

무리에서 떨어뜨려진 말은 리더십의 필요를 우두머리 말이 아닌 사람에게 요구합니다. 따라서 더 높은 서열의 말이 없을 때 그 말은 당신에게 도움을 요청할 것입니다. 친구나 추종자가 필요하지 않습니다. 그의 지도자로서 당신이 필요합니다.

말 사이의 사회적 행동은 부분적으로 학습되지만 대부분은 타고난 것입니다. 2018년 뇌 과학자들은 포유류의 뇌에는 계급 계층, 그룹 지위, 사회적 발성, 동료 관찰을 조절하도록 내장된 경로가 있다는 사실을 발견했습니다. 잘 훈련하려면 이러한 진화적 동기를 이해해야 합니다.

진화의 행동 경향

포식동물로부터 도망칠 필요성 때문에, 말들은 천성적으로 제한되거나 갇히는 것을 두려워합니다. 예를 들어, 묶는 것은 말의 타고난 두려움을 극복하기 위해 점차적으로 부드러운 방법으로 가르쳐야 합니다. 좁은 통로에서 말의 측면 시야를 막는 것은 문제를 일으키는데, 사람들은 자신도 모르는 사이에 항상 그렇게 합니다. 최소 3천 5백만 년의 진화를 통해 말들의 뇌는 트레일러의 어둡고 제한된 금속 상자가 D-E-A-T-H(죽음)를 의미한다는 것을 알게 되었습니다. 이러한 훈련을 주저하는 말은 심술궂은 것이 아닙니다. 그는 말 다운 것입니다.

우리 모두는 말이 예상치 못한 광경과 소리에 집중한다는 것을 알고 있습니다. 그러나 많은 사람들은 이 중 가장 미미한 것이 말을 놀라게 할 가능성이 가장 높다는 것을 깨닫지 못합니다. 짧고 빠른 움직임과 낮은 볼륨의 소리입니다. 포식동물들은 자신의 존재를 미리 알리지 않고 숨기려고 했습니다. 말을 귀찮게 하지 않기 위해 말에게서 '숨는' 사람을 본 적이 있다면 무슨 말인지 알 것입니다. 한번은 수업을 하고 있을 때 한 방문객이 실내 마장의 관람석 아래에 그녀의 래브라도 리트리버를 숨기려고 했습니다. 링에 있는 모든 말들은 밖으로 튕겨 나갔습니다. 개를 시야에 들어오게 앉힌 후에야 말들은 안정을 찾았습니다. 말에게서 숨는 것은 불가능하며, 보이지 않고 들리지 않는 상태로 남아 있으려는 행위 자체가 조용하고 열린 접근보다 훨씬 더 말을 불안하게 만듭니다.

본능적 두려움

자연선택으로 인해 말은 다음의 것들을 두려워합니다.

- 제한
- 감금
- 어둡거나 좁은 통로
- 갑작스러운 움직임
- 이상한 소리
- 포식동물
- 집단으로부터의 고립

말과 인간 사이의 가장 중요한 차이점 중 일부는 포식동물과 피식동물을 구분하는 데서 비롯됩니다. 말(토끼, 사슴, 소 및 기타 여러 종)은 피식동물

(포식동물의 먹잇감)입니다. 그들의 두뇌는 작은 움직임을 즉시 알아차리고, 분석 없이 거기에서 벗어나고, 안전을 위해 무리를 지어 살도록 진화했습니다. 피식동물은 잠재적인 위험에 대응하기 위해 넓은 수평 범위를 감시하도록 옆을 향한 눈을 가지고 있는 것으로 쉽게 식별됩니다.

포식동물은 앞을 향한 눈을 가지고 있습니다. 그들의 두뇌는 시각적 초점, 깊이 지각, 스토킹 및 사냥을 위해 진화했습니다. 여기에는 사자, 늑대, 고양이, 개, 음(이걸 어떻게 부드럽게 말할 수 있죠?)...인간이 포함됩니다. 당신과 나는 육식 동물이며, 모든 말은 가깝게 놓여진 우리의 두 눈을 한 번만 봐도 그것을 압니다. 말을 타고 우리가 그들과 함께 일할 수 있다는 것은 말의 관대함, 호기심, 가축화에 대한 증거입니다. 그러나 말의 뇌는 여전히 진화에 의해 우리를 두려워하도록 고정되어 있다는 것을 기억하는 것이 좋습니다.

고립에 대한 두려움은 우리가 바꿀 수 없는 말 진화의 또 다른 부산물입니다. 그룹 내에 있을 때 안전함을 느낍니다. 심지어 매우 냉담한 말들조차 혼자 있을 때 더 긴장하는 경향이 있습니다. 공포로 인한 말의 잘못된 행동은 종종 다른 말을 도입함으로써 해소될 수 있습니다. 걱정스러운 동물에게 친구의 위안을 주세요. 조용히 트레일러 안으로 걸어 들어가는 말, 트레일 라이딩에서 긴장을 푼 말, 무서운 것을 보았지만 살아남은 말 등에게.

가축화

오늘날 말의 종인 에쿠스 카발러스(*Equus caballus*)는 모든 품종을 포함하고 있으며, 숲과 초원 조상의 가축화된 버전으로 볼 수 있습니다. 엄밀히 말하면, 가축화는 최소 6,000년 동안 발생해온 인위적인 선택을 말합니다. 야생동물을 길들이기 위한 주요 번식 특성은 침착함, 학습 능력, 감금 상태에 대한 복종, 인간과의 접촉을 허용하려는 의지입니다. 이러한 특징을 가진 암말과 수말을 선택함으로써, 사람들은 길들여지지 않은 말보다 훨씬 더 훈련하기 쉬운 말을 생산했습니다.

많은 사람들은 오늘날 '야생' 말이 길들여지지 않았다고 생각하지만, 그것은 정확한 사실이 아닙니다. 일부는 인간과 거의 접촉하지 않고 살았지만 길들여진 조상의 후손인 야생 개체입니다. 그들은 스스로 무리를 지어 생활하지만 진정한 '야생'은 아닙니다. 최근까지 프르제발스키(Przewalski) 말 또는 몽골 말은 유일하게 남아 있는 길들여지지 않은 말이라고 생각되었습니다. 그러나 DNA 증거에 따르면 이 품종조차도 길들여진 조상의 후손임을 보여줍니다.

많은 '야생' 말들이 버려진 말들이라고 합니다. 예를 들어, 2008년 미국의 경기 침체 동안, 일부 가난한 말 주인들은 그들 자신을 부양하기 위해 말들을 개발되지 않은 지역에 풀어놓습니다. 운 좋게 살아남은 소수의 생존자들은 마구간에서 자랐고 수년간의 훈련을 즐겼지만 때때로 '야생'이라고 불리는 그룹을 형성했습니다.

수천 세대가 길들여진 후, 우리는 몸과 뇌가 대부분 자연적으로 선택되지만, 침착함과 묵인의 행동적 특성은 대부분 인위적으로 선택된 말들을 갖게 되었습니다. 예를 들어, 아메리칸 더러브렛 말은 민첩하고 속도를 내기에 적합하도록 가볍고, 길고, 날씬하게 번식됩니다. 벨기에의 웜블러드는 느리지만 큰 힘을 내기에 적합하도록 부피가 크고, 두꺼운 근육을 갖도록 번식됩니다. 이러한 신체적 특징과 함께 기질의 차이가 나타나는데, 빠르게 달리는 예민한 경주마는 둔감하지만 믿을만한 벨기에 말과 대조됩니다. 물론 각 품종에는 개인차가 있습니다.

오늘날의 뇌

진화를 통해 뇌는 더 커졌습니다. 그러나 말과 인간 모두의 뇌 기능은 그 절대적 크기보다 신경 연결에 의해 훨씬 더 많이 결정됩니다. 인터넷에 따르면 말의 뇌는 호두알 크기 혹은 인간의 주먹 크기라고 합니다. 두개골에서 인간의 뇌를 빼내면 75%가 수분인 약 1.36kg의 말랑한 두부 덩어리 같습니다. 평균적인 말의 두뇌는 비슷한 밀도를 갖지만 약 680g의 무게로, 인간의 뇌 무게의 기껏해야 절반 정도입니다. 농구공의 무게는 6개월 된 인간 아기의 뇌와 같습니다. 크기면에서 성인 인간의 뇌는 높이가 약 10cm, 너비가 15cm, 길이가 18cm입니다. 인간과 말의 뇌 조직은 일부 영역에서 특히 밀도가 높은데, 종종 다이어그램에서 식별되는 '구조물'에 해당합니다. 말의 뇌는 자몽 크기 정도입니다. 길쭉하고 눌려진 부분이 있습니다. 울퉁불퉁하지만 높이가 약 10cm, 좌우 약 10cm, 앞뒤 약 15cm입니다. 인간의 뇌와 비교 시, 45도 각도로 아래로 향합니다.

기능에 있어서 가장 중요한 것은, 말의 뇌에는 인간 뇌의 860억 개보다 훨씬 적은 10억 개 정도의 뉴런이 포함되어 있다는 것입니다. 종류에 따라, 각각의 뉴런은 10,000개의 연결을 받아들일 수 있습니다. 이러한 신경 연결은 말의 지각, 학습, 감정, 그리고 운동신경의 배후에 있는 마법입니다.

성숙과 학습을 통한 뇌의 변화

어떤 형태의 동물 훈련이나 그 문제에 대한 인간 학습의 연결고리 중 하나는 무엇이 바뀔 수 있고 무엇이 바뀔 수 없는지를 식별하는 것입니다. 우리는 진화가 선천적이고 생리적인 특정한 말 행동을 유발한다는 것을 살펴보았습니다. 그것들을 존중함으로써, 우리는 말의 두려움을 줄이고 뇌가 더 유연해지도록 변경할 수 있습니다. 뇌의 연결은 매일의 경험에 의해 구축됩니다. 프로세스 학습이 얼마나 물리적인 것인지 깨닫는 사람은 거의 없습니다. 망아지가 당신을 향해 첫 걸음을 내디뎠을 때, 뇌 세포 그룹 내에서 새로운 물리적 연결이 형성됩니다. 연결 고리는 약하고 반복하지 않으면 사라지기 쉽습니다. 그러나 두 번째 단계는 그것을 더 강화시키고, 매일매일 긍정적인 접근을 통해 더 강화됩니다. 마침내 당신의 망아지는 두뇌 내부에 친밀함(bond)을 형성하는 새로운 신경망을 구축하게 됩니다. 그 하나의 물리적 연결은 망아지가 인간 세계에서 할 모든 것의 기초가 됩니다. 이 망아지가 나의 어깨 옆에서 속보하고, 내가 멈추면 따라 멈추고, 목소리 부조에 따르고, 안장과 기승자를 받아들이고, 점프하는 법을 배우고, 세계 대회에서 우승하고, 산책로로 은퇴하고, 결국 노년기의 목초지로 돌아갈 때까지, 처음 그 기초에서 조금씩 쌓아가게 될 것입니다. 당신은 이 아기가 당신의 어깨에서 뛸 때까지, 당신의 발이 움직이지 않을 때 느슨한 리드에서 멈추고, 구두 명령을 따르고, 안장과 라이더를 받아들이고, 점프하는 법을 배우고, 세계 챔피언십에서 우승하고, 은퇴할 때까지 조금씩 그 위에 세워질 것입니다. 신경 연결은 일생 동안 형성되므로, 말과 당신 중 하나가 세상을 떠나는 날까지 말의 뇌와 자신의 뇌를 계속 변화시킬 수 있습니다. 그 힘의 얼마나 큰지에 대해 잠시 생각해 보세요. 그리고 그에 따른 책임에 대해서. 당신은 말의 뇌를 변화시키고 있으며, 말도 당신의 뇌를 변화시키고 있습니다. 그것은 비범하고 초자연적인 능력입니다.

소중히 간직하십시오.

제 2 부

인간의 세상을 받아들이기

제 3 장

말은 어떻게 보는가

실내 마장의 지붕 틈새를 통해 마장 모래 위에 작은 빛이 비춰져 있습니다. 그 곳을 지날 때마다 호크아이(Hawkeye)는 목을 둥글게 말며, 마치 빛조각이 방울뱀인양 번쩍 뛰어 옆으로 피해갑니다. 빛의 조각은 태양의 움직임에 따라 크기와 모양이 바뀝니다. 그리고 말은 작은 차이 하나하나를 새로운 뱀으로 보는 것 같습니다. 동시에 모래알이 움직이는 소리라도 들리면 화들짝 옆으로 도약합니다.

이것은 말의 시각 시스템이 뇌에 단단히 고정되어 있기 때문에 발생하는 정상적인 행동입니다. 우리는 말에게 이것 중 일부를 극복하도록 가르칠 수 있지만, 그러한 행동이 없어지게 할 수는 없습니다. 또한 우리는 말에게 우리가 보는 것처럼 보라고 할 수도 없습니다. 우리는 기승 시 주로 인간의 시각에 의존하게 되어, 실제 말이 보는 것을 간과하게 됩니다.

말의 시력은 인간과 많이 다릅니다. 그러나 말을 다루느라 바쁠 때 그 사실을 잊기 쉽습니다. 말의 시력은 예상과 달리 흐릿합니다. 말은 세부 사항을 확인하거나 가장자리를 정확히 볼 수 없습니다. 그들은 물체, 특히 가까이에 있는 물체에 초점을 맞추는데 어려움을 겪습니다. 우리는 주변을 볼 수 없지만, 말은 전면과 말의 중심부를 잘 볼 수 없습니다. 말은 우리가 결코 볼 수 없는 완전한 양면 보기(측면 보기)를 합니다. 말의 눈은 인간의 눈이 놓치는 미세한 움직임을 식별하기에 적합합니다. 그리고 물체가 말의 맹점(사각지대)에 있으면 보지 못하다가 갑자기 장난치는 것처럼 "우와"하고 나타나는 것처럼 느낍니다.

눈과 뇌

우리의 시각은 눈으로부터 오는 정보와 뇌의 지식을 결합하여 구성됩니다. 눈이나 뇌 어느 쪽이든 잘못될 수 있습니다. 실명된 사람들도 여전히 이미지를 볼 수 있고 꿈을 꿉니다. 눈은 다치지 않았지만 시각피질이 손상된 사람들은 빛과 그림자를 볼 수는 있어도 그 의미는 해석하지는 못합니다. 드문 경우지만 완전히 피질맹(겉질시각상실)인 사람들은 보이지 않는 물체 주위를 탐색하거나 보이지 않는 커피 컵을 잡기 위해 정확하게 손을 뻗을 수 있습니다. 맹시(물체를 볼 수 없음에도 불구하고 물체의 위치에 대한 지식)라고 하는 이 능력은 인간에게만 국한되지 않으며 피질맹인 동물에게도 있습니다. 드물게 시각피질의 일부가 손상되면, 정상적으로 볼 수 있지만, 색상, 형태, 움직임을 볼 수 없기도 합니다. 뇌가 움직임을 감지할 수 없을 때 온전한 눈을 뜨고 번화한 길을 건너려고 한다고 상상해 보십시오. 시속 80km로 달리는 자동차들은 길을 따라 멈춘 일련의 정지 화면이 됩니다. 잠시 후, 그들은 다른 위치에서 또다시 정지해 있습니다.

신경 과학자인 Gerald Edelman은 "지각에 대한 모든 행위는 어느 정도는 창조 행위입니다."라고 말했습니다. 말과 인간 팀의 문제는 말의 뇌가 우리와 매우 다른 방식으로 지각을 생성한다는 것입니다. 물론 말과 사람에서 시각 정보는 눈에서 뇌로 전달됩니다. 그러나 인간의 뇌는 반대 방향으로(뇌에서 눈으로) 6배 더 많은 신경 정보를 되돌려 보냅니다. 이 경로에서 오는 많은 지식이 눈에 투사된 이미지와 융합되어 지각적 해석이 향상됩니다. 그렇다면 당신과 당신의 말 중 누가 현실을 더 객관적으로 볼 수 있습니까? 놀랍게도 아마도 그것은 당신의 말일 것입니다. 말의 두뇌는 인간의 두뇌와 같이 환상에 취약하지 않습니다.

시력

말은 종종 뛰어난 시력을 가지고 있다는 인상을 줍니다. 넓은 들판을 걷고 있습니다. 새가 날개를 푸덕이면, 말들은 머리를 들고, 귀를 쫑긋하고, 콧구멍을 벌름거리며, 눈을 크게 떠서 새의 위치에 집중적으로 초점을 맞추는 것처럼 보입니다. 일부 훈련사들은 이것을 마치 독수리 같아 보인다고 하고, 참으로 지성과 감수성이 돋보이는 인상적인 모습이라고 합니다. 하지만 그 이유는 시력이 좋기 때문이 아니라 시력이 나쁘기 때문입니다. 말은 머리를 들고 눈을 크게 떠서 흐릿한 시야를 개선하려고 노력합니다. 그들은 정지된 세부사항을 잘 볼 수 없기 때문에 귀를 쫑긋 세우고 듣습니다. 콧구멍은 뛰어난 후각을 최적화하기 위해 확장됩니다.

말의 눈은 인간의 눈보다 8배 더 크며 다른 육상 포유류의 눈보다 큽니다. 그러나 말의 시력은 우리보다 훨씬 나쁩니다. 시력은 시야의 중앙에 있는 무언가에 초점을 맞추면서 작은 부분까지 세세하게 구별하는 능력을 말합니다. 독서는 좋은 예입니다. 지금 당신의 눈은 각 쪽의 검은색 표시에서 미세한 차이를 찾아내고 있습니다. 예를 들어 'e'와 'c'의 차이를 볼 수 있습니다. 이 구분력으로 머리 양쪽에 '귀(ear)'가 아니라 '차(car)'가 있다고 잘못 읽었을 때의 혼란을 피할 수 있습니다. 통상 인간의 정상 시력은 1.0입니다. 정상 시력을 가진 사람이 6m 거리에서 볼 수 있는 것은 당신이 6m 거리에서 보는 것과 같습니다. 시력이 정상이라면 말이죠. 말의 정상 시력은 0.66에서 0.33 사이입니다. 시력이 좋은(0.66) 말을 먼저 생각해 봅시다. 여러분이 9.1m 떨어진 곳에서 볼 수 있는 세부 사항들을, 예리한 눈을 가진 말은 6m 떨어진 곳에서만 볼 수 있습니다. 다시 말해서, 같은 세부 사항을 보려면 50% 가까이 접근해야 합니다-당신의 시력의 절반을 가지고 있습니다. 만약 당신의 사랑스러운 말이 0.33의 낮은 정상 시력을 가졌다면 어떨까요? 당신이 18m 떨어진 곳에서 세부 사항을 알아내면, 그는 6m 이내에 접근해야만 볼 수 있습니다. 그것은 인간의 시력에 비해 200% 장애입니다.

심지어 50%의 부족함도 모든 기승자들이 고려하여야 합니다. 말을 타고 점프에 접

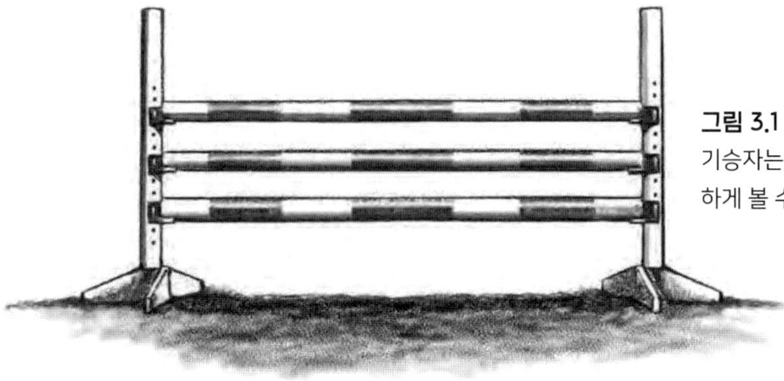

그림 3.1 A
기승자는 장애물에 접근 시 분명하게 볼 수 있습니다.

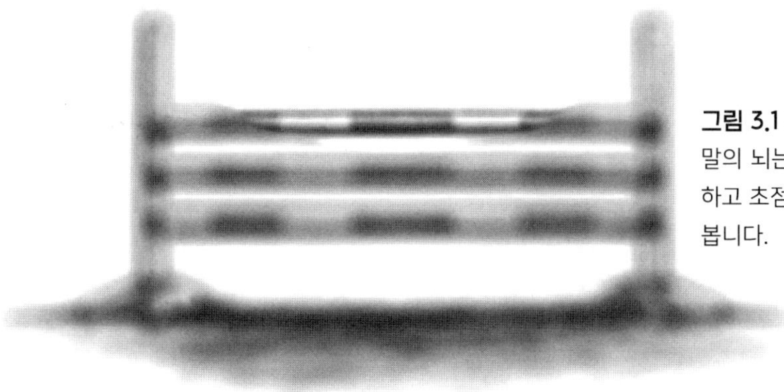

그림 3.1 B
말의 뇌는 똑같은 장애물을 흐릿하고 초점이 잘 맞지 않는 것처럼 봅니다.

근할 때 말이 보는 것을 상상해 보세요(**그림 3.1 A&B**). 당신에게 장애물은 분명하고, 밝게 보입니다. 만약 장애물이 희미하게 보인다면 당신은 매우 긴장할 것입니다. 종종 장애물이 말에게 어떻게 보이는지 보여주기 위해 만들어진 그림들을 본 선수들은 깜짝 놀랍니다. 심지어 햇빛이 비치는 날에도, 말에게 장애물은 번져 보이고, 흐릿하고, 어둡고, 평평하고, 모호하게 보입니다. 당신이 초속 9.14m로 장애물에 달려가고 있을 때 상상하고 싶지 않은 단어들일 것입니다.

0.66에서 0.33까지의 일반적인 범위를 넘어서, 말들은 사람들처럼 시력의 차이를

보입니다. 말의 23%는 근시입니다(물체가 가까워질 때까지 세부 사항을 명확하게 보지 못함). 43%의 말들은 원시입니다(멀어질수록 더 명확하게 볼 수 있음). 그래서 약간 원시인 말들이 멀리서 정확한 점프 포인트를 찾고 달려나갈 수 있어서 장애물 비월[1] 경기에 유리합니다.

사람과 말의 눈 안에 있는 수정체는 시간이 지남에 따라 경화되기 때문에 나이가 들수록 가까운 곳의 물체를 잘 볼 수 없습니다. 50세 이상이라면 무슨 말인지 아실 것입니다. 말에서 가장 예리한 시력을 갖는 때는 7세 전후입니다. 그 이전에는 완전히 발달하지 못했고, 그 후에는 나빠지기 시작합니다. 품종마다의 차이는 있습니다. 스탠더드브레드나 서러브레드처럼 긴 볼록한 얼굴을 가진 말들은 아랍말처럼 짧고 오목한 얼굴을 가진 말보다 더 시력이 좋습니다.

초점

사람의 눈은 한 장면의 세부 사항에 집중하는 데 탁월합니다. 눈의 유연한 수정체를 잡고 있는 근육은 눈을 더 볼록한 모양으로 당겨서 가까이 있는 물체에 초점을 맞춥니다. 눈 앞에 손가락을 대면 이 근육들이 작동하는 것을 느낄 수 있습니다. 손가락에 초점을 맞춘 다음(눈을 움직이지 않고) 손가락을 지나 멀리 있는 물체를 바라봅니다. 손가락을 앞뒤로 움직여서 수정체를 구부리는 모양체근을 느끼십시오. 조절(accommodation)이라고 하는 이 능력을 통해 우리는 손으로 작업하면서 물체를 검사할 수 있습니다. 인간은 시각 조절에 뛰어납니다.

말들은 그렇지 않습니다. 말의 모양체근은 너무 약해서 초점을 더 잘 맞추기 위해 수정체를 더 볼록한 모양으로 당길 수 없습니다(그림 3.2). 따라서 말의 얼굴 근처에 고삐나 삭모기 같은 것을 두면 냄새를 맡을 수는 있지만 초점을 맞추는 데 큰 어려움을

1) 비월: 장애물을 뛰어넘는 것

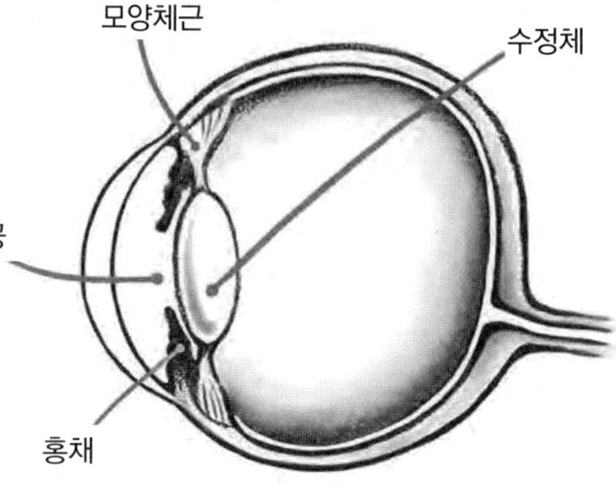

그림 3.2 사람의 눈과 마찬가지로 말의 눈에는 동공, 홍채, 모양체근 및 수정체가 있습니다. 그러나 인간의 안구보다 모양이 약간 더 압축되고 평평합니다.

겪을 것입니다. 말에게 새로운 것을 보여주려면 코 가까이에 대고 냄새를 맡게 하거나, 촉각이 예민한 어깨에 대세요. 보여주어야 한다면, 몇 미터 떨어진 공중에서 그것을 들고 조금 기다리십시오. 말은 천천히 초점을 맞춥니다. 그렇기 때문에 말의 몸 근처에서 갑작스러운 움직임이 그들을 놀라게 할 수 있습니다.

시야

어린이에게 말의 눈을 그려보라고 해보세요. 아이가 가장 먼저 표현하는 것 중 하나는 앞을 가리키는 작은 인간의 눈과는 달리 말의 눈은 매우 크고 머리 양 옆에 자리잡고 있다는 것입니다. 이 단순한 관찰은 인간과 말의 시각에 매우 큰 차이를 만들어 냅니다. 눈의 위치는 시야 범위, 외측부 운동 감지 및 깊이 인식에 영향을 미칩니다. 말의 눈은 심지어 양안이 독립적으로 움직일 수 있어서, 한 쪽을 다른 한 쪽보다 더 집중적으로 스캔할 수 있습니다.

인간의 시력은 한 쪽에 있는 작은 표시를 해독할 수 있을 정도로 정확하지만, 아주

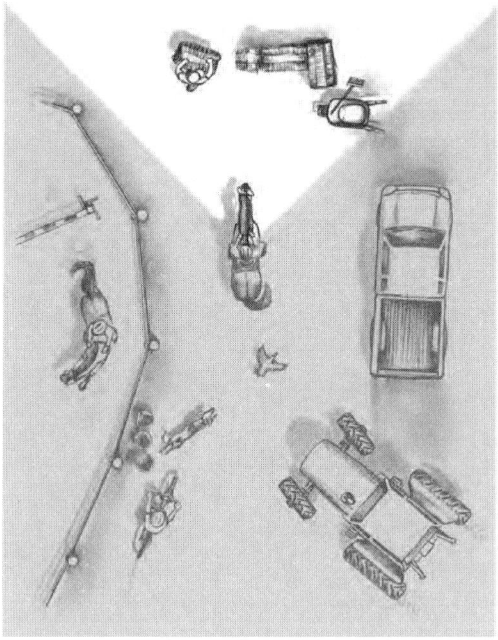

그림 3.3A
인간의 시야는 약 90도이므로 이 그림의 기수는 손수레 근처에서 건초를 옮기는 사람만 봅니다.

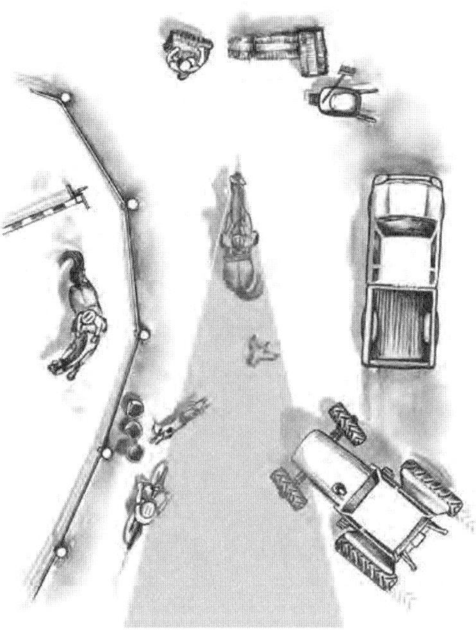

그림 3.3B
말의 시야는 약 340도이므로 말은 뒤에 있는 새를 제외한 모든 것을 봅니다.

작은 부분에만 해당됩니다. 읽는 동안, 여러분의 중심 시야에 있는 몇 개의 단어들은 정말로 분명하게 보이지만, 나머지는 흐릿합니다. 연필 같은 것을 손에 수직으로 잡고 팔을 옆으로 뻗으세요. 앞을 똑바로 보세요. 이 위치에서는 연필이 보이지 않습니다. 팔도 안 보입니다. 이제 팔을 앞으로 넓게 뻗은 반원 모양으로 천천히 움직이면서, 눈은 정면의 먼 곳에 집중합니다. 집중하세요! 그 연필은 거의 45도에 도달할 때까지 보이지 않습니다. 인간의 시각은 코 양쪽에서 약 45도로 제한되며, 총 약 90도입니다(그림 3.3 A & B).

대조적으로, 우리가 말의 머리 옆에서 연필을 똑바로 잡고 팔을 쭉 뻗으면, 말은 우리가 보는 범위보다 거의 4 배나 큰 340도의 시야를 포착합니다. 우리 인간이 매초마다 네 배나 더 많은 시각을 처리한다면 어떻게 될지 상상해보십시오. 그럼 우리도 예민해질 것입니다.

말의 시야 범위는 코 바깥쪽에서 엉덩이 뒤까지 연장된 가상의 선까지 쭉 뻗어 있습니다. 뒷다리와 엉덩이 근처의 마지막 몇 도 정도의 각도는 선명히 보이지 않습니다. 말을 끌고 갈 때나 탈 때, 어깨 뒤에서 다가오는 차량이 접근하는 것을 당신은 볼 수 없지만, 차량은 말의 시야 내 있으며 희미하게 보입니다. 차량은 종종 말이 움직이는 것보다 더 빠른 속도로 말을 향해 다가옵니다. 순치되지 않은 말은 이것을 추격으로 봅니다. 그리고 그들의 모든 신경이 추격에서 살아남는 방법은 도망치는 것이라고 말합니다. 지금 당장!

측면 시야 적응하기

긴장한 말에게 우리가 저지르는 가장 흔한 실수 중 하나는 말의 측면 시야를 가로막는 것입니다. 인간은 측면을 볼 수 없기 때문에 측면의 존재를 잊고 있는 것이다. 우리는 벽이 그들의 주요 시야를 완전히 막는다는 것을 잊어버린 채 좁은 통로로 말을 인도합니다. 그러면서 우리는 왜 말이 잘 놀라는지 궁금해합니다.

정면 보기가 전방을 향한 인간의 눈에 가장 편하므로, 사람들은 정면을 보는 것이 말에게도 가장 좋다고 생각합니다. 일부 승마관련 웹 사이트는 이런 입장을 조언하기도 합니다. 호크아이로 돌아가 봅시다. 이퀴테이션(equitation, 기승자의 수행능력을 평가하는 종목)에 능숙한 한 학생이 처음보는 사랑스러운 호크아이를 타고 들어왔습니다. 호크아이가 빛 조각들을 피할 때 우리는 실내 마장에서 함께 수업을 하고 있었습니다. 처음엔 그냥 보고 있었습니다.

기승자는 짜증이 났고, 그래서 표준 기술을 따라, 호크아이가 모래 위의 빛조각 쪽으로 걸어가도록 밀어 넣었습니다. 이미 호크아이는 그 빛 조각 때문에 놀라고 있었는데 말이죠. 기승자는 호크아이로 하여금 가만히 서서 정면으로 그 빛 조각을 응시하게 하려고 노력했고, 호크아이의 눈은 테니스 공처럼 휘둥그레졌습니다. 말은 앞뒤로 춤을 추며 옆으로 돌아서려 했고, 그때마다 기승자는 호크아이를 다시 중앙으로 끌어당겼습니다. 훌륭한 기승자에 의해 매일 수행되는 이러한 요구들은 사실 말의 두뇌를 거스르는 완벽한 예시입니다.

어떻게 그럴 수 있죠? 음, 잘 생각해 봅시다.

- 인간의 눈은 정면의 물체를 명확하게 볼 수 있지만, 말처럼 측면에 위치한 눈은 정면의 물체를 잘 볼 수 없습니다. 호크아이는 기승자가 화가 나서 호크아이가 위험하다고 느끼는 곳으로 억지로 앞으로 나아가게 한다고 느낍니다.
- 근본적으로 머리를 움직이지 않으면, 말들은 눈높이 아래는 많이 볼 수 없으며, 코 아래는 아무것도 볼 수 없습니다. 그래서 호크아이가 마지못해서 뱀같이 보이는 빛조각에 다가가면, 그 빛 조각은 호크아이의 시야에서 갑자기 사라지게 됩니다. 이것은 호크아이를 더욱 무섭게 만듭니다.
- 가만히 서 있는 것은 말의 두려움을 완화시키기보다는 두려움을 증폭시킵니다. 겁에 질린 말들은 움직여야 합니다; 그것이 말의 뇌가 그들에게 지시하는 것입니다.
- 호크아이가 머리를 숙이고 더 나은 시야를 확보하기 위해 몸을 옆으로 돌릴 때마다, 기승자는 한쪽으로 고삐를 당기고 반대쪽 다리로 눌러서, 말의 시력이 최악인 정면 자세로 다시 돌아가도록 했습니다.

인간은 작은 햇빛이나 가볍게 날아가는 사악한 종이컵을 두려워하는 큰 말을 비웃을지 모르지만, 두려움은 보는 사람 마음에 달려있는 것입니다. 털북숭이 타란툴라(독거미)가 여러분의 머리카락 사이로 지나가는 느낌이 좋았던 때가 있나요?

호크아이는 앞으로 전진하라는 명령에 불복종했고, 기승자는 혼란스러워 했습니다. 그런 순간, 기승자는 기분 전환을 위해 말에서 내려 가장 가까운 아이스크림 가게로 가고 싶은 유혹을 느낍니다. 하지만 그런 행위는 말에게 회피반응이 편히 쉴 수 있는 마방으로 돌아갈 수 있다는 것을 가르쳐줄 뿐입니다. 왜냐하면 말은 빛-뱀을 무서워했지만 두려워하지는 않았기 때문입니다. 나는 기승자에게 말을 타고 있는 채로 호크아이를 위협으로부터 멀어지게 하여 말의 주의를 딴 데로 돌리도록 부탁했습니다. 네,

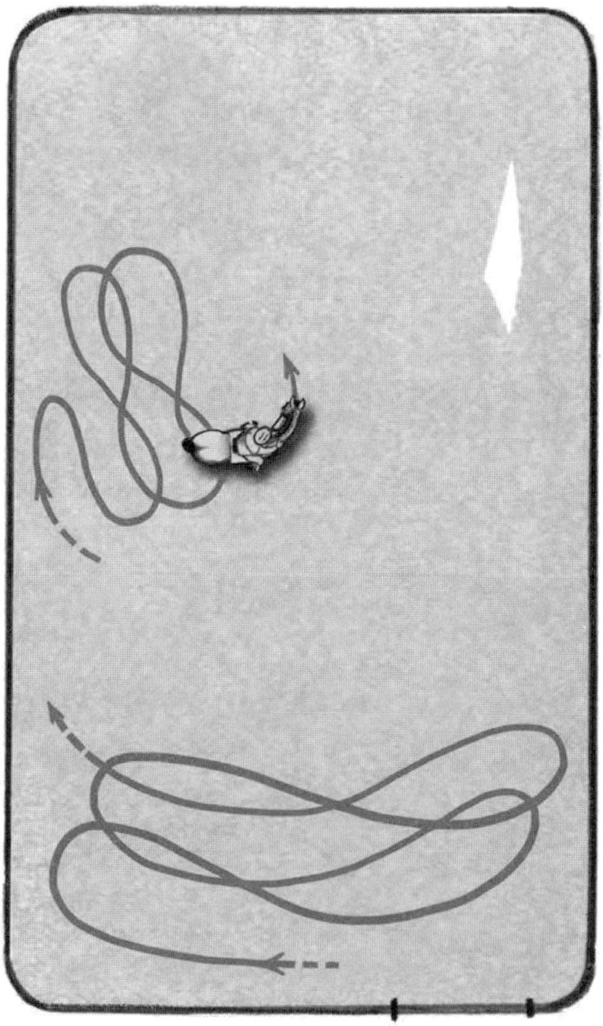

그림 3.4
말이 경기장 모래 위의 빛을 두려워하면 정면 접근을 피하십시오. 대신 말이 안정될 때까지 주의를 산만하게 하면서 측면에서 앞뒤로 점진적으로 접근하세요. 이 방법은 말이 사람처럼 정면 보기를 배울 것으로 기대하는 대신 말의 시각을 수용합니다.

이건 "그녀를 그냥 내버려두라"는 것처럼 들리지만, 좀 더 따라와 봐주세요.

가장 좋은 방법은 말이 안전하다고 생각하는 거리까지 물체를 바라보면서 다가오는 것입니다(**그림 3.4**). 회피하는 물체가 말의 옆쪽으로 오도록 하면서 일련의 루프를 그리며 왔다 갔다 속보를 합니다. 말의 속도와 긴장도, 그리고 내측 벤딩(inward bending)에 집중하고 무서운 것은 무시하십시오. 쳐다보지도 마십시오. 말이 적당한 거리에서 안정되면, 편안한 거리는 유지하면서 점차적으로 루프를 크게 그려보십시오. 물체를 지나갈 때마다 물체에 점점 더 가까이 다가가십시오. 거리가 좀 있더라도 말이 조용히 지나가면, 계속 움직이면서 목을 쓰다듬어 주고 상냥하게 칭찬해 주세요. 우리는 말이 내측 벤딩을 하며 루프를 그리는 연습을 하는 것이라고 믿길 원합니다. 말이 어느 지점에서 무서워서 피한다면, 루프를 줄여 작업을 더 쉽게 만드십시오. 당신이 준비되었을 때가 아니라 말이 준비되었을 때 가까이 다가가십시오.

이와 같은 간단한 수업은 1분 또는 100분, 이틀 또는 두 달이 지속될 수도 있습니다. 두려움을 느낀다고 처벌하거나 억지로 하지 마십시오. 말이 어떤 물체를 접할 때 침착함을 유지할 수 있는 적정 거리가 15m가 필요하다면, 거리를 유지해 주십시오. 우선 순위는 물리적 거리가 아닌 정신적 평정입니다. 내일 당신은 13.5m에서 평정을 유지하는 것을 목표로 설정할 수 있습니다. 여러분이 서두르거나 ("약속이 있어"), 짜증이 나거나("저걸 백만 번 봤잖아!") 하면, 다른 날 수업을 시작하십시오. 말에게 강요하는 것은 당신에 대한 신뢰를 파괴하고, 더 두려워하게 하며, 당신이 간호사 래치드('뻐꾸기 둥지위로 날아간 새'에 나오는 차갑고 무서운 캐릭터의 간호사)의 간병을 받게 될 수도 있을 것입니다.

이 훈련을 수행한 지 10분 이내에, 호크아이는 그 빛을 회피하지 않고 평보, 속보, 구보로 지나갈 수 있었습니다. 그녀는 느긋하고 침착했습니다. 말과 기승자 사이에 씨름 없이. 그러나 항상 그렇게 쉬운 것은 아닙니다.

내 말이 여전히 무서워해요.

이 훈련을 시도했는데도 당신의 말이 여전히 겁을 먹고 있다고 가정해 보겠습니다. 여기에서 다시 비기승 훈련으로 되돌아갑니다. 말이 비교적 안전하다고 생각하는 위치까지 기승해서 갑니다. 그리고 말에서 내려서 바로 훈련을 시작하세요. 필요하다면 조마삭을 돌려서 그 문제를 잊게 해주세요. 공포를 느끼는 물체 쪽으로 점차적으로 조마삭 원을 이동시키며 상황이 좋아지는지 살펴보세요.

이제 천천히 걸으면서 조마삭(lunge rein)[2)]을 제거하고, 말이 안전하다고 느끼는 가장 가까운 거리에서 이전에 사용한 것과 동일한 루프를 그리며 걸어보세요. 그에게 그 조각이 물지 않는다는 것을 발견할 기회를 주십시오. 필요한 경우 대리 학습을 사용해 보세요: 친숙한 인간 친구가 그 빛조각의 옆에 가서 침착하게 말하는 것을 보게 하십시오. 목을 쓰다듬고 옆에서 다가오도록 격려해 주세요. 말이 원하는 것보다 한두 걸음 더 나아가는 것도 성공입니다. 그럼 칭찬해주고 오늘은 그만하세요.

만약 말이 그의 공포의 수렁에 너무 깊이 빠져서 이 훈련에도 실패한다면, 다음 날 가급적이면 호크아이보다 서열이 높은 말을 데리고 오세요(이 말이 그 빛 조각을 두려워하지 않는지 미리 확인하십시오). 이 친구가 공포로부터 살아남는 것을 지켜보는 동안 호크아이의 목을 쓰다듬어 주고 조용히 칭찬을 건내주십시오. 만약 이것도 실패한다면, 그 물체가 완전히 보이지 않는 곳으로 벗어나서 전혀 관련이 없는 작업을 수행하도록 합니다. 내일, 덜 무섭다고 생각하는 물건들을 사용하여 신뢰를 쌓기 시작하세요. 결국, 무서운 물체가 보이는 곳으로 돌아가서 다시 시도할 수 있을 만큼 충분히 침착해질 것입니다.

말이 마침내 얼굴을 정면으로 하여 물체에 접근할 수 있을 만큼 충분히 이완되면, 냄새를 맡을 수 있게 목을 앞으로 쭉 뻗어 내리게 해주세요. 그는 아마도 두어 번 더 놀

2) 조마삭: 말의 훈련을 위해 말에 연결하는 긴 끈

랄 수 있을 것입니다. 그래도 괜찮습니다. 당신도 맹점(사각지대)에 있는 독거미의 냄새를 맡아야 한다면 날뛸 것입니다. 그 위험요소인 물체를 만져서 부드러운 소리를 내 봐 주세요. 이렇게 하면 말이 귀를 통해 더 많은 것을 배울 수 있습니다. 말이 익숙해지면 물체를 부드럽게 굴리거나 움직여 보세요. 말이 옆으로 접근하여, 그 물체 옆에 완전히 이완된 채로 서있을 수 있을 때까지 정면 접근은 미룹니다.

말초 운동

말과 인간의 눈 뒤쪽에는 시력에 특화된 55가지 유형의 세포가 있습니다. 하지만 안심하세요, 우리는 단지 두 가지: 막대세포와 원뿔세포만 논의하면 됩니다. 잠시 읽기를 멈추고 한 장면을 보십시오. 무엇이든: 거실, 창 밖의 풍경, 손, 뭐든지 다요. 그 장면에서 보는 빛이나 어둠의 모든 픽셀은 막대세포와 원뿔세포를 통해 전달됩니다. 각 세포는 우리가 보는 장면의 아주 작은 부분과 교신하는데, 만약 그 해당 부

지상 훈련

대부분의 조련사들은 어린 말에게 처음 안장을 얹기 위해 지상 훈련법을 사용합니다. 비기승 지상 훈련은 말을 타지 않고 진행하는 모든 형태의 훈련을 말합니다. 리딩, 조마삭 훈련[3], 그라운드 매너, 인간 공간에 대한 존중을 가르치기 위해 사용합니다. 하지만 우리는 성체가 된 말에게도 이것이 유용하다는 것을 잊곤 합니다. 예를 들어, 말이 후진하거나, 회전하거나, 점프하거나, 옆으로 움직이는 것을 가르칠 때 사용하면 유용합니다. 그리고 이것은 문제가 발생했을 때 되돌릴 수 있는 훌륭한 기술입니다.

여기서 핵심은 우리가 말 위에 앉아 있을 때 말이 긴장을 풀고 배우는 것이 훨씬 더 어렵다는 것입니다. 그러니 물러서서 그들에게 더 나은 기회를 주십시오. 걱정하지 마세요. 수업이 끝나기 전에 다시 탈 수 있습니다. 눈, 손, 몸 위치, 목소리, 리드, 고삐 및/또는 채찍(말의 후구를 만지기 위한 용도로만 사용)으로 말을 움직이면서 조용하고 차분한 상태를 유지하십시오. 비기승 지상 훈련에서 막대기에 비닐 봉지를 묶어서 펄럭거리면서, 작은 원을 그리며 뛰는 겁에 질린 말을 쫓을 필요가 없습니다. 이것은 되려 '겁주기 훈련(frightwork)'이라고 부르는 것이 더 적절합니다. 일반적으로 득보다 실이 더 많습니다. 좋은 비기승 지상 훈련에는 기술과 연습이 필요합니다. 시간을 내어 잘 배우면 팀에 도움이 될 것입니다.

3) 조마삭 훈련: 비기승 상태로 조마끈을 이용한 원형 운동

분이 밝으면 막대세포와 원뿔세포는 뇌로 신호를 보냅니다. 어두우면 그에 해당하는 막대세포와 원뿔세포는 가만히 있습니다. 시각적 장면의 모든 부분은 인간의 눈에 있는 2억 1천만 개의 막대세포와 원뿔세포에 의해 코딩됩니다. 전체 보기에 해당하는 빛과 어둠의 신경 패턴이 뇌에 생길 때까지 말이죠. 눈을 움직일 때마다 막대세포와 원뿔세포가 새로운 신호 세트를 전송합니다. 정말 멋지죠?

막대세포는 조명이 약한 곳에서 중앙에서 벗어난 움직임을 포착하는 데 능숙합니다. 자세한 내용은 전송하지 않습니다. 말의 눈에는 막대세포가 있고, 막대세포는 빠른 트랙의 움직임에 대한 정보를 뇌로 보내는 세포에 연결되어 있습니다. 이러한 조합은 말들에게 아주 작은 빠른 움직임을 알아차릴 수 있는 특별한 능력을 부여합니다. 만약 우리에게 말의 막대세포가 있다면. 우리는 우리의 시야를 가로질러 날아가는 무수한 움직임에 매번 회피반응을 보일 것입니다. 기승자들은 종종 그들의 말이 "아무것도 안 보고 회피반응을 보인다"고 불평합니다. 사실, 그들은 우리는 막대세포가 너무 적어서 감지할 수 없는 매우 현실적인 광경을 보고 회피반응을 보이는 것입니다. 정말 놀라운 것은 말이 회피반응을 더 보이지 않고, 그러한 행동을 교정할 수 있도록 허락한다는 것입니다.

따라서 막대세포와 원뿔세포는 우리가 보는 한 장면을 빛과 어둠 패턴으로 뇌로 전달합니다. 그런 다음 인간의 뇌는 이 장면을 처리하여 모양, 색상, 크기, 거리, 의미, 중요성 등을 결정하는 단계를 거치게 되는데, 약 0.5초가 걸립니다. 야생의 말에게는 0.5초가 걸리는 이런 처리 단계는 허용되지 않습니다. 말들은 풀의 희미한 움직임을 알아차리면 바로 가속 페달을 밟아야 합니다. 그 움직임이 사자가 아닌 자전거로 밝혀져도 괜찮습니다. 자전거로부터 도망쳐도 잃을 것이 거의 없습니다.

본래, 말은 안전을 위해 외측부 운동 시각(주변부 움직임을 감지하는 시각)에 의존합니다. 그것은 말을 타는 동안 놀래거나, 뛰어야 할 필요성을 지시합니다. 여러분의 외측부 감각을 발달시켜 말을 도와주세요. 눈, 코, 그리고 지식을 활용하여, 눈 뒤와 눈 옆쪽에 있는 물체를 더 잘 인식하도록 노력하세요. 말이 어디를 보고 있는지 몸으로 알아차리기 시작하세요. 이것은 주의력과 연습으로 발전하는 직관적인 기술입니다. 만약 말들이 보통 침착했던 지역에서 흥분한다면, 잘 살펴보세요. 그들이 여러분이 알지 못하는 것을 알아차리고 그것에 대해 여러분에게 말하려고 할 가능성이 높습니다.

맹점, 사각지대

말들이 수평으로 넓게 파노라마 광경을 볼 수 있음에도 불구하고, 말의 시력에는 많은 맹점(사각지대)을 포함합니다. 자세를 바꾸지 않으면, 말은 목이나 등 위, 배나 목 아래, 또는 바로 뒤를 볼 수 없습니다. 사물을 검사하거나 식별하는데 필요한 날카로운 시각은 막대세포와 원뿔세포의 수평 분포 때문에, 말의 눈높이에서 수평의 띠로 존재합니다. 그래서 땅에 있는 아이들, 개들, 또는 눈 높이 위에 있는 풍선들과 새들이 움직이기 전까지는 말들은 그 존재를 알아차리기 어렵습니다.

말은 뒷다리 뒤쪽으로는 거의 보지 못합니다. 말의 뒤에서 갑자기 튀어 나오면, 가장 온순한 말조차도 어떤 방향으로든 발길질을 해서 심각한 부상을 입히거나 사망에 이르게 할 수 있습니다. 그래서 우리는 말소리를 내면서 뒤로 움직이고, 가까이 서서 말의 옆구리를 터치하며, 어깨 쪽에서 말의 뒤쪽으로 다가가는 것입니다. 초보 기승자들에게 알려주어야 할 첫 번째 레슨은 절대 말 뒤에서 걸어 오지 말라는 것입니다.

또 다른 맹점(사각지대)은 말의 얼굴 앞쪽으로, 눈높이에서 땅까지, 그리고 코 아래 바깥쪽으로 약 1.8m 정도입니다. 이 지역에서 갑자기 치켜든 손은 어디선가 날아온 것처럼 보입니다. 말은 자기가 먹는 풀, 그들이 받아들인 재갈, 주둥이를 쓰다듬는 손가락, 감시가 소홀한 틈에 말의 부드러운 코에 입맞추기 위해 몸을 쭉 뻗는 아이를 볼 수 없습니다. 대신 긴 입 수염을 사용하여 이 영역을 감지합니다. 수염을 깎은 말은 감각적으로 불리합니다.

마지막으로, 말의 눈 안에는 말들이 움직일 때 시각적인 장면이 투영되는 맹점이 있습니다. 눈 뒤에 있는 모든 세포들은 그들의 신호를 시신경을 따라 뇌로 전달합니다.

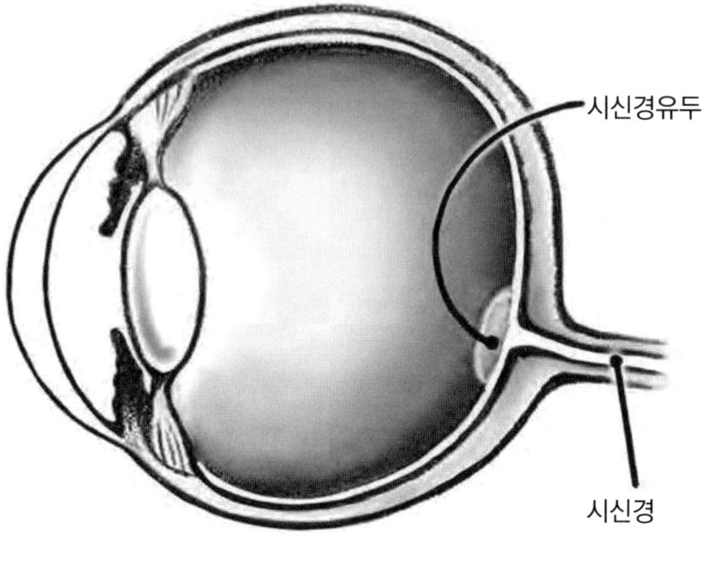

그림 3.5 시신경은 사람의 눈과 말의 눈을 빠져나가는 지점에 내부 사각 지대를 만듭니다. 시신경 디스크의 세포는 해당 부분의 시각 정보를 감지할 수 없습니다.

그것들을 운반하기 위해, 시신경은 각각의 눈에 연결되어야 하며, 그것이 연결되는 곳에는 막대세포와 원뿔세포가 존재할 수 없습니다. 이 위치를 시신경유두라고 합니다 **(그림 3.5)**. 그것은 맨홀 뚜껑이 도로 아래에 배수구를 숨기는 것과 같이 감각 수용체를 차단합니다.

머리와 눈이 가만히 있을 때, 시신경유두에 해당하는 시각 영역은 보이지 않습니다. 말의 시신경유두와 그에 해당하는 맹점이 인간보다 훨씬 크지만, 이것은 말과 사람 모두에게 해당됩니다. 일상 생활에서 우리는 이 문제를 해결하기 위해 머리와 눈을 이리저리 움직입니다. 인간의 뇌는 비록 우리의 눈이 실제로 볼 수는 없지만 반드시 있어야 할 사물을 상상함으로써 맹점을 채웁니다.

우리 눈에서 맹점을 발견하면 말의 눈에서 맹점을 더 쉽게 이해할 수 있을 것입니

그림 3.6 당신의 사각지대를 찾으세요. (본문을 참조하세요.)

다. **그림 3.6**을 보십시오. 십자가가 왼쪽 눈 앞에 오도록 책을 들어 올리세요. 오른쪽 눈을 감고 왼쪽 눈으로 십자가를 바라보세요. 왼쪽 눈을 움직이지 말고 검은 원이 보이도록 시야의 바깥 둘레에 주목하기 시작하세요. 이제 책을 천천히 안팎으로 옮깁니다. 여러분으로부터 점점 더 가까이, 더 멀리. 책이 왼쪽 눈에서 약 10cm에서 약 30cm 정도 떨어지면 원이 사라집니다. 그 곳이 당신의 맹점입니다! 맹점을 찾으면, 원들이 맹점 안팎에 놓이도록 책을 약간씩 움직입니다. 그러면 그 점은 사라졌다가 다시 나타납니다.

맹점으로 게임을 할 수 있습니다. 아무에게도 말하지 마세요, 지루한 학술 회의에서는, 저는 집중하려고 노력하는 동료가 앉아 있는 바로 옆에 시선을 집중하곤 했습니다. 그런 다음, 감지할 수 없는 움직임으로, 그 사람의 얼굴을 나의 맹점 안팎으로 움직여서 오락을 즐기곤 했습니다. 당신도 똑같이 배울 수 있습니다. 홀스 쇼에서 충분한 거리 뒤에 서서, 개구쟁이 조랑말이 사라지게 할 수도 있습니다.

우리의 목적을 위해 더 중요한 것은, 여러분의 말은 적절한 거리에서 물체가 사라질 수 있을 만큼 충분히 큰 사각지대를 가지고 있다는 것입니다. 예를 들어, 이 물체는 새, 개, 또는 어린 아이가 될 수도 있습니다. 만약 우리가 말의 사각지대에서 조용히 벗어나거나, 우리가 가만히 있어도 말이 움직이면서 맹점에 있던 우리가 갑자기 나타난 것으로 알고 말이 깜짝 놀랄 수도 있을 것입니다. 갑작스런 발견으로 말들은 긴장하게 됩니다. 어떤 피식동물도 포식동물들이 갑자기 나타났다가 사라지거나, 뇌에서 "도망쳐!"라고 말하는 동안 정면을 바라보게 하면서 탈출을 막는 것을 원하지 않습니다.

제 4 장

시각을 통한 훈련

우리는 말의 시각 정확성과 초점이 매우 약하다는 것과, 반면에 주변부 시야와 움직임 인지에 대해서는 탁월하다는 것을 보아왔습니다. 말 시력의 몇몇 추가적인 양상: 야간 시야, 깊이 지각, 시각적 캡쳐(기억)와 색각에 대한 이해를 종합해 보도록 합시다.

본질적으로 승마인들은, 가만히 생각해 보면, 말이 우리가 하는 것과 같은 방식으로 깊이와 색을 시각화한다는 가설과 이미지화를 기초로 해서 말을 탑니다. 또한 인간과 같이 말의 다른 감각들이 시각의 하부 체계로 종속되어 있다고 가정합니다. 말의 야간 시력에 대한 잘못된 정보와 그에 대한 우리의 경험 미숙 때문에, 우리는 말이 어둠 속에서 초능력적인 민감성으로 세부사항을 볼 수 있다고 가정하고는 하죠. 하지만 현실은 전혀 다릅니다. 실제 말의 시각과 인간이 추정하는 말 시각 능력의 간극을 줄여보면 말과 인간 팀 사이의 많은 일반적인 문제를 설명할 수 있습니다.

야간 시야

말은 어둠 속에서도 볼 수 있습니다, 그렇죠? 그렇다면 말들이 해질녘에 장애물을 넘거나 동트기 전 어둠 속에서 트레일러에 오르는데 아무런 문제가 없다는 뜻일까요? 글쎄요, 많은 경우 그렇지 않습니다. 언제 말의 동공을 한번 자세히 살펴보세요. 인간의 동공보다 얼마나 더 길고 큰지 보이시나요? 큰 수평 동공은 더 넓은 시야각 범위에서 더 많은 빛을 흡수합니다. 눈에 들어간 후, 이 광도는 눈의 뒤쪽을 향해 여과되어 빛의 입자를 신경자극으로 바꾸는 막대세포와 원뿔세포 부분을 비추게 됩니다. 그런 다음 그 자극들은 그 의미를 해석하는 뇌의 영역으로 전달됩니다.

말은 또한 타페튬(tapetum: 피막, 융단층)이라고 불리는 안구의 상부에 무지개빛 콜라겐 섬유를 가지고 있습니다. 이 섬유들은 땅에서 안구로 빛을 반사하여 어둠 속에서 움직일 때 말이 소량의 빛을 모을 수 있게 해줍니다. 인간의 눈에도 맥락막이나 피막이라는 비슷한 매커니즘이 있지만, 그것은 타페튬만큼 크거나 강하지 않으며, 동등한 정도의 빛을 반사할 수 없습니다. 인간과 말 두 종 모두 카메라 플래시나 헤드라이트에 반사되면 콜라겐 섬유가 눈에 띄게 됩니다. 우리의 것은 빨간색을 보이지만, 말의 경우 털 색깔과 나이에 따라 녹색, 노란색, 파란색으로 눈의 빛은 다양하게 보입니다.

큰 눈동자와 반사되는 타페튬(피막)을 가진 말들은 어둠 속에서 건초 통에서 물통으로 돌아다니고, 수풀의 움직임을 알아차릴 수 있을 정도 수준의 야간 시력을 가지고 있습니다. 그것은 인간이 물속에서 겨우 숨 쉬는 것과 같은 정도로 보잘것없는 인간의 야간 시력보다는 좀 더 날카롭지만, 세부사항을 확인하고, 크로스레일을 뛰어넘거나, 편안하게 트레일러에 실을 수 있을 만큼 충분히 날카롭지는 않습니다. 말이 어둠 속에서 이러한 임무를 완수하려고 한다는 사실은 복종하려는 의지의 증거이지, 야행성 시력이 좋다는 증거는 아닙니다.

암적응(어둠에 대한 적응)

야간 시력에 대한 진짜 문제는 어두운 환경에서 모양을 알아볼 수 있을 정도로 말의 동공이 적응하기까지 꽤 오랜 시간이 걸린다는 것입니다. 이는 말이 야외에 서 있는 상황 속에서 지상으로 땅거미가 매우 천천히 지는 것에 적응하며 시력이 발달했기 때문입니다. 하지만 오늘날, 우리는 밝은 태양 아래에 있다가 어두운 마방이나 실내마장으로 곧장 들어가길 요구합니다.

암적응에 필요한 시간

눈은 동공을 수축시킴으로써 빛에 적응하고, 동공을 확장함으로써 어둠에 적응합니다. 인간의 눈은 밝은 햇빛에서 완전한 어둠까지 적응하는데 약 25분이 걸립니다.

하지만 말의 눈은 45분이 필요한데, 거의 두 배나 긴 시간입니다. 그래서 밝은 빛에서 어둑어둑한 건물에 들어서면, 말들은 우리의 눈이 이미 어둠에 적응한 오랜 뒤에도 여전히 어둠에 적응하기 위해 애쓰고 있을 것입니다. 적응 후에는, 말들의 눈은 처음보다 25,000배나 민감해지고, 그제야 잘 볼 수가 있게 됩니다

불행히도 그때는 주어진 45분의 훈련 시간은 거의 끝나가고 있을 것입니다.

쇼나 대회에 참가하는 기승자는 종종 공연 중에 말이 밝은 태양빛 아래에서 실내마장으로 들어가는 것을 바라기도 합니다. 최상의 시설은 실내를 밝게 하기 위해 강하고 집중적인 조명을 사용하기도 하지만 그렇지 못한 곳은 그런 밝은 조명을 생략하는 경향이 있습니다. 그리고 집에서, 대부분의 겨울 기간 동안 기승자들은 실내마장에서 운동을 하는데, 실내에서 하는 운동이 발에는 좋을지 몰라도 조명 즉 빛에 관련된 면에서는 그렇지 않습니다. 이러한 변화들이 말의 운동 수행에 어떠한 영향을 미치는지 볼까요?

모든 훈련에 영향을 끼치지만, 장애물을 생각해보기로 합시다. 장애물은 말의 정확한 시력에 매우 큰 영향을 받기 때문입니다. 장애물용 말은 펜스의 높이와 폭을 매우 빠르게 판단해야 하는데, 종종 짧은 거리를 단시간에 가늠하고, 도약을 위해 보폭을 맞추며, 선수가 보내는 수많은 신호를 이행하고 장애물을 겨우 약 2.5~5cm 차이로 뛰어넘을 수 있도록 몸을 조절할 수 있도록 합니다. 이는 많은 운동 선수들조차 어려워할 정도로 복잡하고 정교한 기술입니다.

전세계 대부분의 선수들은 경기에 앞서 밝은 태양 아래에서 헌터나 장애물용 말의 준비운동을 합니다. 전형적인 워밍업 후에, 트윙클토의 동공은 가능한 적은 빛을 수용하기 위해 최대한으로 제한됩니다. 빛을 신경 자극으로 바꾸는 화학물질들은 감소됩

니다. 이러한 동공 수축과 화학적 결핍은 말이 눈부신 빛에 눈이 멀지 않고도 밝은 태양 아래에서 장애물을 넘을 수 있도록 해줍니다. 높은 고도, 중앙 위도, 낮은 습도, 옅은 색의 경기장 모래, 그리고 하얀 펜스는 보다 더 많은 적응을 요구합니다. 경기장 출입문을 담당하는 직원이 입장을 알려줄 때까지, 트윙클토는 준비운동에서 장애물을 잘 넘고 있었습니다. 경기장 문 앞에서 선수는 실내에서의 시야를 즉각적으로 향상시키기 위해 그녀의 선글라스를 벗었죠. 불쌍한 트윙클토가 군사용 야간 보안경에 얼굴을 들이밀지 못하는 게 안타까울 뿐입니다. 그들은 말이 거의 볼 수 없는 8-12개, 때론 15개의 장애물을 뛰어넘기 위해 탁하고 흐린 실내를 향해 질주하여 문을 통과합니다. 음, 그러나 우리 모두와 마찬가지로, 트윙키(트윙클토의 애칭)의 선수는 최고의 경기를 펼치기를 기대합니다. 하지만 트윙키에겐 실내 조명에 적응하기 위해 필요한 시간인 45분 근처에도 미치지 못했습니다. 전형적으로 주어진 1분이 그가 가진 준비 시간의 전부였을 뿐이죠.

여기 설명된 시나리오는 일반적인 것입니다. 이것은 우리가 말의 시각적 어려움을 모르기 때문에 이런 상황이 벌어지게 되는 것입니다. 우리 대부분은 말이 출발점에서 주저하거나 장애물이나 꽃으로 장식된 상자 끝자락 사이를 이리저리 피하거나, 장애물을 거부하는 말의 행동을 비난합니다. 우리가 코스를 볼 수 있다면, 말들도 볼 수 있을 것이라고 추측합니다. 하지만 밝은 햇살 아래 주차장에서 어두운 영화관으로 들어간 다음, 무거운 배낭을 짊어지고 좌석 아래로 뛰어다니고, 버터가 잔뜩 들어간 팝콘을 밟고 미끄러지고, 화가 잔뜩 난 손님들을 피하는 것을 상상해보세요. 그러한 상황에서도 말들이 경기를 수행한다는 것 자체가 그들이 그만큼 우리의 요구에 관대하다는 증거입니다.

사람과 마찬가지로 말도 각각 시각 능력이 다릅니다. 어떤 말은 어슴푸레한 빛에 적응하는데 45분이 채 걸리지 않을 수도 있고, 다른 말의 경우 더 많은 시간이 필요할 수도 있습니다. 나이도 한몫 하지요. 건강한 눈을 가진 나이가 든 말들은 어린 말들보다 빛을 덜 받아들입니다. 나이에 따른 차이는 사람에게도 발생하는데, 사실 보통 사람의 눈은 60세가 되면 20세보다 66% 더 적은 빛을 받아들입니다. 우리가 나이가 들면서 세상이 약간 침침해 보이는 것은 당연한 결과지요.

경기 전에 말의 눈이 적응하는 것을 어떻게 도울 수 있을까요? 완벽한 이상적 방법은 없지만, 어느 정도는 도움이 될 수 있습니다. 실내 경기장에 들어가기 전에 말을 그늘에서 걷도록 해줍니다. 앞 팀이 경기를 하는 동안 경기장 문 앞에서 몇 분 정도 서 있도록 하세요. 가능하다면 플랫경기(장애물이 없는 경기) 직후에 바로 이어서 장애물 경기를 하도록 계획하며, 장애물을 넘기 전에 말에게 15분 정도의 적응 시간을 주도록 합니다. 장애물 경기장은 아무리 쉬워 보여도 말에게는 복잡하고 부자연스러운 혁명과도 같다는 점을 기억하세요. 말이 단순히 경기장으로 들어가 장애물 경기를 해치울 수는 없습니다.

가장 좋은 해결책은 경기 주최자와 시설 관리자들이 강한 인공조명을 사용해 실내 경기장을 밝게 하는 것입니다. 참가자, 트레이너, 이사회 그리고 마주들은 그런 요청을 할 수 있는 권리를 가지고 있습니다. 특히나 안전이 위태로울 때는 더더욱 말이죠. 수의학과나 협회에서 강한 실내 조명의 필요성에 대해 널리 알림으로써 그러한 명분을 뒷받침할 수 있습니다. USEF(미국승마연맹)나 FEI(국제승마연맹)과 같은 전문 협회는 경기장의 조명이 희미한 담뱃불 수준에도 미치지 못할 정도로 미흡할 경우 안전을 위해 경기를 취소해야 합니다.

대회 참가자로서 관리자들에게 경기 직전의 말들이 대기하거나 걸을 수 있도록 실내 공간에 작은 띠를 둘러 달라고 제안해 보세요. 그 공간 내부를 밝힐 수 있도록 문을 열도록 요청합니다. 실내의 모든 불을 켰는지 확인하세요. 이는 아주 기초적인 것으로 들리지만, 많은 선수들과 매니저들이 실내 조명의 절반만을 켜는 행사를 경험해 왔습니다. 이런 모든 요청들이 묵살되면, 행사 주최측에 한번 더 왜 그래야 하는지 이유를 말하십시오. 당신과 당신 말의 장기적인 안녕과 복지는, 알라딘의 동굴같이 어두컴컴한 곳에서 뛰어다니는 3분보다 훨씬 더 중요합니다.

말은 2m의 장애물을 넘든, 그저 마방에서 쉬든 주위를 둘러볼 필요가 있습니다. 잘 보이지 않는 경우에는 다른 감각들을 더 많이 사용함으로써 이를 보완하게 됩니다. 이것은 말이 어두운 실내마장에서 소리에 고도로 민감하게 반응해서, 두 개의 공기 분자가 충돌하는 아주 미세한 소리에도 놀라 까무러치는 대참사로 이어질 수도 있기 때문입니다.

깊이 지각(깊이 인식)

눈은 물리적인 시야를 가능하게 하지만 시각적 거리를 계산하려면 뇌가 필요합니다. 똑바로 앞을 응시할 때, 인간은 각각의 눈에서 주어진 시각에 대한 두 가지 시야를 받아들이게 됩니다. 이를 직접 알기 위해서, 팔을 뻗고 손가락을 코 앞에 대어보세요. 한 쪽 눈을 감고 손가락을 문틀이나 울타리 같은 뭐든 수직이 되는 좀 멀리 떨어진 곳에 줄을 맞춰보세요. 이제 눈을 뜨고 반대쪽 눈을 감아봅니다. 눈을 번갈아 가면서 뜨면 손가락이 앞뒤로 점프하는 것처럼 보일 것입니다. 그것이 바로 여러분의 오른쪽과 왼쪽 눈이 뇌로 보내는 두 가지 시각적 견해의 차이입니다. 뇌는 그들 사이의 차이점을 계산하고 마치 마법에 걸린 것처럼 여러분은 깊이를 인식하게 될 것입니다. 이 자동 계산을 사용해서, 여러분은 말들이 있는 들판에서 귀여운 밤색에 흰색이 섞인(roan) 녀석이 예쁜 얼룩이 녀석보다 더 멀리 있다는 것을 알 수 있게 됩니다.

인간의 깊이 지각은 두 눈 사이가 매우 가깝게 있기 때문에 매우 정확합니다. 또 두 눈은 정확한 추적을 위해 서로 협동하여 움직입니다. 이런 디자인 덕분에 평균적인 사람들은 5m 떨어진 거리에서 0.5cm의 깊이를 인식할 수 있습니다. 다시 말해, 만약 여러분이 이중수직장애물(double-rail vertical)을 뛰어넘기 위해 한 걸음 멀리 위치해 있다면 여러분의 뇌는 한쪽 장애물이 다른 장애물의 0.5cm 뒤에 놓여 있는지 여부를 말해줄 수 있습니다. 그것은 바로 스테로이드를 복용한 것처럼 강력한 깊이 인식입니다.

대조적으로, 말은 같은 거리에 서 있을 때 감지할 수 있는 가장 작은 깊이는 23cm입니다. 인간의 입체감은 말보다 72배나 더 날카롭습니다(그림 4.1).

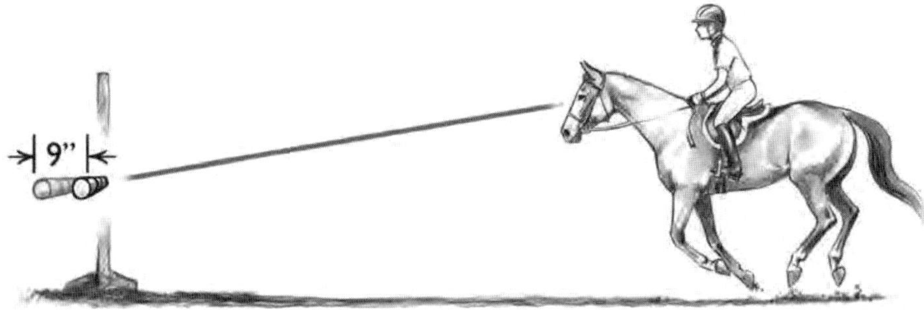

그림 4.1 두 눈 사이가 매우 떨어져 있어서, 말의 눈은 앞에서 뒤까지 최소 23cm의 깊이를 감지할 수 있습니다. 반면 인간의 뇌는 앞에서 뒤까지 0.3cm의 깊이를 감지할 수 있습니다. 우리는 말들이 볼 수 없는 깊이의 차이를 인식할 수 있습니다.

말의 눈은 멀리 떨어져 있기 때문에 깊이를 지각하는 능력이 제한적입니다. 대부분의 각도에서 말은 같은 물체를 오른쪽과 왼쪽 눈으로 한눈에 볼 수가 없습니다. 우리 인간들은 두 눈으로 동시에 쭉 뻗은 손가락을 볼 수 있습니다. 하지만 트윙클토는 뒷발로 선 자세에서도 동시에 두 눈으로 발굽을 보기 위해서는 곡예사가 되어야만 할 것입니다. 피식자로서 말은 깊이 인식을 희생하면서 주변 움직임 탐지 능력이 우선이 되도록 강화되었습니다. 거꾸로 인간은 포식자로서 그와는 반대로 강화되었습니다.

마장마술, 레이닝, 또는 취미로 하는 승마용 말들의 훈련에서 깊이 인식은 아주 중요한 것은 아닙니다. 하지만 컷팅, 배럴 레이싱, 또는 장애물을 생각해 보십시오. 말은 관련된 장애물(물체)이 얼마나 멀리 떨어져 있는지 그리고 그 거리들이 그가 움직이면서 얼마나 빠르게 변하고 있는지 알아야 합니다. 말은 머리를 들거나, 말등성이를 낮추거나, 코를 들어올려 깊이 인식을 향상시킬 수 있지만 이는 종종 말이 수행해야 하는 과제를 복잡하게 만듭니다. 예를 들면, 컷팅할 때 말들은 빠르게 회전하기 위해 소를 내려다보고 고개를 숙여야 합니다. 장애물 경기에서는 다리를 들어올리기 위해 복부를 끌어당겨 수축시키고 땅으로부터 멀어지기 위한 후구의 추진력이 필요합니다. 그러한 움직임을 위한 물리적인 요소는 말들이 중심적인 힘을 위해 등을 둥글게 유지할 것을 요구하는데, 이는 종종 말머리의 위치가 높이 올라가 있을 경우에는 방해가 됩니다.

따라서 사냥용 말과 장애물용 말 사이의 구별도 중요합니다.

정상급의 장애물용 말은 장애물의 높이와 너비가 다른 장애물에 따른 경기를 얼마나 빨리 그 장애물을 떨어뜨리지 않고 클리어 하는지에 따라 판단됩니다. 이런 장애물들은 종종 짧은 거리에서 날카로운 턴(회전)으로 접근해야할 수도 있습니다. 종종 목이 등성마루 위쪽으로 높게 위치한 말들이, 머리 위치가 비율적으로 좀더 높이 있을 수 있어서 장애물용 말로 선택됩니다. 그런 체형을 가지고 있지 않은 말들은 장애물로 접근할 때, 고개를 들도록 해야만 하기 때문입니다. 장애물용 말들이 장애물로 접근하는 것을 보신다면, 말들이 마지막 한두 걸음에 앞서 머리를 들어 올리는 것을 보실 수 있을 겁니다. 이러한 자연스러운 반응은 말이 잠시나마 장애물을 양쪽 눈으로 볼 수 있게 하여, 장애물의 높이와 거리를 판단할 수 있게 합니다. 하지만 이 찰나의 시선은 1초도 안될 정도로 정말 짧아서 대처하기에는 늦을 수 있습니다.

때때로, 장애물용 말들이 각 양쪽 눈이 장애물을 볼 수 있도록, 장애물 쪽으로 다가올 때 머리를 앞뒤로 흔드는 것이 깊이 지각에 도움이 될 수 있다고 알려져 왔습니다. 이 조언은 뇌과학적 관점에서 볼 때는 지지할 수 없습니다. 거리를 계산하기 위해, 뇌는 두 눈으로 물체를 동시에 볼 필요가 있습니다. 머리를 앞뒤로 흔드는 것은 말의 중심을 잡는데 방해가 될 뿐입니다. 아마도 그런 행동은 기승자가 말에게 주는 훨씬 더 중요한 다른 신호에 집중하는 것 역시 방해할 수 있습니다.

헌터에겐 깊이 지각이 더 쉬운 일입니다. 이 말들은 후구를 제대로 사용하고, 목은 길게 아치형으로 만들면서 머리를 내리고 얼굴을 당겨서 수직으로 만들어 강인한 탑라인(말의 전체적인 윗 몸선을 말함)을 형성하기 위한 자세를 배우게 되는데 장애물을 넘을 때 자세를 평온하게 유지하는 아름다움에 따라 점수가 매겨집니다. 헌터들은 머리를 치켜들지 않고도 상대적으로 낮은 장애물을 볼 수 있도록 긴 거리에서 접근하는 것이 허용되기 때문에 이런 자세가 장애물을 넘는 동안 유지될 수 있습니다. 훌륭한 헌터 기승자는 말이 먼 모퉁이를 도는 동안, 장애물을 볼 수 있도록 격려합니다. 이것은 말에게 더 나은 측면 시야, 더욱 긴 정면 시야, 그리고 두 눈이 장애물의 이미지를 뇌로 보낼 수 있는 더 많은 시간을 제공해줍니다. 물론 어떤 장애물이든 말의 시야를 향상시키기 위해 어느 정도는 자유롭게 머리를 움직일 수 있도록 허용하는 것은 여전히 좋은 생각입니다.

장애물의 폭(너비)의 측면에서 말해보자면, 인간의 두 눈이 볼 수 있는 면적의 절반만이 말의 두 눈에 동시에 보입니다(**그림 4.2**). 마장의 울타리에서 9m 정도 떨어져서 서 주세요. 여러분이 가만히 서서 바라볼 때, 대충 1.5m 정도의 울타리가 눈에 선명하게 보일 것입니다. 같은 위치에서 말의 두 눈에는 거의 절반(0.76m) 정도만 선명하게 보일 뿐입니다. 말의 뇌는 이렇게 좁은 면적의 보이는 부분에 대해서만 두 눈을 이용한 입체 시력을 이용하여 깊이를 판단할 수밖에 없는 것입니다.

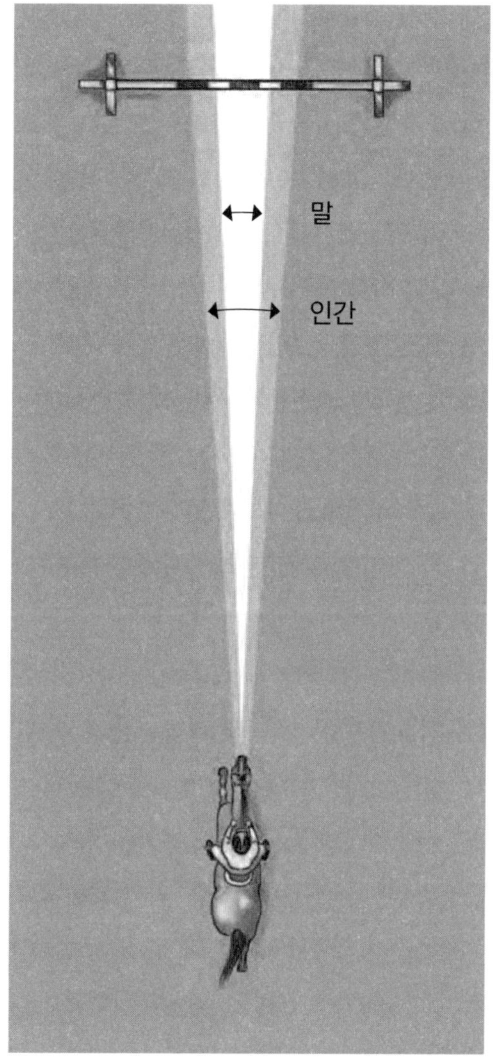

그림 4.2 두 눈을 정면으로 집중한 상태에서 말들은 인간 시야의 단지 절반만을 볼 수 있습니다.

말을 장애물 쪽으로 향하게 할 때, 말이 양쪽 눈으로 볼 수 있는 가운데의 좁은 부분으로 집중하게 하세요. 훈련 초기의 대부분의 장애물 실수는 기승자가 말을 장애물 중앙으로 조종하지 않을 때 발생합니다. 이런 문제들을 종종 말 탓으로 돌리기도 하죠. 말이 달려 갔지만 장애물을 거부하고, 장애물을 건드려 떨어뜨리고, 장애물을 제대로 안 뛴다고 말이죠. 글쎄요, 그건 그가 나쁜 말이라서 그런 것이 아닙니다. 그건 바로 그들의 기승자가 말에게 장애물을 제대로 보여주지 않았기 때문입니다.

시각 포착

시각은 인간의 가장 강력한 감각입니다. 시각은 인간의 뇌의 거의 3분의 1을 채우며, 다른 어떤 감각보다 신경의 대부분을 차지하고 있습니다. 그러한 영향력을 가지고 시각 포착으로 알려진 신경 능력은 다른 감각들을 능가할 수 있습니다.

시각 포착은 복화술사가 우리를 속일 수 있는 것과 연관이 있습니다. 우리는 심지어 말하는 사람이 바로 앞에 서 있을 때조차도, 인형의 입에서 말이 나온다고 믿게 됩니다. 가짜 입의 시각적인 움직임은 우리의 관심을 사로잡고 그것을 구어와 연결시킵니다. 마술사들은 훤히 보이는 눈앞에서 그들의 손동작을 숨기기 위해 시각적 포착을 사용합니다. 극장용 스피커가 건물 뒤편이나 양쪽에 놓여 있어도, 소리가 어디서 나는지 물으면, 관객들은 화면에 나오는 배우의 입을 향해 손짓하지요.

우리가 시각에 너무 많이 의존하기 때문에, 말들 역시 그러하다고 생각하게 됩니다. 하지만 우리는 말 시력이 여러 가지 많은 측면에서 우리보다 나쁘다는 것을 알고 있습니다. 그렇지만 말들은 뛰어난 청각과 환상적인 후각으로 그들의 시각적인 약점을 보완합니다. 우리는 이런 강한 감각에 대한 의존을 격려하는 것을 통해 말들에게 도움을 줄 수 있습니다. 다음엔 여러분의 말이 안전한 장소에서 경쾌하게 달릴 때, 여러분에게는 감지되지 않는 소리나 냄새를 맡을 수 있는 것에 대해 생각해 보십시오. 그의 세계에서는 시력이 전부는 아닙니다.

색각

할리는 6살의 레드 던[1] 쿼터 호스로 원형 운동(조마삭 운동)이나 사람 손에 끌려 다니는 것 외에는 아는 것이 많지 않은 말입니다. 할 수 있는 게 매우 적은(배운 것이 매우 적다는 것이) 다 자란 말이 가장 안전한 동물을 뜻하는 것은 아닙니다(우리 주변 어디에서나 볼 수 있는, 자신의 뒷마당에서 말을 키우고 계시는 주인분들께 제발 부탁드리고 싶습니다. 말이 어리고 작을 때 조련사를 고용하세요!). 어느 날 실내마장에서 이 다 자란 아기(덩치만 크고 배운 게 많지 않은 말)를 잡고 있었는데, 지붕에서 눈이 미끄러져 내렸습니다. 많은 말들이 이럴 때 겁을 내지만, 대부분은 제 무릎 위로 뛰어오르려고 하지는 않습니다. 할리는 순식간에 30cm 이상 높이로 네발 모두 뛰어올라 약 60cm 정도 앞에 착지하며, 제 왼쪽 발 아치에 착지하였습니다. 이로 인한 부상으로 인해 등자를 사용하는데 어려움이 있던 저에게 친구는 제 발을 지탱할 단단한 밑창이 달린 산악자전거 신발을 추천해 주었습니다. 곧바로 발을 절룩거리며 자전거 가게로 갔고, 선반 위에서 유일하게 비싸지 않은, 밝고 옅은 황록색의 저녁노을을 머금고 불타는 듯한 노란색 신발 한 쌍이 제 눈을 사로잡았습니다. 발에 칭칭 감긴 보호 장비에 맞추기 위해 두 사이즈나 큰 것으로 샀습니다. 아마 달 표면에서도 눈에 띌 정도였을 걸요. 햇볕에 그을린 낡은 반챕에 이 신발을 신으니 매우 우스꽝스러워 보였지만, 다행히도 전 스타일이 멋진 것보다는 말을 타는 것이 더 중요한 사람이었습니다.

새로운 패션을 선보인 첫날, 목장의 모든 말들은 놀라서 제 발을 빤히 쳐다보았습니다. 그들은 저를 잘 알고 있었습니다. 그중 몇몇은 제가 수년간 매일 탔던 말들이었습니다. 그들은 제가 분위기를 띄우기 위해 형형색색의 다양한 형광색 셔츠를 입는 것을 보아왔습니다. 하지만 이건 분명히 그들에게 강한 시각적 충격을 주는 광경임이 명백해 보였습니다. 하루 종일, 제가 올라타자마자 모든 말들이 등자 쪽으로 고개를 돌리

1) 레드 던: 붉은 빛이 도는 갈기와 꼬리가 검은 회갈색 말

고 조심스럽게 각 신발 하나하나의 냄새를 맡았습니다. 우리는 말들이 매우 당황스러워했다고 농담을 했지만, 사실은 말들의 색에 대한 시력, 즉 색각에 대한 특징을 증명한 것이라고 볼 수 있습니다.

말은 어떤 색을 가장 잘 볼 수 있을까요? 맞습니다. 여러분은 짐작했을 겁니다. 밝고 옅은 황토색을 머금은 밝은 노랑색입니다. 마치 제 신발처럼! 말들은 또한 밝은 청록색과 암록색을 잘 찾습니다. 언제 마장 펜스에 재킷 몇 벌을 걸어 보세요. 말들이 똑같이 펄럭이는 밝은 보라색이나 불꽃같이 붉은 비옷보다 밝은 노란색 비옷을 훨씬 더 잘 알아챈다는 사실에 주목해 보십시오. 펜스를 넘기 위해 발을 들어 올릴 필요가 있는 말은 단순하게 밝은 노란색이나 청록색 난간을 사용하는 것만으로도 그렇게 하도록 상기시킬 수 있습니다. 이제 막 지상에 놓인 막대를 대하는 법을 배우는 어린 말은 다른 색을 사용하여 훈련 효과를 높일 수 있습니다. 색에 의해 자극을 받지 않고 막대를 볼 필요가 있기 때문입니다.

제3장(35쪽)의 눈의 막대세포와 원뿔세포를 기억하시나요? 막대세포는 희미한 빛 속에서 움직임을 감지하고, 원뿔세포는 세부사항과 색을 포착합니다. 말은 많은 막대세포와 적은 원뿔세포가 있습니다; 반면 인간은 그 반대입니다. 그래서 말들이 볼 수 있는 모든 색은-심지어 밝은 노란색이라 할지라도- 인간의 색인지에 비해 흐려 보이게 됩니다. 가장 결정적인 것은 말들은 빨간색과 초록색을 파악하는 원뿔세포를 가지고 있지 않다는 점입니다. 이 때문에 웬디 윌리엄스 기자가 말한 바와 같이 말(개, 다람쥐 또는 돼지)은 빨간색과 녹색을 구별할 수 없으며, 녹색 목초지를 가로질러 바라보는 말은 밝은 빨간색의 옷을 입고 정지해 있는 사람을 볼 수가 없습니다. 목초지와 사람 모두 회색으로 보이게 됩니다.

색으로 생명을 구하다.

2018년 영국 연구자들은 말들이 빠른 속도로 넘어야 하는 장애물 경주(스티플체이스) 점프의 밑부분을 표시하는데 사용하는 밝은 빨간색-오렌지색 막대를 볼 수 없다는 것을 증명했습니다.

푸른 풀밭을 배경으로 놓인 하얀 막대가 말들에게는 훨씬 더 잘 보입니다. 기수들은 두 가지 색을 똑같이 잘 볼 수 있었기 때문에, 그 선택은 기수들 자신들에게 문제가 되지는 않았습니다. 영국경마협회는 현재 영국 전역에 걸쳐 장애물경주용 막대(폴)의 색상을 변경하여 수천 마리의 말들과 그들을 타는 사람들의 안전성을 높일 계획입니다. 이것이 바로 생명을 구하는 뇌과학입니다: 2018년 한 해에만 201마리의 말들이 영국의 장애물 경주 코스에서 죽었습니다. 눈에 보이지 않는 지상선이 그 죽음들 중 일부에 영향을 미쳤을 것입니다.

다음 번에는 말들이 목초지의 파종된 부분이나 주말에 건축 수리가 필요한 곳에 들어가지 못하게 하기 위해 구역을 표시할 필요가 있을 때, 자홍색 측량테이프는 던져버리세요. 당신에겐 눈에 띄지만 당신의 말에겐 보이지 않는다고 합니다. 대신 임시 울타리 주위에 밝은 노란색 테이프를 묶어주세요.

우리 스스로 말 시각으로 보기

뇌의 몇 가지 중요한 특징만의 탐구로도 우리는 말 시력이 인간의 시력과 극적으로 다르다는 것을 알 수 있었습니다. 이런 몇몇 차이들에 대해 모아 놓은 2016년에 제작된 훌륭한 영상 자료들이 있습니다(Video contrasting horse and human view, http://www.agdaily.com/video/simulation-shows-horse-eye-view/). 영상에서는 말-인간 팀이 단순하게 풀이 무성한 초원과 숲을 지나 헛간으로 걸어가고 있습니다. 각각의 종, 즉 인간과 말이 보는 풍경이 화면 상단과 하단에 동시에 나타나기 때문에 쉽게 비교할 수 있습니다. 2분 안에, 여러분은 시력의 범위, 예리함(정확성), 빛과 어둠에 대한 적응, 그리고 색 시력의 차이로 인해 야기되는 엄청난 생각의 변화를 겪게 될 것입니다.

말과 함께 일하는 우리 모두는 말이 우리가 보는 것처럼 본다고 가정함으로써 우리가 말에게 이해하기 어려운 것들을 요구하고 있지는 않은지에 대해 생각해 볼 필요가 있습니다. 자 이제 변화를 위해 말의 눈으로 세상으로 보려는 노력을 해보도록 합시다.

제 5 장
"그 소리를 들었나요?"

짙은 적갈색 더러브렛인 리노(Rino)는 어느 날 오후, 주인의 아기가 낮잠을 자러 집 안에 있는 동안 크로스 타이를 한 채 서 있었습니다. 엄마는 헛간에서 일하는 동안 집 안의 아기 침대에 있는 두 살배기의 소리를 헛간의 탁아 모니터로 들을 수 있습니다. 말은 아기와 모니터에 익숙해져 있었기 때문에 아기를 재울 때 어른들의 말소리와 이불과 베개의 움직임에 전혀 신경을 쓰지 않았습니다. 하지만 몇 분 후, 아기가 옹알이를 시작했을 때, 리노는 초 집중상태가 되었습니다. 고개를 들어 주변을 두리번거렸고, 귀를 모니터에 고정하였습니다.

"바바바바, 나나나나, 무무무무" 아기는 한 음절씩 계속해서 반복했습니다. 리노는 코를 앞으로 내밀고 크로스 타이를 흔들었습니다, 반복하는 소리에 맞춰 머리를 흔드는 것 같았습니다. 호기심에서, 나는 그가 무엇을 할지 보기 위해 아기 모니터 쪽으로 데리고 갔습니다, 리노는 두려워하지 않고 다가가서 모니터의 구석구석을 킁킁거리고, 머리를 좌우로 흔들며 귀를 기울였습니다. 아기의 옹알이가 15분 동안 계속되었음에도 불구하고 돌아서지 않았습니다. 리노는 마법에 걸렸습니다.

소리의 크기(음량)

말의 청력을 설명하자면, 소리의 크기(음량), 음높이, 그리고 국소화(위치 파악)를 구분하여야 한다. 가장 쉽게 설명할 수 있는 것은 소리의 크기(음량)입니다. 소리의 크기는 데시벨(dB)로 측정됩니다. 일반적으로 0dB는 인간의 귀가 감지할 수 있는 가장 작은 소리를 나타냅니다. 그것은 청력 측정을 위한 고요한 방음실에서 나오는 가장 작은 째깍거리는 소리입니다. 록 콘서트에 가본 적이 없거나, 이어폰을 착용해 본 적이 없는 희귀한 18세 청소년만이 감지할 수 있는 작은 소리입니다. 가장 민감한 말조차도 이 소리를 듣지 못합니다.

데이터에 따르면, 평균적으로 말이 들을 수 있는 가장 작은 소리는 7dB 정도입니다. 그것은 사람이 조용히 호흡하는 소리 정도입니다. 일반적으로, 같은 소리가 말에게는 사람보다 조금 더 작게 들리게 됩니다. 말은 우리가 생각하는 음량보다는 약간 더 적은 음량으로 듣는 것입니다. 우리는 말들이 인간처럼 조용한 소음을 인식하지 못한다는 사실에 놀랄 수도 있습니다. 왜냐하면 잘 놀라는 말들은 외승길에서 초능력적인 청각을 가진 듯이 보이기 때문이죠. 하지만, 우리는 말들이 편안한 숨소리처럼 작은 소리를 들을 수 있다는 것을 인정해 주어야 합니다.

음높이

사람과 말이 감지할 수 있는 유량 내에서 소리의 두 번째 측면은 음높이입니다. 피치는 낮은 베이스에서 높은 소프라노에 이르는 저주파에서 고주파의 범위를 나타냅니다. 말들은 약 55에서 33,500 Hz 사이의 음을 들을 수 있습니다. 이는 인간이 감지할 수 있는 10옥타브 범위(20~20.000Hz)와 비슷합니다. 이에 비해 인도 코끼리는 낮은 음조를 듣고 야생 쥐는 매우 삐걱거리는 영역에서 높은 톤을 감지합니다(**그림 5.1**).

말의 귀는 우리가 들을 수 있는 가장 낮은 베이스 음(20~55Hz 사이)의 한 옥타브 반 정도를 놓치게 됩니다. 그러나 말들은 풀을 뜯는 동안 치아와 턱뼈의 진동을 통해 이러한 저주파 소리의 대부분을 포착할 수 있습니다. 그들의 발굽은 또한 낮은 진동을 전달합니다. 귀가 전부가 아닙니다!

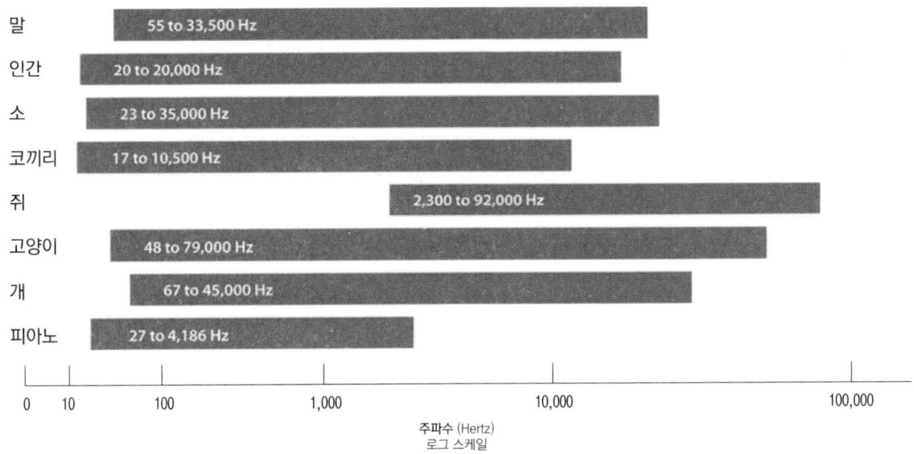

그림 5.1 다양한 성인 동물들의 가청 음높이 범위 (비교를 위해 피아노 포함). 말은 인간보다 약간 높은 음을 듣지만 매우 낮은 음은 알아차리지 못합니다.

시간 경과에 따른 청력

말 청력은 인간의 청력과 마찬가지로 나이가 들수록 감소합니다. 말이 20살이 될 때쯤, 그는 보통 가벼운 혹은 중간 정도의 청력 손실을 경험합니다. 인간은 수명에 비례하여 훨씬 더 빨리 청력이 감소하며, 일반적으로 30세 경이 되면 높은 주파수의 소리를 들을 수 없습니다. 논란이 되고 있는 'Mosquito(모기)'라고 불리는 배회 방지 시스템은 많은 국가에서 기물 파손이 발생하기 쉬운 공공 장소에서 젊은이들을 분산시키는 데 사용됩니다. 이 소음의 주파수(17,400 Hz)는 너무 높아서 노인들이 인식할 수 없지만, 젊은 사람들은 그런 짜증스러운 환경에서 놀지 않을 것입니다. 말들도 그럴 것입니다!

높은 소리 스펙트럼에서는 말은 사람이 들을 수 있는 영역의 반 옥타브 정도 높이까지 더 들을 수 있습니다(20,000 ~ 33,500Hz). 말들은 박쥐나 돌고래의 초음속의 꽥꽥거리는 소리, 개 호루라기(dog whistle)의 조용한 소리, 곤충과 설치류 퇴치기가 내는 소음을 들을 수 있지만, 이것들은 모두 인간에게는 들리지 않습니다. 비록 연구에서는 수컷 말과 암컷 말 간의 청각 민감도에서 차이를 발견하지 못했지만, 수컷은 소리에 더 많은 관심을 기울입니다. 이러한 고조된 반응은 아마도 암말과 새끼에게 위험을 경고하는 것이 수컷 말의 일이기 때문인 것 같습니다.

"거기 뭐가 있어?"라고 계속 말하면서 들리지 않는 소리를 들으려 멈춰 선 말과 신경전을 벌인 경험이 있으실 겁니다. 저는 단지 메신저일 뿐이지만, 음… 만약 그게 고주파 소리였다면, 아마 거기 있었을 거예요. 우리의 귀는 그것을 들을 수 없습니다. 나이가 어린 말을 탄 나이가 있는 기승자는 말만큼 높은 주파수를 들을 수 없다는 점에서 더욱 불리합니다. 종종 말은 주변 소음, 안장의 삐걱거리는 소리, 발굽이 땅에 부딪치는 소리, 말의 재갈에서 나는 조용한 짤랑거리는 소리 등을 줄이기 위해 제자리에 얼어붙어 섭니다. 풀을 뜯는 말들은 조용한 소음이 들리면 씹는 것을 멈춥니다. 이는 씹고 있는 턱의 소리가 다른 소리 신호를 뇌로 전달하는 귀의 능력을 방해하기 때문입니다.

물리적인 청각 범위 외에도 말은 인간보다 작은 소음에 훨씬 더 주의를 기울이도록 진화했습니다. 종종 같은 소리를 들을 수 있지만, 우리는 마른 나뭇가지가 바스락거리는 소리보다 머릿속의 소리, 즉 계획과 생각, 걱정에 더 귀를 기울일 수 있습니다.

소리 해석하기

눈, 귀, 코, 혀, 피부 등 모든 감각기관은 외부 세계의 패턴을 포착해 신경 자극으로 변환한 뒤 해석을 위해 뇌로 보냅니다. 음량과 음높이의 작은 차이는 인간의 말소리, 음색에 따른 감정, 음악, 환경 소음, 그리고 동물의 발성을 이해하는 데 매우 중요합니다. 소리를 잘 구별하지 못하는 말이나 인간은 의사소통에 어려움을 겪습니다.

그러면, 말의 귀가 음파를 감지해서 꾸겨져 있는 자몽처럼 생긴 그의 뇌로 보내면, 거기서는 무슨 일이 일어날까요? 별의 별 일들이 다 일어나고 있겠죠. 우리는 종종 뇌가 제 역할을 하지 않으면 어떤 일이 일어날 수 있는지 그 과정을 연구합니다. 귀는 좋지만 뇌의 청각피질에 손상이 있는 사람은 청각 실인증을 경험합니다. 소리가 들리지만 그 의미를 알 수 없습니다. 환자들은 소리(종종 목소리)가 너무 크고, 불쾌하고, 모호하고, 갈라지고, 메아리치고, 때로는 고통스럽다고 보고합니다. 그들은 어떤 소리가 진짜인지 확신하지 못하지만, 보통 그들의 뇌에 어떤 문제가 있다는 것을 깨닫지 못합니다. 대신, 이 환자들은 오인의 원인이 소음 자체에 있다고 불평합니다.

손상이 없는 인간과 말의 뇌는 소리를 정렬하여, 어떤 소리는 배경 속으로 희미해지고 그 위에 다른 소리는 도드라지게 됩니다. 말들은 전형적인 소리에 적응하고, 비전형적인 소리를 경고 신호로 받아들입니다. 학습된 소리를 광경, 냄새, 촉각, 지식 또는 경험과 연관시킵니다. 예를 들어, 어떤 말이 사료 트럭이나 양동이 소리를 하루의 특정 시간과 연결시키지 않습니까?

말은 이런 뇌 덕분에 말들의 일상에서 흔히 듣는 whinny(길고 높은 톤의 우는 소리, 이하 우는 소리), nickers(짧게 그르릉 거리는 소리), snorts(코 푸는 것 같이 강하게 내는 콧소리, 이하 콧방귀 소리), blows(코로 가볍게 내는 푸르르 소리), groans(끙끙거리는 소리), snores(코고는 소리), 그리고 squeals(꽥 짖는 듯한 비명소리)들을 해석할 수 있는 영특함을 가지고 있습니다. 말은 한번의 whinny(우는 소리)를 듣고 누가 부르는지, 어떤 기분인지, 무엇을 원하는지 알 수 있습니다. 주인이 차를 타고 와서 먹이를 주는 말은 그 차가 오면 그르릉 소리를 내며 반기고 인사를 하지만 다른 차는 무시합니다. 그들은 누가 누구인지 압니다. 어떤 말들은 자신의 것을 제외한 모든 탈 것을 무시하고, 자신을 싣고 어딘가로 데려갈 트레일러가 도착하면 목초지의 가장 먼 구석으로 향하면서, 마치 "아뇨 괜찮아요, 저는 집에 있을게요."라고 말하는 것 같습니다.

이야기는 많이 있습니다: "하이(high, 높이)"라는 명령이 앞발을 들고 기립하는 것으로 알고 있는 어느 은퇴한 서커스 말에 대해서 들어본 적 있나요? 은퇴해서 생활하게 된 마장의 사람들이 서로 "하이(Hi)"라고 말하기 전까진 아무 문제가 없었답니다. 영국인 조련사가 '캔터(구보)'라는 명령을 강한 미국 억양으로 흉내내기까지 조마삭으로 구보하기를 거부한 미국에서 수입된 말에 대해서는 들어보셨나요? 조련사가 제대로 발음을 하고 말이 그 단어를 이해하자, 바로 구보로 달리기 시작했습니다.

말은 목소리 톤에서 인간의 다양한 감정을 감지하고 잘 반응합니다. 예를 들어, 장안을 할 때 가만히 있어야 한다는 것을 아는 말도 조련사가 "아 그만해"라거나 혹은 "가만히 있어"와 같은 알려진 명령을 중얼거리는 동안에 꿈틀거릴 수도 있습니다. 하지만 다른 엄한 조련사가 단호한 어조로 같은 말을 하는 순간, 말은 바로 좋은 태도로 돌아갑니다. 물론, 그는 원하는 행동을 미리 배웠습니다. 불행히도, 우리는 처음부터 큰 소리로 말함으로써 말을 훈련시킬 수는 없습니다.

음악

정상적인 인간의 뇌는 특정한 음높이 패턴을 음악으로 해석합니다. 거의 모든 사람들이 별로 노력하지 않아도 느낄 수 있고, 흔하기 때문에 당연하게 여긴다. 그러나 음악을 이해하기 위해 우리의 뇌는 땀을 흘리고 있습니다. 그들은 다음을 분석해야 합니다.

- 음높이, 시간, 음량의 관계
- 그룹화 및 표현의 변형 및 일관성
- 리듬과 템포의 패턴
- 기억에 기반한 기대
- 작곡가가 디자인한 감각적 환상
- 감정

이것은 복잡한 작업입니다.

나는 종종 말을 탈 때 음악의 리듬을 떠 올립니다. '반응이 느린(Behind the leg)' 말은 연주자보다 박자를 늦게 노래하는 가수와 비슷합니다. 음악과 마찬가지로, 기승자와 말 사의의 리듬포켓*은 승마 종목에 따라 다를 수 있습니다(*리듬포켓: 음악에서 각 파트의 연주자들이 리듬에 대한 호흡을 서로 맞춰가는 것). Western Pleasure 말은 느리게 반응하게(behind the leg), 장애물 비월 말은 빠르게 반응하게(in front of leg), 그리고 트레일 호스는 적당히 반응(stay on)하도록 훈련합니다.

드물게, 뇌의 특정 부분의 손상이 음악 인식을 방해합니다. 노래를 들을 때, 음악인식불능증 환자는 무작위로 연결되지 않은 톤을 듣습니다. 이전에 음악 작곡가이자 연주자였던 한 환자는 부상 후 음악을 들으면 어떤 악기나 음색의 특징이 두드러지지 않는 동일한 음을 듣는다고 묘사했습니다: "오케스트라의 연주를 들을 때 각각의 악기에서 나오는 20개의 강렬한 레이저 음을 듣습니다. 이 모든 다른 소리를 의미있게 어떤 실체로 통합하는 것은 매우 어려워요."

소수의 사람들이 청력에도 문제가 없고 뇌도 다른 부분에는 전혀 문제가 없는 선천성 음악인식불능증을 가지고 있습니다. 한 사람이 어떤 자장가(Lilting Lullaby)를 들을 때의 경험을 이렇게 묘사했습니다. "당신이 내 부엌에서 모든 냄비와 팬을 바닥에 던질 때 들리는 그런 소리들을 듣는다고 생각하면 돼요!"

우리는 말이 음악을 지각한다는 것을 유추할 수 있습니다. 확실히 바닥에 떨어지는 냄비 소리와는 다른 효과가 있습니다. 말의 뇌는 갑작스러운 음량 변화가 없는 서정적인 곡조에 의해 진정됩니다. 말은 베토벤보다 모차르트를, 테크노보다는 소프트 록을, 헤비 메탈보다는 컨트리나 포크 뮤직을 더 좋아합니다. 불협 음악은 그들을 동요시키기 때문에 스트란빈스키는 집에 두는 것이 좋겠습니다. 인간의 뇌파는 한 무리의 사람들이 함께 음악을 들을 때 동기화됩니다. 말들 사이에서도 같은 동기화가 일어납니다.

음악 인식의 복잡함에도 불구하고, 말의 뇌는 음색 패턴을 이해합니다. 이걸 어떻게 알까요? 다양한 음악을 들으며 감정이 변하기 때문입니다. 더욱 흥미롭게도 음악과 감정 사이의 동일한 대응 관계가 인간과 마찬가지로 말에서도 발생합니다. 우리를 편안하게 하고, 활력을 주고, 반대로 짜증나게 하는 노래는 우리 동물에게도 같은 영향을 미칠 것입니다.

음악 우승

최근 연구에서 음악이 아라비안 경주마에 미치는 영향을 조사하였습니다. 그들 중 30마리는 매일 오후 5시간 동안 조화로운 배경 음악이 연주되는 마사에서 지냈습니다. 동료 말 40마리는 음악이 들리지 않는 같은 시설의 다른 마사에 있었습니다. 사료, 운동, 말 친구들, 청결 및 관리 방법은 같은 조건으로 일정하게 유지되었습니다. 한 달 안에, 음악을 들으면서 지낸 아라비안 말들의 심박수가 현저히 낮아졌고, 경주에서 더 자주 우승했습니다.

긍정적인 효과는 3개월간 지속되었습니다. 그 후 말은 음악에 익숙해졌고 그 효과는 약해졌습니다. 그러나 3개월이면 좋은 트레이너가 학습을 위해 충분히 이완된 똑똑한 녀석들을 훈련하기에 여유가 있을 것입니다. 일단 그 토대가 마련되면, 그 말은 오랫동안 훈련 가능한 상태를 유지할 수 있게 될 것입니다.

어디서 나는 소리죠?

청각의 세 번째 측면은 소리의 위치 파악입니다. 눈을 감고 소리를 들어보세요(친구에게 타이머를 숨기고 필요한 경우 몇 분 안에 조용히 울리도록 설정하십시오). 소리가 들리면 그 소리가 어디에서 오는지 알 수 있습니다. 뒤쪽, 한쪽 또는 다른 쪽, 위쪽, 아래쪽 또는 앞쪽의 어떤 각도에서 나는지 알 수 있습니다. 말은 소리 위치 파악에 천재적입니다. 말은 앞뒤로 180도, 위에서 아래로 약 90도의 회전 반경을 가진 큰 둥근 귀를 가지고 있습니다. 귀 당 16개의 근육이 모든 귀의 연골을 빠르고 정확하게 움직입니다. 이러한 움직임은 독립적으로 작동하므로 예를 들어 한쪽 귀는 앞쪽을 가리키고 다른 쪽 귀는 뒤쪽을 가리킬 수 있습니다. 털은 벌레 물림, 추위, 이물질, 먼지, 비로부터 말의 귀를 보호하여 제대로 기능할 수 있도록 합니다.

또한 말의 귀가 서로 멀리 떨어져 있어 소리가 말의 머리에 가까워질수록 도달하는 시간 차이가 커집니다. 이것은 소리의 위치 파악을 위한 핵심 기능입니다. 물리적으로 소리는 고막을 때리는 공기 분자의 파동입니다. 파동이 머리의 왼쪽으로 오고 있다고 가정합니다. 이 소리는 오른쪽 귀에 도착하기 전에 왼쪽 귀에 먼저 도착합니다. 귀 사이의 거리가 멀수록 도착 시간의 차이가 커집니다. 이 작은 간격은 소리가 왼쪽에서 나온다는 것을 뇌에 알려줍니다. 말(또는 인간)은 왼쪽으로 돌아서 더 많은 정보를 찾거나 잠재적인 해를 피하기 위해 오른쪽으로 달려야 한다는 것을 압니다.

이러한 모든 장점은 말에서 뛰어난 소리 위치 파악 능력을 만들어 냅니다. 인간은 기껏 머리 양쪽에 위치한 보잘것없는 작은 귀를 가지고 있습니다. 인간은 귀와 연결된 세 개의 약한 퇴화된 근육을 가지고 있는데, 이것은 귀를 움직일 수 있는 소수의 사람들이 파티에서 재미 삼아 귀를 움직이는 묘기를 보여주는 데 사용될 뿐입니다. 인간의 머리는 대부분의 말의 머리보다 좁지만, 귀가 머리 아래 양 옆에 위치하여 두 귀로 도달하는 소리의 시간 차이를 증가시킵니다. 하지만, 말이 가지고 있는 모든 장점과 더불어 정확한 위치 파악을 통해 생존해야 한다는 진화적 압박 때문에 우리는 우리 말이 우리보다 월등할 것으로 예상합니다.

그러나 연구는 이러한 기대를 뒷받침하지 않습니다. 인간은 1도 미만의 정확도 내에서 소리가 나는 곳을 찾을 수 있습니다. 코끼리 1~2도, 고양이 5도입니다. 말? 그 정

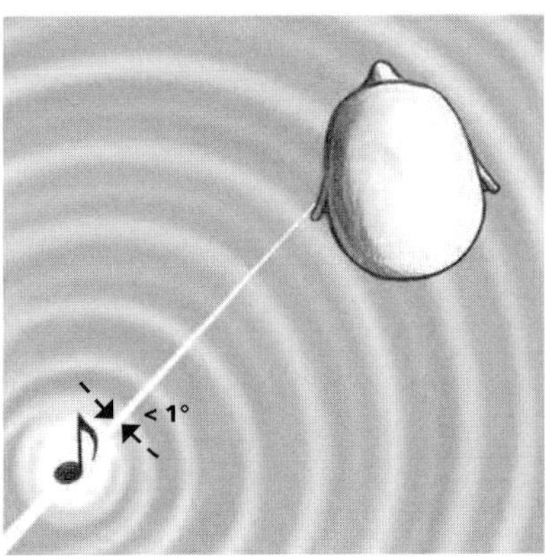

그림 5.2A
인간의 뇌는 1도 미만의 오차로 소리의 위치를 식별합니다.

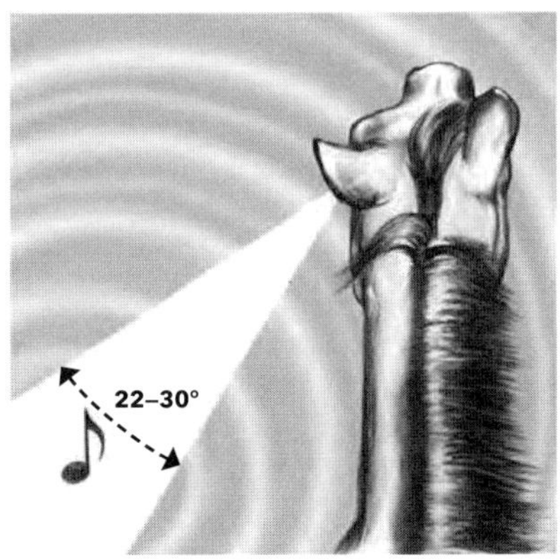

그림 5.2B
말의 뇌는 22~30도의 오차로 소리의 위치를 식별합니다.

밀도는 연구하는 소리의 유형에 따라 22도에서 30도 사이입니다(그림 5.2 A 및 B). 점수로는 D 마이너스입니다! 사자가 초원을 몰래 지나가고 있다면 말은 '아마도' 30도 각도보다 더 정확하게 사자의 위치를 파악할 필요가 있습니다.

왜 말들은 소리가 나는 곳을 찾는 데 약한 능력을 가지고 있을까요? 두 가지 추측을 해보겠습니다. 첫째, 과학에서 이런 이상 현상이 발생하면 연구 방법을 점검합니다. 표본 크기가 너무 작을 때도 있습니다. 한두 마리 기준으로 전 세계 6천만 마리의 말을 일반화할 수는 없습니다. 종종 데이터를 수집하는 방법이 약하거나 다른 변수에 의해 교란됩니다. 피험자들, 특히 말들이 항상 연구 과정에 협력하는 것이 아닙니다. 연구 결함은 과학의 일부분입니다. 뇌는 매우 복잡하기 때문에 아무도 매번 완벽한 실험 디자인을 만들어내지 못합니다. 우리는 이러한 문제를 극복하기 위해 연구를 되풀이하고 수정합니다.

하지만 두 번째 추측은 이렇습니다. 말들은 자신을 보호하는 다른 방법이 있기 때문에 뛰어난 소리 위치 추적 능력이 필요가 없을지도 모릅니다. 지평선을 따라 말의 뛰어난 외측부 시야는 정확한 위치 파악을 가능하게 할 것입니다. 그의 뛰어난 후각도 위협의 위치를 알아내는 데 작용하고 있습니다. 곰 사냥꾼 아스펜을 기억하시나요? 그녀는 덤풀 속에서 곰의 위치를 들을 필요가 없었습니다. 그녀는 훨씬 더 멀리서도 곰의 냄새를 맡을 수 있었습니다.

소음

사람들은 다양하면서도 흥미로운 방법으로 승마 시설을 설계합니다. 말을 씻기는 곳은 어느 쪽을 향해야 합니까? 그루밍(손질) 장소는 어디에 있어야 합니까? 말들은 마방에서 밖이 얼마나 많이 보여야 합니까? 마사는 따뜻함을 위해 굳게 닫혀 있어야 하나요, 아니면 환기를 위해 활짝 열려 있어야 하나요? 고려할 것이 너무 많아서 어지러울 지경입니다. 많은 선택은 말이 인간 세상을 어떻게 경험할지에 대한 우리의 가정에 달려 있습니다.

몇 년 동안, 주인이 무작위 소음이 훈련에 도움이 된다고 믿었던 마장에서 말을 훈련시켰습니다. 실내 마장 옆에는 상점이 있었는데, 플라스틱 펜스 너머에서 예기치 않은 순간, 고압 공기 호스를 이용하여 페인트를 분무하기도 하고, 제설기는 큰 망치로 내려치는 소리를 냈고, 굉음의 전기톱 소리가 나기도 했습니다. 실내에서 일하는 말과 기승자들은 밖을 내다볼 수 없었기 때문에 이러한 임박한 폭발적인 소리들에 대한 시각적 경고를 받지 못했습니다. 때때로 그것은 위험했습니다. 특히 아직 기좌가 안정되지 않은 초급 기승자나, 순치되지 않은 불안해하는 말에게는 더욱 그랬습니다. 그 마장 배치는 아무리 좋게 말해도 '심술궂었습니다.'

사람들은 그 가게가 우연히 그 실내 마장 근처에 있었다고 생각할 것입니다. 하지만 아닙니다. 말들이 '예상치 못한 소음에 익숙해지도록' 돕기 위한 의식적인 결정이었습니다. 이렇게 하면, 말들이 홀스 쇼에서 좀 더 침착할 수 있을 것이라고 예측한 것입니다. 흠... 말의 뇌는 그런 식으로 작동하지 않습니다. 어린 말들에게 어느 정도의 둔감화가 필요하지만, 어린 말을 두려움이 가득한 화롯불 같은 상황에 놓는 것은 적절한 방법이 아닙니다

시끄럽고 예상치 못한 낯선 소음으로 둘러싸인 환경은 말에게 큰 고통을 줍니다. 바람이 불거나 공회전하는 디젤 엔진과 같은 지속적이고 불쾌한 소음도 말을 괴롭힙니다. 바람은 물건을 펄럭이게 만들고 엔진은 피식동물에게 중요할지도 모르는 소리를 가립니다. 수십 년에 걸친 연구에 따르면 지속적인 소음은 인간의 귀, 마음, 감정에도 좋지 않습니다. 동물과 인간은 그러한 환경에서 긴장을 풀 수 없으며, 충분한 이완이 보장되지 않는다면 진정한 학습이 불가능할 수 있습니다. 더 조용한 마장으로 이사한 지 며칠 만에 내가 훈련을 시키던 말들은 집과 쇼에서 다루기가 훨씬 더 쉽게 변했습니다.

“뭐라고요?”

말은 강력한 음높이 지각 능력을 가지고 있습니다. 왜 그럴까요? 왜 말이 10옥타브 범위의 소리 주파수를 분석해야 하나요? 말이 10옥타브 범위에서 소리 주파수를 분석해야 하는 이유는 무엇입니까? 포식동물이 접근했을 때 바스락거리는 풀에서 나는 소리는 크게 다르지 않습니다. 대답은 사회적 동물로서의 말이 차지하는 위치에 있습니다. 살아남기 위해서, 그는 무리지어 있는 동료들의 발성을 듣고 해석할 수 있어야 합니다.

말들은 항상 서로 의사소통을 합니다. 이러한 의사소통의 많은 부분이 인간에게 알려져 있지 않습니다. 우리의 네 발 달린 친구들이 비밀을 지키고 있기 때문이 아니라, 우리들 대부분은 동물들이 서로에게 다가가는 미묘한 방법을 알아채지 못하기 때문입니다. 그리고 우리가 어떤 움직임이나 발성을 알아차리더라도, 그것이 무엇을 의미하는지 대부분 이해하지 못합니다.

말이 “히힝”하는 우는 소리(whinny)에 대해 생각해 봅시다. 평균 길이는 1.5초이며 0.8km 떨어진 곳에서도 들을 수 있습니다. 고주파 도입부, 중간 주파수의 리드미컬한 부분, 끝 부분의 저주파의 미적거림의 3단계로 구성됩니다. 이러한 주파수의 대부분은 음악 코드처럼 동시에 소리가 나지만 일부는 들락거리며 불안정합니다. 이러한 잠깐의 미세한 변화는 말의 뇌에 의미를 전달합니다.

평안한 상태에 비해, 두려워하는 말의 울음 소리는 기본 음높이가 더 높고, 그 안에서 가장 높은 주파수는 더 강한 강도로 생성됩니다. 인사하는 울음 소리는 음이 훨씬 낮고, 음 사이의 흔들림이나 비브라토에 더 넓은 범위와 시간이 있습니다. 헤어질 때 울음 소리는 마지막 부분에서 빨리 중단됩니다. 울음 소리를 통해 말들은 “반가워요” “왜 저 암말은 안 오지?” “지금 사료를 주세요” 또는 “도와주세요, 헛간이 불타고 있습니다!” 등등의 의미를 전달합니다. 말들은 천만 가지의 울음소리를 낼 수 있고, 각각의 울음소리는 각각 다른 물리적 특성을 갖습니다.

소리를 듣는 말의 뇌는 이 모든 요소들을 즉시 그리고 자동으로 분석합니다. 말의 내이에 있는 세포들은 각각의 울음 소리들 안에서 다양한 주파수를 부호화(encoding)합니다. 청각피질에 있는 세포들은 그 차이를 계산하고 타이밍을 표시합니다. 뇌의 연합(association) 영역은 다음과 같은 의미를 부여합니다: "오, 저 목소리는 미러(Mirror)인데. 뭔가 걱정하고 있네." 우리는 우는 소리를 듣고, 주의 깊게 관찰한다면, 다른 말들의 반응을 알아차릴 수 있습니다. 하지만 이런 모든 복잡한 신경 작용은 드러나 있지 않기 때문에, 분석도 쉬울 것이라 생각할 것입니다. 또는 마법 같다고 느끼기도 하겠지만 그렇지 않습니다. 말의 머리 안에서는 많은 일들이 일어나고 있습니다.

감정과 의미의 점진적인 변화 외에도, 각각의 말의 울음 소리 또한 고유합니다. 이것은 그 말의 표식(signature)입니다. 예를 들어, Reno의 두려워하는 울음 소리는 Dee Sea의 두려워하는 울음소리와 물리적 특성이 다릅니다. 그래서, 말의 울음소리가 무엇을 의미하는지 해독하는 것 외에도, 누가 울었는지 보지 않고도 알 수 있습니다. 누가 소리를 지르는지를 아는 것은 훨씬 더 많은 정보를 제공합니다. 왜냐하면 말들은 사람처럼 그들의 감수성이 다르기 때문입니다. 일반적으로 느긋하게 있는 말의 무서워하는 울음 소리는 대부분의 경우 겁이 많은 말의 울음 소리보다 더 강력한 경고입니다.

말들은 또한 누가 울음 소리를 냈는지 모를 때에도 소리에서 정보를 골라냅니다. 소리만으로, 그들은 낯선 동물의 크기, 성별, 그리고 말 서열의 순위를 식별할 수 있습니다. 대조적으로, 인간은 보통 목소리로부터 성을 판별할 수 있지만, 크기는 더 어렵고, 서열은 들어서는 알 수 없습니다. 결국, 서열은 말 생존보다 인간의 생존에 덜 중요합니다.

들리는 것을 해독해 낼 수 있는 말 뇌의 완전한 능력 중에서, 우리는 말의 우는 소리(whinny) 하나만 고려했다는 것을 기억하세요. 말은 또한 이웃의 nickers(짧게 그르릉거리는 소리), squeals(꽥 짖는 듯한 비명소리), groans(끙끙거리는 소리), snorts(코 푸는 것 같이 강하게 나는 콧소리, 이하 콧방귀 소리), 그리고 blows(가볍게 코에서 나는 푸르르 거리는 소리)의 의미도 고려해야 합니다. 그들의 뇌는 그 발성 내 모든 음향 변화를 분석해야 하고, 어떤 소리가 어떤 말의 것인지 가려내야 합니다. 그리고 그 소리를 낸 특정한 말의 맥락에서 그것이 무엇을 의미하는지 알아내야 합니다. 아무도 모르는 새로운 환경에 말을 던져 놓으면, 이 모든 것이 혼란스러운 소음의 불협화음이 됩니다. 그리고 우리는 왜 그들이 변화에 화가 났는지 궁금해합니다!

인간의 목소리 식별

말은 목소리로 낯익은 인간을 식별할 수 있을까? 그렇고 말고요. 당신의 말이 아는 두 사람의 인간 친구를 상상해보세요. 같은 말을 하는 그들의 목소리를 녹음하세요. 그리고 이제 이 두 친구들을 침묵을 유지하며 말이 보이는 곳에 서 있게 하고, 녹음을 재생해 보세요. 그는 녹음된 음성을 소유한 사람을 바로 찾을 것입니다. 즉, 스피커에서 재생되는 녹음된 음성을 가진 사람을 즉시 그리고 더 오랜 시간 동안 쳐다볼 것입니다. 덧붙여서, 시각과 청각이 함께 사용되는 이러한 유형의 교차 모드 인식(cross-modal perception)은 한때 인간에게만 고유한 것으로 여겨졌습니다. 우리는 이제 개와 말들도 그것을 사용한다는 것을 압니다. 많은 종들이 교차 모드 인식을 활용할 가능성이 있습니다. 놀라운 것은 우리가 그들이 그럴 수 없다고 가정했다는 것입니다.

제 6 장

후각과 미각의 힘

울타리를 넘는 초기 훈련을 시작한지 몇 달이 지났을 때, 쉼머는 꽃 상자와 다양한 횡목으로 이루어진 낮은 장애물을 속보로 넘고 있었습니다. 많은 신생 헌터(hunters)들은 그들이 꿰뚫어 볼 수 없는 울타리에 겁을 먹기 때문에, 이제는 속이 차 있는 낮은 장애물 점프를 시작할 때가 되었습니다. 작은 벽돌담이 선택되었습니다.

자, 여러분 중 장애물 비월을 하지 않는 분들은 걱정하지 마세요: 헌터 마장의 단단한 벽돌 벽은 단단하지 않고 벽돌로 만드는 것이 아닙니다. 그것은 벽돌처럼 색이 칠해진 가벼운 플라스틱으로 싸놓은 직사각형의 가는 나무입니다. 점프가 잘못되면 쉽게 지지대에서 떨어집니다. 이 네 살짜리 힘이 넘치는 말이 뛰어오르고 있는 벽은 겨우 높이가 약 60cm, 너비가 약 20cm에 불과했으며, 다른 평소의 장애물보다 크지 않았습니다.

쉬머는 작은 벽을 향해 속보로 달려갔고, 점프를 한 후, 구보로 빠져나갔는데, 자기도 매우 만족하는 것처럼 보였습니다. 모두가 미소 지었습니다. 그는 새 페니 동전(penny, 동색의 1센트 미국 동전)의 색깔과 크루즈 매니저같은 친근한 성격을 지닌 암스테르담에서 온 멋진 윔블러드로, 그가 훈련받는 것과 보는 것을 우리 모두 좋아했습니다. 쉼머는 새로 습득한 기술을 여러 번 반복했습니다.

그러나 같은 벽을 반대 방향에서 속보로 접근할 때, 쉼머는 멈췄습니다. 처음이였습니다. 자, 당신이 인간 투석기가 되어 날라가고 싶지 않다면, 순치되지 않은 초급 말이 멈춰도 되는 것으로 배우게 놔두지 않을 것입니다. 쉼머의 조련사와 기승자는 꽤 빠르게 문제를 극복했지만, 그것은 기승 후에 마사에서 대화의 주제가 되었습니다. 왜 한 방향에서 다가갈 때는 멈추지만 반대 방향에서는 그렇게 기꺼이 점프를 했을까?

말이 왜 특정한 방식으로 행동하는지 질문하는 과정은 좋은 훈련에 매우 중요합니다. 장애물을 거부할 때, 쉼머는 마장의 문에서 멀어졌습니다. 그럼 쉼머는 문에 집착하는 것일까요? 아뇨, 그는 항상 망설임 없이 문을 지나갔어요. 그럼 피곤했을까요? 아니요, 평소 하루 1시간 훈련 중에서도 시작한지 20분 정도밖에 되지 않았고, 다른 장애물에 대한 피로감도 전혀 보이지 않았습니다. 장애물이 너무 컸나요? 아니요, 쉼머는 통상 같은 크기의 울타리를 뛰어넘었고, 같은 장애물의 반대편에서 주저하는 기색이 전혀 없었습니다. 점프는 양쪽에서 똑같이 보였습니다. 접근하는 길이도 비슷했습니다. 이 외에 무엇이 문제였을까요?

당연히 대화가 끝날 때까지 답을 찾을 수 없었습니다. 쉼머는 정오 경 마장에 그림자가 없을 때 점프를 하곤 했습니다. 그러나 하루 중 다른 시간에는, 그가 싫어하는 장애물 진입 방향으로 깊은 그림자가 생긴 것입니다. 네 마리의 큰 사냥개가 매일 그 그늘에서 멋진 가짜 벽돌을 등지고 벌렁 나자빠져서 잠을 잤습니다. 개들의 체취가 장애물의 그 쪽에서 특히 강했을 것입니다. 또한, 그곳에서 졸고 있을 때, 검은 개들은 시각적으로 말이 놓치기 쉬운 어두운 그늘에 가려져 있었습니다. 쉼머는 평소 아침 운동에서 이것을 알았는데, 그 때 개들이 있는 쪽의 장애물 벽은 그림자가 드리웠습니다.

자, 다시 정오의 점프로 돌아갑시다. 쉼머가 멈춘 날 벽 양쪽에 그늘이 드리워져 있지 않았고, 사냥개들은 근처에도 없었습니다. 하지만 그들의 향기는 확실했습니다! 게다가, 말은 평소에 그늘에 있는 개들의 위치를 알고 있었고, 종종 그들을 볼 수 없다는 것도 알고 있었습니다. 내 이론이 맞다면, 말의 눈이 마침 코 아래와 앞의 사각지대로 들어갔을 때 개들의 향기가 가장 응축되어 있었을 것입니다. 그리고 그것이 바로 그의 행동이 나타난 방식입니다. 그는 귀를 세우고 유동적인 속도로 앞으로 다가갔다가 마지막 순간에 멈추었습니다. 고약한 정지가 아니라, 마치 놀란 것처럼 짧고 갑작스러웠습니다.

쉼머는 개들의 잔여 냄새를 잘 뛰어 넘던 벽 쪽에서도 맡을 수 있지 않았을까요? 그럴지도 모르지만, 그쪽은 맞바람이 부는 곳이었습니다. 개들이 피했던 쪽에서 냄새가 훨씬 약했을 것이고, 그 쪽에서는 결코 벽에 그늘이 지지 않았기 말은 개들이 거기에 있었다는 기억이 없었습니다.

지각의 의붓자식

말의 후각이 아마도 말의 가장 강력한 지각 원천이라는 사실에도 불구하고 말의 후각과 미각은 과학자들로부터 거의 관심을 받지 못했습니다. 관찰과 뇌 해부학을 통해 말의 시력과 청력은 기대 이하인 것을 알게 되었습니다. 하지만 인간의 뇌는 시각에 매우 강하게 편향되어 있기 때문에 다른 감각들을 배제한다는 것을 연구를 통해 알 수 있었습니다. 그리고 과학은 너무 복잡하여, 다른 종에 적용하기 전에 일반적으로 한 영역(예: 시각)과 한 종(예: 인간)에 집중하여 연구 디자인을 합니다.

후각과 미각 연구의 진전을 제한하는 또 다른 문제는 자극이 화학적이라는 것입니다. 시각과 청력은 빛의 입자 또는 소리의 파동이 눈과 귀를 때리는 기계적 자극을 기반으로 합니다. 과학자들은 아이작 뉴턴이 1666년에 프리즘을 들고 백색광이 모든 색을 포함하고 있다는 것을 증명한 이후 3세기 반 동안의 강도 높은 연구를 통해 이러한 형태의 자극에 익숙해졌습니다. 하지만 화학 분자는 오늘날까지도 많은 미스터리를 가지고 있습니다. 2017년이 되어서야 분자 구조로부터 냄새의 향을 예측할 수 있게 되었습니다.

그래서, 모든 말 과학자들에게 알립니다: 우리는 말의 후각에 대한 연구가 필요합니다! 그것은 심각하게 과소평가되고 대부분 무시되어 왔습니다. 우리가 지금까지 알고있는 것은 눈을 뜰 때마다 인간의 뇌가 보는 장면을 해석하는 것처럼, 말의 뇌도 항상 복잡한 냄새를 분석하고 해석한다는 것이다.

말들은 후각에 의존할까요?

확실히 그렇습니다. 말은 향기에 매료됩니다. 종종 우리는 말들이 냄새를 맡는 것을 막거나 그렇게 하지 않도록 가르치기 때문에 그렇다고 인식하지 못합니다. 우리가 가끔 그곳에 향기가 있다는 사실조차 모릅니다. 하지만 어느 하루 말에게 마방굴레를 씌워 풀의 방해를 받도록 머리를 자유롭게 해 봐 주세요. 그리고 최대한 B형 성격을 만들어 보세요. 천천히 걷고, 할 일이 없는 것처럼 서 있기도 하고, 다양한 사물들을 천천히 지나가 보세요. 일단 당신의 거대한 사냥개가 코를 사용해도 좋다는 것을 알게 되면, 그는 바보 같이 냄새를 맡을 것입니다.

여러분의 말이 들판에 혼자 있다고 가정해 보세요. 그는 한 번도 만난 적이 없는 다른 말이 남긴 분뇨의 냄새를 맡습니다. 그 한 번의 흡입으로, 당신의 말은 그 미스테리한 말의 성별, 건강 상태, 및 사회적 서열을 알아챌 수 있습니다. 그는 얼마나 오래 전에 그 지역을 떠났는지 알게 될 것이며, 필요하다면 그의 코를 땅에 떨어뜨리고, 잃어버린 향기를 찾아, 먼 거리를 향기로운 흔적을 따라갈 수 있을 것입니다. 만약 그것이 암말의 흔적이라면, 당신의 말은 그녀가 짝짓기 시즌인지도 알 것입니다. 이 모든 것을 흙에 흐트러져 있는 몇 개의 말똥 덩어리만으로 알 수 있는 것이죠.

자, 당신의 말이 이 미스테리한 동물과 친숙하다고 상상해보세요. 이 경우에, 말 연구는 우리에게 분뇨 냄새를 맡으면 위의 모든 정보와 그 이상을 제공한다고 말한다. 당신의 말은 그것이 어떤 말 친구에 속하는지, 여러분의 말에 대한 친구의 공격성 상태(서열에 상관없이), 그리고 그 친구가 그의 흔적을 남기고 갔을 때 긴장했는지, 겁에 질렸는지, 또는 침착했는지 알 수 있을 것입니다.

분뇨나 소변의 냄새를 맡음으로써 말이 알게 되는 지식 외에도, 공기 냄새를 맡는 것만으로도 많은 것을 알 수 있습니다. 바람이 없는 날 몇 번의 흡입으로 말은 다음과 같은 일을 수행할 수 있습니다.

- 물 위치 파악
- 포식동물을 피하기
- 다른 말들이 얼마나 오래 전에 그 지역을 떠났는지 인지
- 낯익은 말인지 아닌지 알아채기
- 친숙한 말이면 구체적으로 누구인지까지 식별
- 무리 동료들의 감정 상태 파악
- 오래 전 친숙했던 말이나 사람 파악
- 낯익은 사람과 낯선 사람 구분
- 새로운 옷, 담요, 또는 장구들의 향 인지
- 냄새 흔적 추적
- 헛간 냄새나 길에 남아있는 냄새 맡으며 집으로 가는 길 찾기

우리처럼 악수를 하는 대신, 말들은 새로운 무리에 합류할 때, 코를 통해 인사를 합니다. 서로의 코로 다가가 콧구멍을 통해 공기를 교환합니다. 그것이 잘 진행되면, 서로의 옆구리와 꼬리의 냄새를 맡습니다. 우리는 잠재적인 무리 동료들이 처음에는 열린 울타리의 양쪽에서 냄새를 맡도록 함으로써 이 과정을 도울 수 있습니다. 인간의 '도움'이 종종 문제를 일으키기 때문에 굴레를 벗기고 밖으로 피해 계십시오. 일단 두 마리의 말이 울타리를 사이에 두고 친해지면, 이제 둘을 한 공간에 풀어놔도 안전할 것입니다.

코와 긴 주둥이 수염을 사용하는 말들은 다양한 풀을 분류하는 데 전문가입니다. 어떤 말들은 곡식을 분류하기도 합니다. 말이 특별히 배고프지 않을 때 관찰하면 쉽게 알 수 있습니다. 만약 여러분이 웜블러드를 가지고 있다면, 그것은 불가능하게 들릴 수도 있지만, 많은 품종들이 그들의 먹이에 그렇게 집착하지 않습니다. 예를 들어, 서러브레드는 때때로 달리기와 같은 활동에 매료됩니다. 아니면 회피반응을 보이거나, 놀고, 뛰고, 시험하고, 내가 달리기를 언급했었나요? 냄새를 사용하여, 그들은 각 유형의

음식을 접시에 분리하기를 원하는 아이들처럼, 'Equine Senior®'에서 알팔파 펠릿을 골라내고 사탕무 펄프에서 'Strategy®'를 골라낼 것입니다. 많은 말들이 가공된 사료를 한 양동이에 먹는 동안 작은 약 캡슐을 옆으로 밀어냅니다. 그들의 코와 수염은 어떤 알갱이가 곡식이고 어떤 알갱이가 약물인지 구별하는데 도움이 됩니다.

후각을 이용한 훈련

말은 사람의 두려움을 맡을 수 있을까요? 저는 그 가능성을 반박하지 않으며, 그보다 더 확실한 실증된 자료들에 대해 살펴보겠습니다. 말들은 두려움의 신호가 될 수 있는 스트레스 호르몬인 코르티졸과 아드레날린의 냄새를 맡을 수 있습니다.

씨수말은 짝짓기 시즌의 암말의 위치를 1.6km 밖에서도 알 수 있으며, 펜스를 뛰어 넘거나 벽을 부셔서라도 그 암말에게 갈 것입니다. 암말과 새끼말은 서로 냄새로 구분할 수 있어, 자기 새끼에게만 젖을 물릴 수 있게 됩니다. 가끔 어미의 젖이 필요한 새끼말을 거부하지 않도록 어미말에게 Vicks® VapoRub™ 같은 자극적인 연고의 냄새를 맡도록 하는 경우도 있다. 선박 운송 등 좁은 공간에서 말들의 신경전을 줄이기 위해서도 같은 방법이 사용되기도 합니다.

우리 인간들은 후각이 매우 약하기 때문에, 종종 말들을 보호하기 위해 사료창고 문을 잠그는 것을 잊어버립니다. 말은 우리가 그릴에서 지글거리는 스테이크 냄새를 맡는 것처럼 닫힌 문 뒤에 있어도 먼 거리에서 곡식 냄새를 맡을 수 있습니다. 이런 군침 도는 물건을 잡기 위해 일반적인 문을 뚫지 못하는 말은 없습니다. 말을 처음 접하는 사람들은 말들이 과식을 하거나 복통이 생기지 않도록 사료실의 문을 잘 관리하도록 해야 합니다. 과식이나 복통은 치명적일 수 있습니다.

자신감을 위한 코

말들은 또한 자신감을 키우기 위해 코를 사용합니다. 이 활동은 특히 망아지에게 강하며, 망아지들은 모든 것을 냄새를 맡도록 격려해야 합니다. 하지만 다 자란 말들도 그들의 시각과 청력이 후각에 의해 확인되면 더 안정감을 느낍니다. 말의 시력이 가까이에서 좋지 않다는 것을 알고 있기 때문에, 나는 새로운 물건을 사용하기 전에 일상적으로 말의 코 근처에 새로운 물건을 들고 있습니다. 약 2초가 걸립니다. 말들은 약간 옆에서 냄새를 맡은 다음 훨씬 더 여유롭게 중앙으로 돌아갑니다.

많은 말들은 조련사의 냄새를 맡는 것으로부터 자신감을 얻습니다. 말은 당신이 마지막으로(헛간에서 일할 때 입는) 외투를 세탁한 시점이 언제인지(어, 작년 겨울부터 안 빨았나요?), 어제 친구에게 모자를 빌려줬었는지, 아니면 다른 말이 코를 비비도록 허락했는지, 당신이 굴레를 언제 닦았는지, 또는 식사를 언제 했는지 압니다. 그는 당신의 새 치약이나 탈취제 냄새를 맡을 것이고, 새로운 사람과 악수를 했는지 아니면 개나 고양이를 쓰다듬었는지 알 것입니다. 다양한 직물은 서로 다른 냄새를 풍기므로(누가 알겠습니까?) 말은 평상시와 다른 옷차림을 알아차릴 것입니다. 하루는 수의사가 태어나기 전에 죽은 송아지의 냄새를 없애기 위해 두 번 샤워를 한 후 헛간에 도착한 적이 있었습니다. 나는 아무 냄새도 맡을 수 없었지만, 말은 입술을 뒤로 말고, 주둥이를 핥고, 혀를 날름거리며, 그 냄새에 고개를 저었습니다.

마치 하나만으로는 충분하지 않은 것처럼

보통의 말은 냄새와 향기를 잘 맡는 코를 가지고 있습니다. 더 인상적인 것은 두 가지 후각기관이 있다는 것입니다! 냄새의 정보를 뇌의 후각 전구로 보내는 비강 통로의 상단에 냄새 분자 감각기관이 있고, 추가적으로 말은 구강비강기관(vomeronasal organ)이라는 시스템을 가지고 있습니다. 그것은 비강 내부에서 수직으로 12.7~15.2cm를 연장하는 한 쌍의 긴 튜브입니다.

냄새를 맡게 하세요

왜 말이 여러분의 몸과 옷의 냄새를 맡도록 하는 것이 도움이 될까요? 냄새를 맡는 것으로 그는 당신이 해를 끼치지 않을 것임을 확인할 수 있습니다. 말이 피식동물인 것을 기억하세요. 말은 약탈적인 환경에서 안심할 수 있어야 합니다. 그들이 잘 배우고 잘 할 수 있도록 그들을 안정감을 주는 것이 우리의 일입니다. 말들은 그들의 헛간 근처에 남아있는 포식동물의 냄새를 감지하고 그들에게 간접적인 반응을 보인다. 이러한 간접적인 변화는 더 많은 경계심을 불러일으킵니다. 말은 먹는 동안 더 많은 냄새를 맡고, 더 많은 시각적 탐색을 하고, 더 자주 먹기를 중단하고, 어떤 경우에는 더 높은 심박수를 보입니다. 한편, 인간은 포식동물의 냄새를 맡을 수 없고, 우리 인간, 우리 개, 그리고 우리 고양이가 포식동물이라는 것을 받아들이기를 꺼려하기 때문에, 왜 말들이 불안해하는지 의아해합니다. 말을 진정시킴으로써 경계에 대응해야지, 인내심을 잃어서는 안 됩니다. 말은 말 두뇌의 경로를 선택하지 않았습니다(본능에 충실합니다).

많은 사람들은 물건 냄새를 맡도록 격려하면 말이 성가신 존재(코로 찌르는 해충)가 될 것이라고 걱정합니다. 하지만 훈련을 잘 받으면 그런 일은 일어나지 않습니다. 말들은 냄새를 맡을 수 있는 조건을 배웁니다. 집에서는 괜찮지만 그룹 외승을 할 때는 안 되고, 마방굴레를 썼을 때는 괜찮지만 재갈굴레를 썼을 때는 안됩니다. 그리고 안장에 누가 타 있으면 안됩니다. 일관성을 유지하세요. 그러면 말들이 배울 것입니다. 말이 주변 환경의 냄새 맡는 것을 막는 것은 읽는 것을 배우는 아이의 눈을 가리는 것과 같습니다.

최근까지, 구강비강기관은 페로몬을 인식하는데 특화된 것으로 알려져 있었습니다. 페로몬은 같은 종 내에서 동물의 행동에 영향을 미치는 천연 화학물질입니다. 행동을 따라가는 개미 자국, 성적 관심을 유도하는 인간 안드로스테놀, 신생아가 모유를 찾을 수 있도록 하는 유방 페로몬 등이 그 예입니다. 우리는 이제 두 후각 시스템이 페로몬에 대한 정보를 뇌에 전달할 수 있다는 것을 알고 있습니다. 구강비강기관은 원래 수중 동물에서 수용성 화학 물질을 감지하기 위해 진화했는데(이것은 여전히 할 수 있습니다), 특히 포식동물이 피식동물의 냄새를 감지하는 데 좋습니다.

말들이 가끔 목을 길게 빼고, 고개를 들고, 윗입술을 뒤로 젖히는 행동을 보신적 있죠? 이 플레멘 반응(flehmen response)은 우리의 말 친구들이 뭔가 특이하거나 특히 맛이 좋은 것을 먹거나 냄새를 맡을 때 발생합니다. 더 많은 정보를 얻기 위해, 그들은 숨을 들이마시면서 냄새 분자를 수집합니다. 그리고 나서 코를 올리고 입술을 뒤로 젖혀 콧구멍 안에 있는 분자들을 붙잡습니다. 그리고 나서 구강비강기관은 천천히 즐겁게 냄새 화학 물질을 전달하고 해석을 위해 말 뇌로 신경 데이터를 보낼 수 있습니다. 불행하게도, 우리는 아직 구강비강기관이 뇌와 어떻게 상호작용하는지 정확히 알지 못합니다. 하지만 연구원들이 발견하는 동안, 말들의 이중 후각 기능을 존중하세요. 전설처럼 플레멘 반응은 무의미한 행동이나 즐거움의 표시가 아닙니다. 그것은 말의 뇌가 환경의 특정한 냄새나 맛에 대해 더 많은 정보를 원한다는 것을 암시하고, 말의 호불호에 대한 단서를 제공합니다.

개 또는 말

개의 후각은 아주 잘 알려져 진 것처럼, 인간의 것보다 10만 배나 더 강력하다고 추정됩니다. 개들은 말라리아, 파킨슨병, 당뇨병, 요로감염증, 그리고 다양한 형태의 암을 냄새를 맡아 인간의 질병을 진단하고 의학적 위급한 상황을 예방할 수 있다고 합니다. 그들은 코로 폭탄, 마약, 그리고 화재 후 방화 촉진제를 찾아냅니다. 그건 개들에게는 멋진 일이지만, 말에게는 어떨까요? 미셸 앙투안 르블랑(Michel-Antoine Leblanc)의 말 냄새에 대한 리뷰는 개, 말 및 인간 간의 해부학적 비교를 제공합니다. 물론 인간은 진화로 인해 색상 시력의 향상에 대한 대가로 냄새 맡는 능력의 많은 부분을 희생하면서 훨씬 뒤쳐졌습니다. 그러나 개와 비교했을 때, 말들은 다양한 냄새를 구별하는 세포를 만들기 위해 거의 같은 수의 기능 유전자를 가지고 있고, 뇌의 후각 전구에 거의 같은 양의 감각 공간을 가지고 있으며, 냄새 정보를 뇌에 전달하는 비슷한 수의 신경 축삭을 가지고 있습니다(그림 6.1).

그리고 조금 더 나열해 보겠습니다. 인간은 약 6백만 개의 수용체 세포를 사용하여 약 10,000개의 냄새를 구별할 수 있습니다. 인상적이죠? 그러나 블러드 하운드(bloodhounds, 개 품종)는 3억 개의 수용체를 가지고 있는데, 이것은 우리의 보잘것없

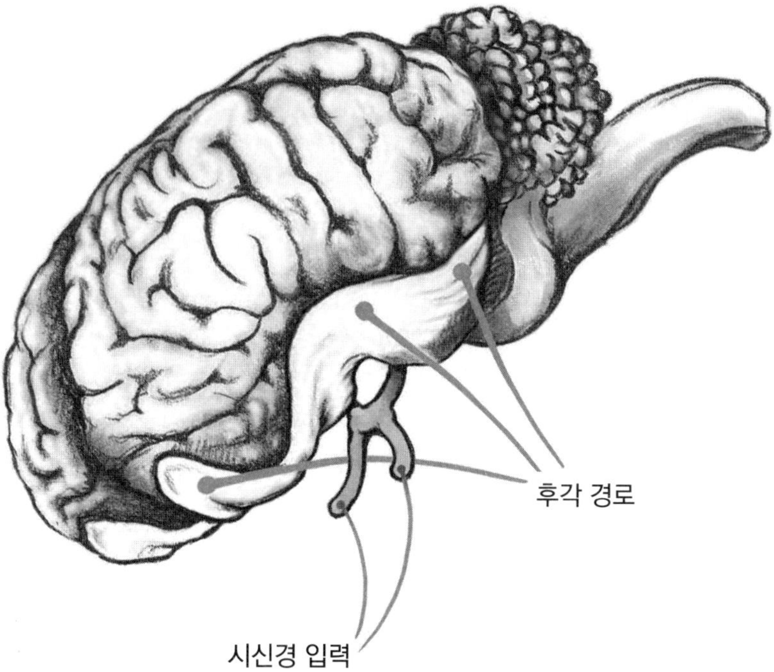

그림 6.1 말의 후각 경로는 뇌의 거의 전체를 덮습니다. 그에 비해 말의 시각 경로는 작습니다. 이 대조는 말의 뇌가 시각보다 후각을 통해 훨씬 더 많은 정보를 수집하고 수신한다는 것을 보여줍니다.

는 수보다 50배 더 많은 것입니다. 그리고 여기 진짜 놀라운 사실이 있습니다: 말들은 많은 종의 개들보다 더 많은 후각 수용체 세포를 가지고 있습니다! 해부학이 전부는 아니지만, 이 모든 것을 종합하면 말들이 개와 같이 냄새를 맡을 수 있다는 것을 의미합니다. 정말 놀랍죠.

나는 말들이 우리가 알고 있는 것보다 훨씬 더 자주 그리고 훨씬 더 정확하게 냄새를 맡는다고 생각합니다. 연구가 발전함에 따라, 시각이나 청각보다 후각 기능이 더 중요하다는 것을 알게 될 것입니다. 모든 종류의 말 행동과 태도는 냄새에 의해 통제될 수 있으며, 말을 보다 잘 적응시키기 위해 훈련 방법을 바꿀 뇌 기반 설명으로 이어집니다. 또한, 자기중심적인 우리 인간은 다시 겸손해질 것입니다. 우리가 "아무것도 아니야"라고 가정하는 많은 말의 지각은 실제로 우리의 코로는 너무 희미해서 분별할 수 없는 중요한 감각 정보일 수 있습니다.

미각

미각의 약 80%는 말과 사람 모두의 후각에서 옵니다. 몇 분 전에 사료창고 근처에서 스테이크가 구워졌던 거 기억나세요? 음. 우리 코는 고기에서 뿜어져 나오는 냄새 분자를 맡을 수 밖에 없습니다. 고기를 한 입 베어 물면, 미뢰가 작동하기 시작합니다. 씹는 것은 더 많은 냄새 분자를 방출하고, 그 냄새는 추가적인 분석을 위해 목구멍에서 비강 통로로 위쪽으로 옮겨집니다. 결론은 우리가 대부분의 맛을 냄새로 맡아봤음에도 불구하고 스테이크는 '맛있다'는 것입니다.

말들도 우리처럼 혀에 미뢰가 있습니다. 그런데 말의 혀는 거대합니다! 평균 말 혀의 무게는 1kg이며 길이는 거의 40cm입니다. 미뢰는 맛을 뇌로 운반되는 신경 자극으로 변환합니다. 단맛, 짠맛, 신맛, 쓴맛에 대한 정보가 수집되어 해석됩니다. 또한, 혀에는 입에 들어가는 모든 것의 질감과 온도에 대한 수용체가 포함되어 있습니다.

말의 혀는 짜거나 달콤한 맛을 느낄 때 기분 좋은 감각을 뇌에 전달합니다. 이러한 맛은 영양에 매우 중요합니다: 인간과 말의 뇌는 포도당, 즉 당분을 먹고 움직이며, 포도당이 부족하면 다른 신체 부위에서 포도당을 훔칠 것입니다. 나트륨은 뇌와 운동 세포의 기능을 균형 있게 하고, 짠 맛은 말을 유혹하여 섭취를 유도하기 때문에, 물 근처에 소금 덩어리를 나 둬주면 좋습니다. 말은 인간보다 쓴맛을 잘 버텨서 어떤 말은 바나민®을 원망 없이 먹을 수 있습니다. 차가운 온도는 쓴맛을 줄여주기 때문에 때때로 쓴 약을 먼저 냉장고에 넣어두었다가 말의 입술 너머로 몰래 줄 수도 있을 것입니다(비록 내 경험으로는, '몰래 약을 주는 것'은 매우 어렵지만요).

추측과는 달리, 말은 특히 배가 몹시 고프거나 선호하는 음식이 부족할 때 독성 식물이나 나쁜 물을 피하는 데 뛰어나지 않습니다. 이것은 우리 인간이 유해한 식물을 제거하고 수원을 청소할 책임이 있음을 의미합니다. 말과 함께 여행할 때, 감미료, 페퍼민트 또는 사과 에센스를 넣은 물이나 흠뻑 젖은 사탕무 과육에서 물을 빼내어서라도 물을 충분히 마시도록 해주어야 합니다. 짧은 여행이라면, 집에서 물을 가져가는 것을 권합니다.

각 말은 사람들처럼 어린 시절에 결정되는 맛의 취향이 있습니다. 자연 목초지에는 100-150종류의 풀이 있습니다. 여러분은 말이 가장 맛있는 것을 고르기 위해 풀들을 분류하는 것을 볼 수 있습니다. 단맛과 짠맛 외에도, 말들은 자랄 때 먹었던 풀, 직접 주었거나 어미 젖으로부터 먹었던 풀을 좋아합니다.

간식도 마찬가지입니다. 나의 현재 말 친구들을 관찰해 보았는데, 이름이 제대로 지어진 것 같은 '애플'이라는 이름을 가진 말은 사과를 좋아하지만 당근은 싫어합니다. '애플'은 '건강하다'고 광고하는 상업적인 간식을 뱉어냅니다. 카베르네는 신이 나서 당근을 씹어 먹습니다. 펑킨은 어떤 것이든 먹기 전에 "당신 속셈이 뭔데?"라고 묻는 것 같습니다. 코리는 포도에 열광하지만, 진심 어린 배신감의 눈빛을 전하며 피망을 거부합니다. 켈루아는 당신의 도덕적 성격에 대한 평가에 따라 당근을 받아들이거나 거부합니다. 에즈라는 아무거나 먹습니다. 만약 여러분이 말에게 간식을 주고 싶다면(정말 복잡한 기술을 익힐 때를 제외하고는), 그가 정말 좋아하는 것을 찾아보세요.

우리가 말과 함께 사용하는 가장 중요한 훈련 보조 도구 중 하나는 재갈입니다. 우리는 말들이 재갈을 받아들이고, 오랫동안 입에 넣고 있으며, 팀으로서 우리 손과 말 입 사이에서 의사소통을 할 때 우리의 손가락에 부드럽게 유지하기를 기대합니다. 우리가 재갈의 맛과 온도를 고려하는 것은 말들에게 좋은 반응으로 돌아옵니다. 차가운 금속 느낌이 혀에 좋은 느낌일 수 없습니다. 그러므로 추운 날씨에 재갈을 말에게 물리기 전에 전기 온열기를 사용하거나 재킷 안에 넣어두어서 따뜻하게 해 보시기 바랍니다. 고무 재갈이나 가죽 혹은 추가 접착 물질로 쌓여 있는 재갈은 입맛에 맞지 않는 맛을 포함할 수 있습니다. 여러 종류의 금속 재갈도 고유의 맛을 지니고 있습니다. 만약 당신이 이런 종류의 재갈들을 좋아한다면, 당신의 말이 어떤 것을 더 좋아하는지 보기 위해 다른 종류로 실험해 보시기 바랍니다. 물론, 재갈의 사이즈, 스타일, 그리고 작용 타입도 중요합니다.

잘못된 재갈의 사용은 각종 문제를 일으킬 수 있습니다: 재갈굴레 장착을 거부하거나, 머리를 흔드는 것, 이를 가는 것, 훈련하는 동안 입을 벌리고 있는 것, 손을 잡아 채는 것, 재갈을 안 받고 있는 것('재갈을 뱉는다'고도 하며 고개를 밑으로 말고 있는 형태), 등을 평평하게 하는 것, 목을 뒤집으면서 재갈 거부, 내가 가고 싶을 때 멈추는 것, 그리고 멈추고 싶을 때 가는 것 등. 만약 당신이 당신의 말에 이러한 문제를 경험한다면, 전문 트레이너에게 당신의 재갈과 당신의 손 사용을 점검하게 하십시오. 대부분의 나쁜 입은 나쁜 재갈이 아니라 나쁜 손이 원인인 경우가 많습니다. 이 주제는 다음 장에서 우리가 뇌 수준의 지각 과정을 살펴볼 때 더 깊이 탐구하도록 하겠습니다.

제 7 장
감각 끌어모으기

패치는 왼쪽 눈을 잃었는데 자신의 모든 경쟁자들이 보이지 않는 발주대에서 출발하여 켄터키 더비를 달렸습니다. 거너는 1996년부터 2002년까지 세계 선수권 대회 – 레이닝 종목을 석권했는데 완전히 귀가 들리지 않는 상태였습니다. 애디는 그의 오른쪽 눈을 실명했지만, 1.5m 높이의 장애물을 넘는 까다로운 고속 코스로 유명한 힉스테드 더비를 우승하는 데 문제가 되지 않았습니다. 감각 장애가 있는 말들도 최고의 말들과 경쟁할 수 있다는 것에는 의심의 여지가 없지만, 그들의 뇌는 어떻게 이러한 업적을 수행할까요? 그리고 동일한 두뇌 프로세스가 장애가 없는 말과 인간 팀에 어떤 영향을 줄까요?

칙피는 수년간 그녀의 옆구리에 박차로 인해 다리부조에 완전히 둔감화되어 있었습니다. 자비가 없는 주먹의 강한 연결로 인해 그녀의 입은 더욱 단단하게 되었습니다. 그녀는 혼자서는 움직이지 않고 기승자가 시시각각 자신의 속도와 위치를 지시하기를 기다립니다. 하지만 그녀의 여동생 맥은 정반대였습니다. 그녀는 모든 부조에 매우 민감하게 반응하였고 '헬리콥터 부모' 같은 기승자가 없이도 혼자 움직일 수 있습니다. 이러한 차이점을 초래한 그들의 두뇌 안에서 무슨 일이 일어나고 있으며, 우리는 어떻게 그들의 두뇌를 가지고 이를 해결할 수 있습니까?

코리를 타면 어젯밤 헛간 호스가 왼쪽으로 감겼는지 오른쪽으로 감겼는지 알려줄 것입니다. 진짜 그렇습니다! 말들은 작은 변화를 알아차리며, 여러분이 듣고 있다면 대부분 그것에 대해 말해줄 것입니다. 그 이유 중 하나는 말이 우리가 하는 방식으로 유사한 항목들을 그룹화하지 않기 때문입니다. 경기장을 손질하는 트랙터는 괜찮을지 모르지만, 헛간 통로를 따라 내려오는 동일한 트랙터는 단테의 신곡 7원의 지옥에서 불을 뿜는 용같이 느낄 수 있습니다. 왜일까요? 그리고 이 정신적 과정이 말의 수행 능력과 복지에 어떤 의미가 있을까요?

아래 세 가지 상황은 말의 초능력적 촉각을 포함하여 모든 감각으로부터의 지각을 통합하는 뇌 수준의 과정에 달려 있습니다.

1. 감각 보상 - 뇌가 다른 감각의 사용을 강화함으로써 한 감각의 상실을 극복하는 방법
2. 신경 피로 - 뉴런이 자극에 적응하고 행동을 유도하기 위해 정적 불변성보다는 동적 변화를 요구하는 방식
3. 범주적 지각 - 두뇌가 전체로서 처리할 수 있도록 다양한 항목을 그룹으로 지각하는 경향

감각 보상

시각 장애, 청각 장애가 있는 말은 눈이나 귀의 사용을 잃기 전에 해당 종목에 대한 훈련을 받은 경우라면 일반적으로 수행을 잘 합니다. 각막 궤양은 시력이 점진적으로 악화되다가 결국 감염된 눈을 적출해야 합니다. 그것이 에디와 패치에게 일어난 일입니다. 많은 말들이 부분맹으로 작업을 계속하기 때문에 우리는 그것이 큰 문제가 아니라고 생각하는 경향이 있습니다. 그러나 세계에서 가장 빠른 속도로 질주하는 20마리의 다 자란 수말들 사이에서 당신이 왼쪽 눈을 가리고 왼쪽으로 꺾인 주로를 달린다고 해 보세요. 보기보다 쉽지 않습니다!

청각 장애는 코에서 이마까지 얼굴 거의 전면이 흰색인 말들을 제외하고는 말에게

서 드물게 나타납니다. 색소 침착 결핍은 말의 내이에 있는 수용체 세포를 변화시키기 때문에 선천적 형태의 '백색' 난청을 유발할 수 있습니다. 말과 인간 모두에서 이 세포는 소리를 신경 자극으로 변환시킵니다. 청각 장애를 가지고 태어난 말은 지상훈련 중에는 시각적 신호를 필요로 하지만, 기승 운동 시에는 일반적인 신체 부조를 사용합니다. 그들은 예상치 못한 광경과 냄새, 또는 갑작스러운 접촉에 더 쉽게 놀랍니다. 공기 압착 형태의 페인트 분무기를 사용해도 말이 차분하다고 생각할 수 있지만, 사실 청각 장애 말은 근처에 있는 동물에게 세심한 주의를 기울이고 소음에 대한 친구나 훈련사의 반응에 겁을 먹을 것입니다. 일반적으로 청각 장애 말은 매우 잘 지냅니다. 캘리포니아에서 청각 장애가 있는 경주마로 지금까지 362,000달러를 벌어들인 '터프선데이' 같이 말이죠.

예를 들어 감염으로 점차 장기가 손상되는 경우와 같이, 시간이 지나면서 시각 장애 또는 청각 장애를 갖게 된 말은 적응하는데 몇 가지 문제가 있습니다. 그들의 뇌는 정상적인 감각 입력으로 발달했습니다. 즉, 학습과 경험을 통해 이미 신경망이 형성되었습니다. 뇌가 적어도 부분적으로 발달하면 많은 부분을 외과적으로 제거하더라도 매우 잘 적응합니다. 인간의 아기들은 뇌의 절반 정도(대뇌 반구 전체)를 잃어도, 여전히 우리처럼 읽고, 쓰고, 말하고, 사랑하고, 놀고, 일하고, 살 수 있도록 자랄 수 있습니다. 두개골의 절반 내부에 뇌가 아닌 뇌척수액만 돌고 있다는 것을 결코 알아채지 못할 정도로 말입니다.

인간과 말에서 한 감각 정보가 부족하면 뇌는 다른 감각의 입력에 더 많은 주의를 기울입니다. 그러므로 청각 장애 말은 시각에 더 주의를 기울이고 시각 장애 말은 소리에 더 주의를 기울입니다. 이와 같은 보상은 방향 신호를 들으며 중간 수준의 종합마술 장애물 비월을 하거나 경기장 코스를 비월하는 Karen Law 또는 레일에서 울려 퍼지는 발굽 소리를 들으면서 플랫 클래스를 완주하는 Kristen Knouse와 같은 시각 장애인 선수들에게도 적용됩니다. 감각 기관은 변하지 않았지만 뇌는 이제 우리가 일반적으로 간과하는 자극에 집중하고 있습니다. 청각피질의 뉴런은 실명에 대한 반응으로 강화되어 좋지 않은 시력이 청력을 향상시키게 됩니다.

실내 훈련

모든 실내 경기장에서 외부 전망은 제한적이지만, 일부는 창문이 하나도 없어서 말이 밖을 전혀 볼 수 없는 환경일 수 있습니다. 말은 이전에도 살펴봤듯이 45분 이내에 빛 조절을 할 수 없기 때문에(55쪽 참조) 실내의 열악한 조명은 전반적인 어두움을 더 합니다. 이러한 조건에서 청각, 후각, 촉각이 더 날카로워질 것으로 예상할 수 있으며, 실제로도 그렇습니다.

코리는 18세의 어두운 밤색의 은퇴한 경주마 더러브렛 종이며 170cm의 키에 특히나 가늘어 보이는 다리를 가지고 있습니다. 그의 잘 놀라는 행동들은 그의 초감각적인 장점들의 영향을 받았다고 할 수 있습니다. 그를 타는 것을 저는 '미세한 기승법' 이라고 부르는데, 모든 부조가 몇 가닥의 근섬유의 움직임만으로 즉각 전달될 수 있습니다. 조금이라도 과하게 말을 다룬다면, 갑작스럽게 경주가 시작되거나, 얼굴이 바닥에 처박혀 있을 수도 있습니다. 가볍게 말을 다룬다면, 완벽한 기승이 될 것입니다.

어느 겨울날, 코리와 나는 얼음처럼 차가운 실내 마장에서 혼자 몸을 풀고 있었습니다. 조용했지만, 그의 귀는 레이저처럼 앞으로 뻗어 있었고 모든 근육이 긴장하여 팽팽했습니다. 튀어 나가기 직전의 행동, 다들 알고 계신 것 말입니다. 갑자기 긴 벽 밖에서 총성이 울렸습니다. 우리는 다행스럽게도 같은 타이밍에 같은 방향으로 빙글 돌았고, 그래서 떨어지지 않고 같이 붙어 있었습니다. 나는 멈춤으로써 그 회전한 것을 보상하지 않기 위해, 말을 강하게 속보로 내보냈습니다. 수업을 마치고, 내 심장이 다시 정상으로 뛰기 시작했을 때, 무슨 일이 일어났는지 보기 위해 밖으로 나갔습니다.

두 명의 마장 친구들이 90cm 높이의 눈 속에서 맑은 하늘을 즐기기 위해 마장의 금속 벽에 기대어 의자를 놓은 것입니다. 나와 코리를 두렵게 한 '총소리'는 그 벽에 놓인 야외용 의자의 등받이 소리였습니다. 밖에서는 거의 알아차릴 수 없을 정도의 소리였을 것입니다. 그러나 실내에서 기승 시에는 시각이 제한되어 있기 때문에 말의 두뇌와 당신의 두뇌는 소리, 냄새, 촉각에 훨씬 더 많은 주의를 기울이게 됩니다.

감각 박탈의 효과는 누적됩니다. 말은 실내 경기장 밖을 볼 수 없을 때 청각에 더 의존합니다. 말이 20세에 가까우면 청력이 손상될 가능성이 높습니다. 시각 제한과 청각 장애의 조합은 말의 뇌가 냄새를 맡는 데 훨씬 더 기민하게 주의를 기울이도록 합니다.

다양한 환경에서 말과 함께 작업할 때 어떤 감각이 말을 이해하는 데 가장 크게 기여하는지 고려하십시오. 이렇게 하면 말이 어떤 행동을 보일지 예상할 수 있으며, 그 예상하는 것이 말 훈련의 중요한 요소가 될 것입니다. 우리는 말이 어떻게 그리고 왜 반응하는지 알아야 그 반응을 막을 수 있습니다. 그리고 애초에 예방하는 것이 그것이 일어난 후에 훈련시키는 것보다 훨씬 더 효과적입니다.

원인 찾기

원인을 찾고자 하는 뇌의 욕구는 감각 보상과 관련된 측면이 있습니다. 어린 포유류는 행동이 결과를 가져온다는 것을 학습함으로써 부분적으로 발달합니다. 레버를 누르면 물이 나옵니다. 위니와 친구가 지켜봅니다. 느슨한 빗장을 만지작거리면 문이 열립니다. 행동하지 않는 것에도 결과가 따릅니다. 귀를 뒤로 납작하게 눕힌 것을 놓치면, 그 암말에게 물릴 수도 있습니다. 연습을 통해 뇌는 원인과 결과가 정상적인 삶의 일부라는 것을 알아가게 되어, 원인이 되는 요인을 찾아 이 후에 일어날 사건을 예측합니다.

실내 마장은 많은 비일상적인 소음의 원인을 가리게 되어 예측 가능성을 감소시킵니다. 밖에서는 다가오는 폭풍을 예측할 수 있습니다. 바람이 거세지고 구름이 몰려오는 것을 볼 수 있습니다. 그러나 내부에서 우리가 아는 것은 갑자기 불어온 강한 바람에 벽에서 소리가 나거나, 금속 지붕에 내리는 강한 비에 귀가 먹먹해지고, 아무 경고도 없이 큰 마장 문이 활짝 열린다는 것입니다. 보이지 않는 온도 변화에 따라 마장 내 목재의 팽창 및 수축으로 '틱틱' 소리가 나기도 합니다. 지붕에 쌓인 눈이 미끄러져 내리고, 고드름이 땅으로 떨어지고, 봄철 녹은 물이 도랑을 통해 쏟아지고, 천둥이 경기장의 네 벽 안에 메아리 칩니다. 마장 지붕에 번개가 내리칠 때 힘이 넘치는 말을 훈련하는 것을 보신 적 있으신가요? 추천하고 싶지 않습니다.

라디오 방송은 실내 마장에서 들을 수 있는 무서운 소음들을 덮어줍니다. 초보 말들은 종종 라디오 음성의 출처를 찾고 출처를 식별하면 차분해집니다. 말은 누군가가 라디오로 걸어가서 볼륨을 조정해서 볼륨이 커질 때, 아무 원인 없이 볼륨이 커지는 것보다는 덜 두려워합니다. 이러한 관찰은 말과 같은 동물들이 원인 제공자를 찾지 않는다는 많은 과학자들 사이의 공통된 개념을 반박합니다.

그러나 내 말은 예민하지 않아

사람들은 종종 자기 말은 예민하지 않다고 생각합니다. 말에 따라 차이가 있는 것은 맞습니다: 종, 경험, 훈련, 나이, 그리고 기질이 다 관여합니다. 그러나 연구에 의하면 쇼에 참여하는 말들조차도 겉으로는 그렇게 보이지 않아도 쇼를 무서워한다고 합니다. 그들은 심박수의 증가, 혈압 상승, 안구 체온 증가, 혈중 코티졸(스트레스 호르몬) 상승을 경험합니다. 심장 리듬은 순간 순간마다 다양하게 변합니다. 예민함을 나타내는 이런 내적 변화들은 겉으로 침착함을 유지하는 동안에도 나타납니다.

그래서 당신의 말은 당신이 아는 것보다 더 괴로울 수 있습니다. 감각이 박탈된 동안 그를 너그럽게 대하여 주세요. 실내 경기장에서 점차 시간을 늘리고, 직원에게 예측할 수 없는 외부 소음을 최소화하도록 요청하고, 휴식을 장려하고, 평온함을 칭찬하십시오. 고삐와 리드로 냄새를 맡게 하여 가능한 한 즐거운 모험을 하면서 무서운 장소로 데려 가십시오. 필요시 숙련된 말과 함께 합니다. 야외에서 훈련할 때도 감각 보상을 고려하십시오. 바람은 사람이 볼 수 없는 평소와 다른 광경을 보여주어, 말의 강력한 동작 감지기 세포를 자극합니다. 동시에 바람 소리는 청각 정보를 감소시키고, 바람의 휩쓸림은 향기를 옮깁니다. 이와 같은 삼중 타격에 당신의 말은 어느 정도의 지지에도 안도하게 될 것입니다.

블라인드 타기

라이더는 두뇌 기반 보상을 사용하여 기술을 향상시킬 수 있습니다. 예전에 우리는 눈가리개를 하고 무안장 승마를 하며 훈련하곤 했습니다. 조마삭을 돌리면 기승자는 말이 지면을 차고 뛰어오르는 것을 느낄 수 있었습니다. 이런 방식으로 훈련하면 더 빨리 뛰거나, 더 늦게 뛰지는 않을 수 있습니다. 하지만 저는 눈가리개 사용을 지지하지 않습니다. 무언가 잘못되면 충분히 빨리 떼어낼 수 없기 때문입니다. 그러나 이 운동을 할 준비가 된 기승자는 기승 중에 부드럽게 눈을 감고 언제든지 눈을 뜰 수 있습니다.

자격을 갖춘 트레이너와 함께 조마삭 훈련을 하거나, 친숙한 마장의 긴 쪽에서 산책을 시작하십시오. 눈을 감자마자 말의 움직임을 훨씬 더 많이 느끼기 시작할 것입니다. 발을 내려놓을 때 각 발을 감지하고 어깨와 엉덩이가 앞뒤로 움직이는 것을 느껴보십시오. 어느 다리가 무엇을 하고 있는지 확인합니다. 말의 등이 갑자기 넓어지는 느낌이 들기 때문에 균형을 가장 잘 유지할 수 있는 넓은 부위를 찾으십시오.

뇌가 일반적으로 무시하는 정보에 주의를 기울이도록 함으로써 이 운동은 기술, 균형, 힘 및 자신감을 크게 향상시킵니다. 물론, 당신은 그것을 가지고 야생으로 갈 수 없습니다: 눈을 가지지 않은 상태에서 당신의 기승술을 관찰한 훈련사와 이야기하고, 차분하고 경험이 많은 훈련 말을 선택하고, 조용한 목장이나 원형 마장을 사용하고, 몇 가지 느린 단계로 시작하십시오. 그리고 반드시, 헬멧을 쓰세요. 말을 탈 때는 항상 헬멧을 착용하십시오. 영국식, 웨스턴식 헬멧을 50달러에 구할 수 있으며 평생 정신 장애로부터 당신을 구할 수 있습니다.

신경피로

이해하기 쉽기 때문에 신경 피로에 대한 시각의 예를 사용했습니다. 그러나 모든 감각 신경세포(시각, 청각, 후각, 미각, 촉각)은 피로해지고 회복될 때까지 반응을 멈춥니다. 뇌는 정적 신호에 적응합니다. 이것이 우리가 손가락에 반지가 있는 것이 더 이상 느껴지지 않거나 선풍기가 켜진 후 몇 초 후에는 소리가 들리지 않는 것 같이 느끼는 이유입니다. 대신에 뇌는 변화를 감지합니다. 변화는 결국 생존에 가장 중요합니다. 말이 들에서 풀을 뜯고 있을 때 말들은 풀잎이 가만히 있는지는 알 필요가 없습니다. 그는 그것이 움직일 때를 알아야 합니다.

신경 피로에 대한 지식이 없는 많은 조련사들은 지속적인 부조를 지지합니다. 모든 승마 종목분야에서 예를 찾아볼 수 있습니다.

- 마장마술 트레이너는 말을 돕기 위해 기승자들에게 항상 바깥 고삐를 흔들리지 않게 잡고 있도록 가르칩니다.
- 경주마 조교사는 기수들이 달리는 동안 말과 기수가 재갈의 균형을 유지하기 위해 양손으로 지속적인 압력을 가하도록 격려합니다.
- 헌터/장애물 트레이너들은 말을 앞으로 나아가게 하고 기승자를 안전하게 하기 위해 기승자에게 하퇴부 압력을 강하게 유지하도록 자주 요청합니다.
- 많은 웨스턴 플레저 트레이너들은 말들이 지속적으로 입과의 연결이 느슨하도록, 가장 느린 조깅에서도 고삐를 느슨히 잡도록 가르칩니다.
- 일부 종합마술 트레이너들은 기승자가 말의 입에서 느껴지는 압력의 무게를 손으로 맞춰야 한다고 주장합니다. 예를 들어, 만약 여러분의 말이 2kg의 압력을 준다면, 여러분은 2kg의 손 압력으로 반응하고 그것을 일정하게 유지합니다.

이 모든 것은 고정된 신호입니다. 적용되어 유지되고 변경되지 않습니다. 그들은 신경 피로의 현실을 무시하고 우리로 하여금 말의 뇌를 사용하기보다는 말의 뇌와 싸우면서 말을 타도록 만듭니다. 매우 빠르게 말의 입이나 옆구리에 있는 수용체 세포가 피로해집니다. 그들은 계속해서 말의 뇌에 '압력' 신호를 보낼 수 없습니다. 그렇기 때문에 지속적인 부조가 무의미해집니다. 말이 반응을 거부하는 것이 아니라, 그렇게 하기 위해 자신의 뇌 세포를 무시해야 하기 때문입니다. 말의 뇌를 계속 자극하기 위해서는 간헐적으로 부조를 사용해야 합니다. 그 외 시간에는 말이 도움없이 스스로 바른 자세로 걷도록(self carriage) 가르칩니다. 스스로 바른 자세로 걷기는 두뇌가 작동하는 방식과 일치하기 때문에 말이 배우기 쉽습니다.

> 움직임을 바라보는 것만으로도 스스로 신경 피로를 경험할 수 있습니다. 세차게 흐르는 강이나 폭포, 폭우에 내리막으로 씻겨 내려가는 물 옆에 서서 물이 한 방향으로 움직이는 것을 지켜보십시오. 몇 분 동안 동작을 응시한 다음 눈을 정지된 광경으로 돌립니다. 강둑이나 폭포의 측면은 반대 방향으로 움직이는 것처럼 보이지만 물은 잔잔한 것처럼 보입니다. 무슨 일일까요? 눈의 움직임 감지 세포는 뇌에 "아래로, 아래로, 아래로" 신호를 보낸 후 피로해졌습니다. 지쳐서 멈추면 근처의 상대 세포가 뇌에 "위, 위로, 위로" 신호를 보내고 뇌는 이를 정지된 물체의 움직임으로 간략하게 해석합니다. 이것은 말도 경험할 수 있는 움직임의 착시 현상입니다. 그들은 우리에게 "이봐, 저 땅이 움직인다!"라고 말할 수 없습니다.

셀프 캐리지

안장을 얹은 초보 말은 기승자의 체중 이동에 따라 균형을 유지하고, 일정한 속도를 유지하고, 직선을 유지하고, 커브에서 안쪽 벤딩을 유지하고, 기승자의 부조에 맞게 반응하는 법을 배워야 합니다. 조련사는 처음 몇 달 동안 말이 이러한 기본을 습득하도록 하는데 많은 시간을 할애합니다. 그러나 일단 배우면 말이 스스로 할 수 있습니다. 기승자는 말의 모든 발걸음을 조정하거나, 매번 말 등을 둥글게 만든다거나, 모든 코너에서 말의 벤딩을 맞출 필요가 없습니다. 말과 인간 팀이 복잡한 기술을 시작할 때는 그 기본적인 것에 주의 집중할 여력이 충분치 않을 것입니다.

말이 스스로 바른 자세로 걷도록 가르치는 기본은 '교정과 해제(correct-and-release)'라는 문구로 요약할 수 있습니다. 말에게 일정한 속도로 속보를 하도록 가르친다고 가정해 봅시다. 정확한 리듬과 체중 분배, 그리고 정확한 상체 자세로 속보로 뛰기 시작했지만, 너무 느립니다. 그러면, 다리 압력을 가하여 말을 교정합니다. 말이 속도를 낸다면 칭찬해 주십시오! 만약에 그렇지 않으면, 다시 시도하십시오. 그러나 어느 쪽이든 수정한 후에 압력을 해제하십시오. 말은 자동차가 아닙니다. 같은 속도로 계속 전진하기 위해 가속기에 일정한 무게가 필요하지 않습니다. 그들은 당신이 가르치는 속도를 유지하는 법을 배울 수 있는 생각하고 느끼는 동물입니다.

몇 가지 주의 사항이 도움이 될 수 있습니다. 교정은 처벌이나 지속적인 강압이 아닙니다. 단지 말에게 당신이 원하는 것을 말하거나 상기시켜주는 정보일 뿐입니다. 그리고 해제하는 것은 포기가 아닙니다. 우리는 0이 아닌 중립 지점으로 수정을 해제합니다. 예를 들어, 우리는 각 말의 필요에 따라 다리 압력을 중립적으로 적용하고, 안정적으로 유지합니다. 그 압력을 일시적으로 높이는 것은 교정입니다. 증가된 압력을 중립으로 되돌리는 것은 해제입니다. 그것을 0으로 변경하는 것은 햄버거를 빨리 사기 위해 말에서 뛰어내리는 것과 같습니다.

종종 교정과 해제는 이 초기 단계에서 일련의 작은 터치가 되기도 합니다. 속보 속도가 너무 빠를 때, 때때로 손으로 교정과 해제를 사용하는데, 이것은 그에게 속도를 줄이라고 일깨우지만, 항상 해제를 해야 합니다. 우리는 말의 속도를 늦추기 위해 고삐에 매달려 있지 않습니다. 신경 피로로 인해 뇌가 그 압력을 감지할 수 없기 때문입니다. 그 말은 당기는 법만 배울 것입니다. 고삐를 놓아줌(해제)으로써 그 말은 당신이 그것을 바꾸도록 요청할 때까지 정해진 속도로 뛰는 법을 배웁니다. 그는 자신이 그렇게 할 책임이 있음을 배웁니다. 말의 역할은 새로운 자극에 반응하는 것이지 모든 일을 내가 하게 만드는 것이 아닙니다.

매우 흔한 실수는 기승자들이 속도를 높이기 위해 끊임없이 말에게 혀 차는 소리를 내는 것입니다. 그 소리가 들리는 곳에 있는 다른 모든 말과 인간 팀을 방해하며, 그들 모두가 혀 차는 소리를 무시하도록 가르치는 것입니다. 한달에 한번 정도로 말이 가파른 장애물을 넘기 위해 도약할 때나 스핀의 피벗 각도를 늘이기 위해 혀 차는 소리를 사용하여야 합니다. 그것도 딱 한 번. 딱 한 번의 소리가 무슨 의미인지 전달되길 바랍니다! 닭이 집에 올 때까지 소리를 내는 것은 전혀 효과가 없습니다.

박차나 채찍도 감각 적응을 이해하지 못하기 때문에 광범위하게 오용됩니다. 때때로 비협조적인 말에게는 박차가 필요합니다. 그러나 박차를 항상 말의 옆구리에 두는 것은 큰 실수입니다. 손목 피부의 수용체 세포가 시계에 적응하는 것처럼 말은 박차에 적응하고 곧 감각을 완전히 잃습니다. 기승자는 점점 더 세게 누르거나 더 강한 박차를 사용하게 되지만 모두 소용이 없습니다. 그 대신 말에게 박차나 채찍을 즉시 해제되는 알림 정도로써 아주 가끔, 하지만 확고하게 느껴지게 사용하도록 합니다. 박차, 채찍, 또는 혀 차는 소리의 목적은 말이 더 빨리 가도록 하는 것이 아닙니다. 기승자의 다리를 존중하는 법을 가르치는 것입니다.

범주적 지각

헛간 수도 호스는 매일 같은 장소에 놓여있습니다. 몇 cm만 살짝 옆으로 이동시켜두면 말들 외에는 아무도 눈치채지 못합니다. 그들 중 일부는 변화에 귀만 살짝 쫑긋거려 보는 정도의 반응을 보이지만, 다른 이들은 배를 활처럼 옆으로 구부리고 지나가면서 눈을 둥그렇게 뜨고 목을 기린처럼 치켜 세웁니다. 이럴 때 짜증나시지 않습니까? 그들은 매일 그 수도 호스를 지나갑니다. 하지만 말들이 우리가 놓치는 작은 차이점들을 알아차리며 이런 행동을 하는 것을 아주 잘 설명해 주는 이유가 있으며 이를 범주적 지각이라고 부릅니다.

인간의 두뇌는 범주적 지각(시각, 소리, 냄새, 맛 및 촉감을 의미 있는 그룹으로 구성하는 자연스러운 경향)을 기반으로 작동합니다. 우리는 남성이거나 여성이거나, 거칠거나 부드럽거나, 지위가 높거나 낮거나, 아이이거나 어른이거나, 외국인이거나 현지인이거나 수백 명의 다른 사람들이 말하는 것을 같은 단어로 듣습니다. 모든 버전은 귀로 다른 음향 형태로 전달되지만, 뇌의 범주적 지각은 그것들이 모두 같은 단어임을 알려줍니다. 인간은 체다, 잭, 브리, 림베르거, 쉐브르, 모짜렐라를 맛보지만 모두 치즈 범주에 묶습니다. 인간은 항상 다른 각도에서 문을 보고 있지만 모두 문으로 그룹화합니다. 사실, 우리는 뇌가 자동으로 서로 다른 사례를 그룹화하는 데 너무 익숙해서 거의 알아차리지 못합니다(그림 7.1A).

인간의 범주적 지각의 단점은 고정 관념입니다. 우리의 두뇌는 외부 특성에 따라

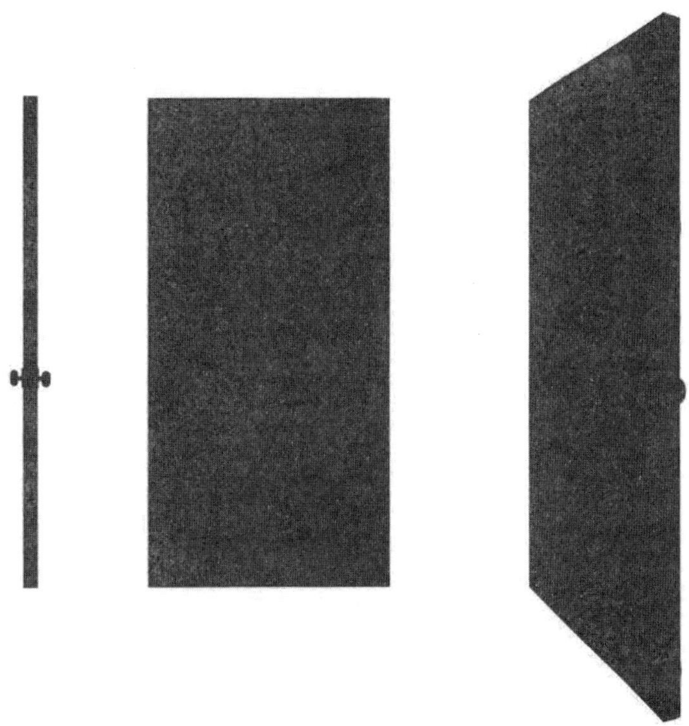

그림 7.1A 인간의 두뇌는 다른 각도에서 문을 보아도 자동으로 하나의 그룹으로 분류합니다.

빠르게 분류하도록 설계되었습니다. 그들은 자동으로 모든 라틴계가 검은 머리, 검은 눈, 올리브색 피부라고 가정합니다. “Hey”라고 말하는 사람들은 미국 남부 출신으로 가정합니다. 또는 모든 새들브레드(Saddlebred) 품종이 신경질적이라고 가정합니다. 인간의 뇌는 그러한 편견을 잘 만들어 내기 때문에 이러한 잘못된 편견을 피하기 위해 노력해야 합니다. 범주적 지각의 장점은 속도입니다. 인간은 아무 생각 없이 즉시 항목을 분류합니다. 대부분은 인간의 뇌가 항목을 자동으로 분류한다는 사실을 모르고 있으며, 뇌가 그렇게 하지 않는다면 우리의 삶은 어떤 모습일지 상상할 수 없습니다.

노력으로 우리는 일시적으로 뇌의 범주적 지각 경향을 막을 수 있습니다. 하지만 매우 어렵습니다. 당신이 알고 있는 말의 이미지를 떠올리십시오. 여러분의 눈에 비치는 한 광경을 잠시 생각해 보십시오. 정면에서 보면 큐티는 뒤나 옆에서 보는 것과 전혀 다르게 보입니다. 그녀는 연한 회색이지만, 진흙에서 잘 구른 후 진흙이 마르면 벅스킨(buckskin)[1] 말 같아 보입니다. 큐티가 갑자기 뒷다리를 들어 올려 귀를 긁더라도 우리는 큐티가 개라고 속지 않습니다. 범주적 지각은 너무나 강력해서 우리 호모 사피엔스는 같은 말이 관점이 완전히 새로운 동물을 나타낼 수 있다고 상상조차 하기 어렵습니다(그림 7.1 B).

말의 뇌는 범주적 지각이 많지 않습니다. 이것이 바로 우리가 같은 그룹이라고 부르는 항목들 사이에서 말이 약간의 불일치를 알아차리는 이유입니다. 말에게 친숙한 대상을 다른 방향에서 바라보면 새로운 대상으로 지각합니다. 우리가 헛간 호스를 볼 때 우리의 신경망은 단순히 ‘호스’라고 지각합니다. 아무리 다시 봐도 그것은 호스입니다. 인간의 두뇌가 더 이상 특정할 필요가 없습니다. 하지만 말의 신경망은 ‘새 호스’, ‘바랜 호스’, ‘진한 호스’, ‘녹색 호스’, ‘검은 호스’, ‘61cm 루프로 감긴 호스’, ‘35.5cm 루프로 감긴 호스’, ‘늘어진 호스’, ‘엉성한 사람이 보관한 호스’ 또는 ‘강박적인 사람이 보

1) 벅스킨(buckskin) – 말 특유의 색을 표현함 것임. 몸통은 황금빛 갈색이며 갈기나 꼬리는 어두운 밤색 또는 검정색의 특징이 나타남.

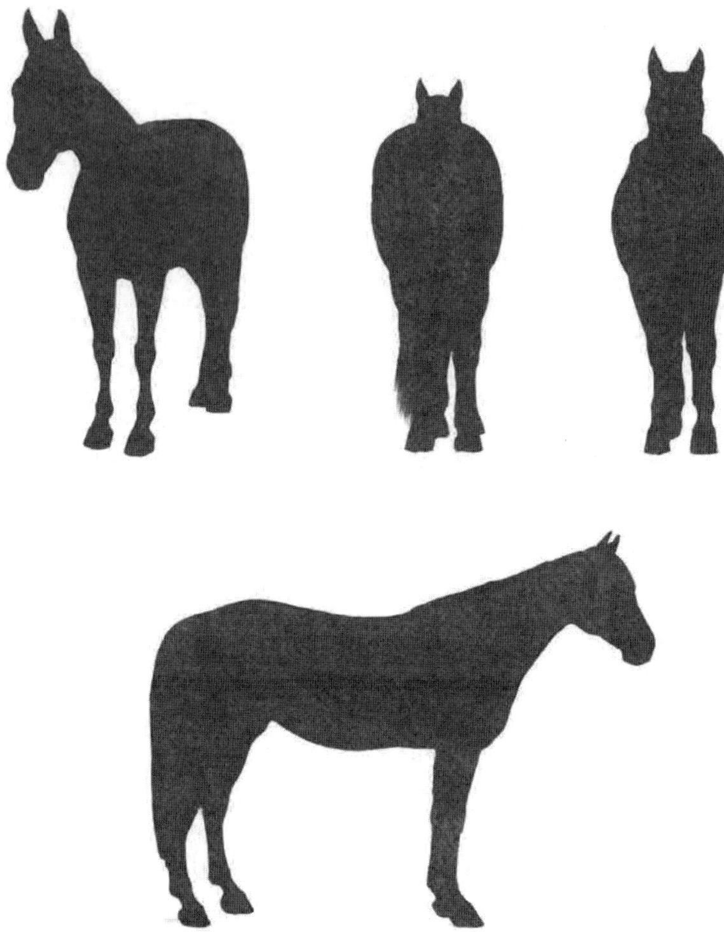

그림 7.1B 인간의 뇌는 범주적 인식을 사용하여 개념적 유사성을 기반으로 무의식적으로 항목을 그룹화합니다. 말의 뇌는 각 사례를 독립적으로 처리하는 경향이 있습니다.

관한 호스' 라고 지각합니다. 다르게 보이기 때문에 말에게는 다 다릅니다.

모든 지각은 말의 뇌에서 분리되어 있으므로, 소리, 촉각, 냄새 및 맛에서도 동일한 비범주적 효과가 발생합니다. 우리는 말이 "그 호스를 백만 번 보았다"고 말합니다. 그러나 실제로 그는 그렇지 않습니다. 그는 호스의 약간 다른 모습을 여러 번 보았습니다. 우리의 뇌는 서로 다른 견해가 모두 같은 호스를 나타낸다고 가정한 사람들입니다. 범주적 지각의 부족은 말이 정확한 시력이나 우수한 소리 위치 파악이 필요하지 않은 이유 중 하나입니다. 대신 말의 뇌는 작은 차이를 감지하고 그 능력으로 생존할 수 있습니다.

매일 같이 뒤죽박죽인 장면에 노출되는 말은 그것에 익숙해질 것입니다. 그러나 범주적 지각 때문에 우리의 뇌는 뒤죽박죽이 실제로 변할 때에도 일정하게 유지된다고 가정합니다. 한 목장에서 나는 대형 장비 보관소 옆에 있는 훈련용 원형마장(round pen)을 사용했습니다. 몇 년 동안 그 훈련장에 익숙한 말들도 거의 매일 장비가 약간 움직이거나 추가되거나 사라지면 주위를 경계했습니다. 나는 그러한 변화를 알아채기 위해 그 장소를 주의 깊게 살펴보아야 했습니다. 또는 누군가가 어제 건초 갈퀴를 사용하고 다르게 두었을 것이라는 추론을 하기 위해 논리를 쌓아야 했습니다. 말들은 한 눈에 이러한 변화를 즉시 볼 수 있습니다.

훈련과 신뢰는 인간이 고정 관념을 무시하는 법을 배우는 것처럼 말이 범주적 지각 부족을 무시하는 법을 배우도록 도와줍니다. 그러나 우리는 이러한 조건하에서 말과 인간의 두뇌는 각각의 본성에 반대하여 작동하고 있음을 기억해야 합니다. 인간이 피곤하거나 괴로워하거나 아드레날린이 분출되면 우리의 뇌는 고정 관념적 행동으로 되돌아갑니다. 그리고 말이 불편한 상황에 처하거나 말을 이해하지 못하는 조련사에게 인내심을 잃으면, 그들의 뇌는 그들이 익숙한 물체로부터 휙 돌아 도망치도록 지시할 것이다. 그것이 바로 각 짐승의 본성입니다.

감각 보상, 신경 피로, 범주적 지각의 세 가지 뇌 수준 지각 과정을 당신과 당신의 말에 적용하십시오. 말의 두뇌를 통해 세상을 경험해보십시오. 그것이 당신과 얼마나 다른지 주목하고 말이 당신처럼 세상을 지각한다고 가정하지 않도록 주의하십시오. 비록 짧은 순간이라도 피식자의 뇌 속으로 들어가는 것은 특별한 영광입니다.

제 8 장

느낌에 의한 상호 소통

말의 뇌는 현재의 외부 환경에 초점을 맞추고 있으며 내부의 계획, 의도, 생각을 숙고하지 않습니다. 그의 눈, 귀, 코, 그리고 피부는 인간의 감각이 감지할 수 없는 정보들을 포착하기도 하지만, 인간이 감지할 수 있는 다른 감각들을 놓치고 있습니다. 이 모든 차이점들로 인해, 우리는 말과 함께 뇌에서 뇌로 직접 의사소통한다는 생각에 절망할 수 있습니다.

그러나 언어, 기호, 제스처 또는 장비에 의해 매개되지 않는 감각 의사 소통 수단이 하나 있습니다. 그것은 우리 몸이 어디에 있고 우리가 말을 타는 동안 말의 몸이 어디에 있는지 알려주는 신체 인식 감각인 고유수용성이라고 합니다. 연습을 통해, 인간의 고유수용성은 말의 다리가 어디에 있는지, 어떻게 움직이고 있는지, 등이 이완되어 있는지, 긴장되어 있는지, 인간의 사소한 움직임에 반응하여 몸과 마음이 어떻게 변하는지를 느낄 수 있게 해줍니다. 말의 고유수용성은, 차례로, 말이 그들 자신의 몸과 우리의 몸의 압력, 위치, 그리고 긴장을 감지할 수 있도록 합니다. 말을 타는 순간마다, 날카로운 고유수용감각을 가진 말은 그의 다리가 어디에 있는지 뿐만 아니라, 당신의 다리가 어디에 있고 무엇을 하고 있는지도 압니다.

여러분이 한쪽 무릎을 구부리고 종아리로 말의 옆구리에 대고 누르면, 말이 구보를 시작한다고 가정해 봅시다. 말도 사람도 방금 적절한 고유수용성을 사용했습니다. 당신의 두뇌는 필요한 양의 종아리 수축을 시작했고 말의 두뇌가 당신의 신호를 포착하여 보법을 바꾸는 순간 그 수축을 부드럽게 해제했습니다. 기승자의 다리의 압력을 느끼며 말은 걸음걸이를 바꿨습니다. 말의 뇌는 옆구리에 가해지는 압력의 양과 속도에 따라 걸음걸이의 속도를 보정했습니다. 그것은 딱 붙어서 매우 복잡한 춤을 추는 것과 같습니다. 당신과 당신의 말이 양쪽 뇌의 수준에서 근육의 협응을 이루며 융합되어 있습니다. 당신의 뉴런 중 일부는 신호를 전송하고, 말의 뉴런 중 일부는 그 신호를 받으며, 두 종 사이에서 계속 신호를 주고받습니다.

작가 마크 헬프린(Mark Helprin)은 말과 춤의 연관성을 언급했습니다. "말은 춤추는 사람처럼 움직였는데, 이는 놀라운 일이 아닙니다. 말은 아름다운 동물이지만 항상 음악을 듣는 것처럼 움직이기 때문에 가장 놀라운 동물일 것입니다." 우리 인간은 완전한 파트너로서 그 말 춤에 합류하는 법을 배울 수 있습니다. 말 스포츠는 인간의 고유수용성 시스템에 가혹한 요구를 가합니다. 모든 운동 선수는 근육 수축을 제어해야 하지만 근육을 수축하는 동시에 이완 상태를 유지해야 합니다. 거의 완벽한 모순입니다. 우리는 자연적인 그룹 내에서 근육을 분리해야 하며, 일부는 구부리고 나머지는 느슨하게 하거나 중화해야 합니다. 승마는 부드러운 방법으로 피식동물에게 신호를 주기 위해 근육 긴장의 정확한 그라데이션이 필요합니다. 우리의 뇌는 우리 자신의 관절 각도, 근육 길이, 힘줄 긴장, 자세 균형뿐만 아니라 말의 관절, 근육, 힘줄 및 균형을 감지해야 합니다. 모든 운동선수의 고유수용성 신경은 열심히 일하지만, 특히 기승자의 고유수용성 신경은 정말로 숨이 넘어갈 정도로 일하고 있을 것입니다.

뇌의 고유수용성 능력을 강화함으로써 기승술을 향상시킬 수 있습니다. 좋은 부작용으로 말의 고유수용성 감각도 발달하고, 팀 내 상호 의사 소통도 급증합니다. 이러한 개선에는 약간의 작업이 필요하지만 다음과 같은 측면에서 큰 성과를 거두고 있습니다.

- 보다 정밀한 부조 형성
- 말과 기수 사이의 공통 균형 확립
- 말의 직진성, 밴딩, 역동성 및 민첩성 구축

- 사람이나 말의 부상 위험 감소

가장 중요한 것은, 적정한 고유수용성이 훈련의 가장 큰 장애물(기승자가 원하는 것이 무엇인지 이해하는 것)을 해결하는 데 도움을 줍니다. 너무 자주 우리는 말들이 우리가 원하는 것을 하기를 거부한다고 가정하는데, 진짜 문제는 그들이 우리가 원하는 것을 모른다는 것입니다. 좋은 고유수용성은 우리의 요구를 명확하게 해 줍니다.

고유수용성이 없는 삶

시각으로 오류를 보정하기 때문에 고유수용성은 당연하게 받아들여지기 쉽습니다. 하지만 한 번 시도해 보세요. 눈을 뜨고 한 발로 서십시오. 약간 흔들릴 수 있지만 가능합니다. 이제 눈을 감고 동일한 작업을 수행하십시오. 훨씬 어렵죠? 눈을 감으면 뇌는 시각의 도움 없이 고유수용성에만 의존해야 합니다.

고유수용성이나 오류를 보정하려는 시각이 없으면 사람들은 갑자기 고꾸라집니다. 진짜 매우 희귀한 바이러스에 감염되어 고유수용성 신경이 파괴된 이안 워터맨씨 이야기를 해보겠습니다. 그 손상은 몸에서 뇌로 메시지를 보내는 능력을 파괴했습니다. 다른 모든 감각과 운동 기능은 손상되지 않았습니다. 그러나 고유수용성이 없어서 이안은 앉고, 서고, 말하고, 마시고 먹을 수 없었습니다. 그의 몸은 시체처럼 쓰러졌고, 그의 뇌는 팔다리와 몸통이 어디에 있는지 알지 못했습니다. 입이 어디 있는지 알지 못하면서 음식을 먹으려 한다고 상상해 보세요. 또는 발이 어디 있는지 알지 못하면서 말을 탄다고 생각해 보세요.

시각의 도움과 극단적인 결단력 덕분에 이안은 스스로 일어나 앉고, 일어서는 법을 배웠습니다. 발을 쳐다봄으로써 그는 발을 똑바로 세우는 법을 배웠습니다. 그런 다음, 그는 다리를 보고 올바른 위치에 놓는 식으로 나머지 신체에 대해 반복했습니다. 가만히 서 있기 위해서 각 관절과 근육의 시각적 위치를 배워야 했습니다. 모든 부품이 의식적으로 배치되면 그는 자신의 몸을 응시하며 설 수 있었습니다. 그가 한눈을 팔거나 눈을 감거나 집중력을 잃으면 이안은 삶은 스파게티 가락처럼 쓰러졌습니다.

고유수용성 신경

정상적인 인간이나 말의 뇌는 근방추, 골지 기관 및 관절 각도 수용체를 통해 신체로부터 신호를 받습니다. 근방추는 근섬유 내부에 있으며 근육을 강하게 만듭니다. 근방추는 우리가 움직일 때 근육 길이의 변화와 그 신장 과정의 속도를 뇌가 모니터링할 수 있도록 합니다. 이 기관은 매우 민감합니다. 근육 전체 길이의 0.002% 차이도 감지할 수 있습니다. 그 미세한 변화를 감지한 후, 뇌로 신호를 보내서 무슨 일이 일어나고 있는지 알려줍니다. 이 신호는 시각 정보보다 훨씬 더 빨리 도착하므로 뇌는 시각이 필요한 시간의 절반도 안 되는 시간에 근긴장의 오류를 수정할 수 있습니다. 이러한 속도는 말에 반응할 때 도움이 됩니다!

근방추 환상

근방추는 환상을 만들만큼 강력합니다. 과학자들이 전극으로 근방추를 정확히 자극하면 뇌는 팔이 팔꿈치에서 뒤로 구부러져 있거나 무릎이 앞으로 구부러져 있다고 생각합니다. 일부 환상은 너무 강해서 발이 엉덩이 앞쪽에 닿을 때까지 다리가 위쪽으로 접히는 느낌이 든다고 보고합니다! 뇌는 실제 자극에서 오는 신경 신호와 가짜 자극에서 오는 신경 신호를 구별하지 못하기 때문에 인공 신호를 일반적인 방식으로 해석합니다. 그 해석은 우리로 하여금 이 팔다리가 실제로는 가만히 누워 있는데도 실제로 불가능한 위치에 있는 것처럼 느끼게 합니다.

힘줄이 근육과 만나는 곳에 위치한 골지('GOAL-jee') 기관은 근긴장을 모니터링합니다. 그들은 근육이 굴곡하는 정도를 감지하여 근육에 얼마나 많은 힘이 가해지고 있는지 뇌에 알려줍니다. 말이 입으로 당신을 끌어당길 때 손, 팔, 어깨, 등의 골지 기관은 당신에게 가해지는 힘의 양과 당신이 돌려주는 힘의 양을 알려줍니다. 주의를 기울이면 이 정보는 압력을 풀어서 당기는 것을 멈추도록 상기시켜줄 것이고, 그러면 말은 이완될 겁니다.

방추체와 골지 기관이 여러분의 뇌에 즉각적인 메시지를 보내는 반면, 말의 고유수용체도 말의 뇌에 비슷한 정보를 보냅니다. 말의 잘못된 행동 후에 당신의 종아리를 강하고 빠르게 수축하거나 발뒤꿈치로 차서 잘못된 행동을 교정한다고 가정해 보겠습니다. 말의 고유수용성은 말의 뇌에게 이 강렬한 자극은 점진적인 다리 압력과는 상당히 다르다는 것을 알려줍니다. 뇌는 다양한 신호를 다른 의미로 변환합니다. 강한 자극은 "이봐, 뭐 하는 거야, 버스터?"라고 꾸짖습니다. 점진적인 압력의 증가는 "좋아, 이제 구보합시다..."라고 격려합니다.

각도 수용체는 관절이 펴지거나 구부러질 때 작용합니다. 말의 무게 중심 변화를 수용하기 위해, 우리는 장애물을 뛰어 넘을 때 공중에서 고관절을 구부립니다. 이 더 깊은 굴곡은 고관절의 관절낭 내부에 위치한 신경을 통해 뇌로 전달됩니다(참고로 고관절에는 단 0.2도의 변화도 감지할 수 있는 대부분의 다른 관절보다 더 민감한 각도 수용체가 있습니다. 대조적으로 발가락은 6.1도의 변화가 있어야 뇌가 감지할 수 있습니다). 일부 각도 수용체는 관절 굴곡에 빠르게 적응하며, 변화가 일어났다는 신호만 전달합니다. 어떤 각도 수용체는 천천히 적응하여 이 새로운 관절 위치가 제자리에 유지되고 있다고 뇌에 알립니다.

모든 유형의 고유수용성 신경은 뇌로 향하는 특별한 빠른 경로를 즐깁니다. 척수의 고도로 절연된 부분으로, 촉각, 온도 및 통증에 대한 신호보다 훨씬 더 빠르게 이동할 수 있습니다. 근육과 관절을 움직이게 하는 신경에 대한 효율적인 피드백을 위해서는 고유수용성 정보의 신속한 신호전달이 필요합니다. 우리는 도망가는 말 위에서 낮은 나뭇가지를 피하면서 뇌의 지시를 기다리며 엄지손가락을 만지작거리고 싶지 않습니다.

복잡해요.

고유수영성은 각 단계를 독립적으로 분석할 때는 거의 단순하게 들립니다. 그러나 가장 기본적인 승마 동작(예: 한쪽 다리의 압박)조차도 다양한 신경을 작동시킵니다. 인간의 다리에는 엉덩이에서 발목까지 43개의 주요 근육이 있습니다. 말의 몸통을 조이기 위해 각 근육은 다양한 정도로 구부리거나 이완된 상태에서 적절한 위치에 앉아 있어야 합니다. 한쪽 다리로 말의 옆구리를 누르면 수천 개의 고유수용성 신경이 양쪽 뇌에 동시에 메시지를 보냅니다. 그리고 우리는 그러한 '단순한' 행동에 관련된 모든 힘줄, 인대 및 관절을 세지 않고 있습니다.

고유수용성 테스트

고유수용성을 조정하기 전에 뇌가 신체 위치를 인식하는 방식에서 부정확한 것을 찾아야 합니다. 뇌가 빠르게 적응한다는 사실은 축복이자 저주입니다. 뇌를 재훈련하여 몸의 정렬을 바르게 할 수 있게 해주지만, 반대로 일시적인 정렬 불량이 몸에 배일 수 있습니다. 부상, 치유를 허용하는 물리적 보상, 반복적인 오용 또는 잘못된 형태 등 많은 사건이 일시적인 정렬 불량을 야기할 수 있습니다. 시간이 지남에 따라 뇌는 변화에 익숙해지고 이를 새로운 표준으로 받아들입니다.

고유수용성 훈련은 당신의 두뇌가 고르지 않은 신체 위치를 받아들이기보다 정렬을 요구하도록 가르칩니다. 귀찮게 왜? 왜냐하면 당신의 말이 모든 불균형을 포착하고 그것을 수용하기 위해 그의 몸과 뇌를 변경하기 때문입니다. 머지 않아 당신과 당신의 말은 옆으로 기우뚱거리거나 한쪽 다리 보폭이 짧아지는 반면, 말과 당신의 뇌는 모든 것이 잘 되어가고 있다고 말하게 됩니다. 강사들은 클라이언트가 자신의 비디오를 볼 때 놀라워한다는 것을 알고 있습니다. "내가 그렇게 많이 앞으로 기울었다고요? 확실히 그렇게 느껴지지 않는군요."

일반 테스트

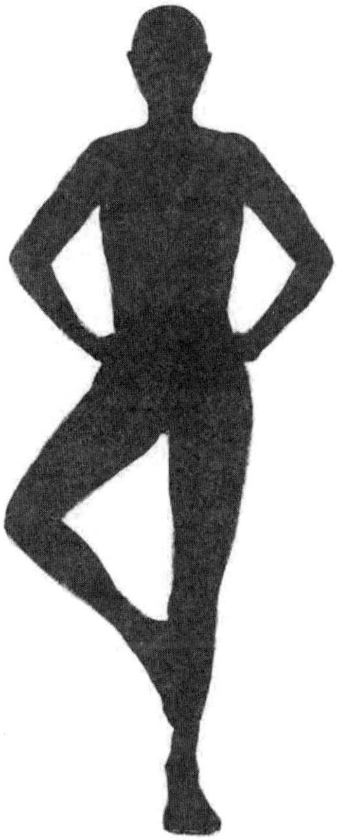

그림 8.1
Stork Toe Raise를 당신의 고유수용성을 테스트하세요(본문을 참조하세요).

고유수용성에 대한 쉬운 일반 테스트를 위해 Stork Toe Raise를 시도하십시오(그림 8.1). 당신의 수행을 표준과 비교하고 어느 단계인지 확인하십시오. 나쁘다고 실망하지 마세요. 고유수용성은 연습을 통해 빠르게 향상될 것입니다. 손은 엉덩이에, 오른발은 왼쪽 종아리 안쪽에, 무릎은 바깥쪽으로 향하게 하고 서십시오.

한 손에 작은 타이머를 잡고 왼쪽 발 볼로 서세요. 원 위치를 잃으면 타이머를 정지합니다. 이제 다른 쪽 발을 시도한 다음 아래 표를 사용하여 자신을 평가하십시오.

자세를 유지하는 시간	당신의 고유수용성은
10초 미만	나쁨
10초-24초	양호
25초-39초	평균
40초-50초	좋음
50초 이상	우수

물리치료사와 운동처방사들이 공식적으로 사용하는 고유수용성 평가들이 있습니다. 하지만 그들 중 대부분은 승마에 익숙하지 않고, 우리가 신체 인식을 얼마나 섬세하게 사용하여 말과 의사소통을 하는지 인식하지 못합니다. 친구에게 당신의 자세를 전면, 측면, 후면에서 보도록 요청하고, 당신의 움직임의 방향, 범위 또는 협응 운동의 불일치를 기록함으로써 비공식적인 평가를 할 수 있습니다. 시력의 도움없이 고유수

용성만을 테스트하기 위해 평가 중에 눈을 감아보세요. 결국, 여러분은 말을 타는 동시에 자신의 몸을 관찰할 수 없습니다. 이 프로세스에는 시간이 걸리므로 며칠에 걸쳐 세션을 분산하는 것이 좋습니다.

기립 시 정렬

몸에 꼭 맞는 옷을 입고 친구가 관절 정렬 상태를 점검하도록 하십시오. 발을 골반 너비로 벌리고 눈을 감고 양팔을 옆구리에 대고 편안하게 서세요. 해병대 신병 훈련소에서 서있는 것처럼 하지 말고, 늘 하던 대로 그냥 서 있습니다. 어깨가 가상의 수평선 위에 있습니까? 팔꿈치, 손목, 엉덩이, 무릎, 발목은 어떻습니까? 옆에서 봤을 때 귀, 골반, 무릎, 발목이 수직선에 있습니까? 척추가 곧고, 몸무게는 발 뒤꿈치와 앞 볼에 고르게 분포되어 있습니까?

이동 시 수평 정렬

두 번째 부분이 더 재미있습니다. 눈을 감고 팔을 옆으로 쭉 뻗으세요. 당신의 손은 수평인가요? 팔을 쭉 뻗은 채 두 검지 손가락을 앞으로 모으십시오. 그들이 만나나요? 한 쪽이 다른 쪽보다 일관되게 더 높습니까? 이제 팔을 다시 옆으로 가져오고 각 검지 손가락을 반대쪽 엄지 발가락에 터치하십시오. 빨리, 제발! 당신의 고유수용성은 의식적인 계획을 세운 후가 아니라 바로 지금 말에서 작동해야 합니다. 손가락이 각 발가락과 정확하게 연결되었습니까?

몸을 옆으로 호를 그리듯 각 팔꿈치를 같은 쪽 고관절에 대 보세요. 팔을 다시 옆으로 벌리고 한쪽 팔꿈치를 구부려 검지 손가락이 같은 쪽 귀에 닿도록 해보세요. 각 발의 발바닥을 반대쪽 무릎 앞쪽에 차례로 놓습니다. 아직 눈을 감고 계시죠? 친구가 웃으며 다양한 각도에서 불일치를 찾는 동안 이러한 테스트를 계속하십시오.

거리 평가

3부는 벽에 등을 대고 서는 것을 포함합니다. 이상적인 자세를 위해서는 뒤통수, 견갑골, 천골, 발뒤꿈치가 모두 벽에 닿아야 합니다. 등과 벽 사이에 움푹 들어간 곳이 있나요? 당신 친구가 거기에 손을 넣을 수 있나요? 허리가 어깨와 엉덩이와 일직선이 되도록 하는 데 필요한 복부 수축량을 조절하십시오. 공간이 있는 등보다 곧게 뻗은 등을 사용하면 말에 훨씬 더 큰 힘을 실을 수 있으며, 복부 결합은 여러분의 몸무게를 수직으로 집중시켜 여러분의 말이 울퉁불퉁한 감자 자루를 운반하는 것으로 느끼지 않게 합니다.

이제 몸이 벽에서 약 2.5cm 떨어져 있도록 앞으로 나와보세요. 왼쪽 어깨를 뒤로 움직여 벽에 닿도록 한 다음 오른쪽 어깨를 움직입니다. 좌석의 각 엉덩이, 각 발꿈치, 각 팔꿈치에 대해 동일한 작업을 수행하십시오. 양쪽 어깨를 같은 쪽 귀 쪽으로 2.5cm 들어 올리십시오. 각 고관절을 어깨 쪽으로 2.5cm 들어 올립니다. 그런 다음 벽을 마주보고 각 어깨, 엉덩이, 무릎을 벽 쪽으로 2.5cm씩 가져옵니다. 친구가 잘못된 내부 측정을 관찰하는 동안 모든 종류의 움직임을 실험할 수 있습니다. 사람들은 종종 한쪽 어깨를 7.6cm 들어 올리고 다른 쪽 어깨는 전혀 들지 않은 다음 양쪽에서 같은 움직임을 했다고 보고합니다.

자세 균형

우리 기승자는 우리와 다른 무게중심을 가진 거대한 동물의 등에 올라타 있기 때문에 균형이 매우 중요합니다. 벽에서 팔 길이만큼 떨어져서 서서 눈을 감고 양팔을 옆으로 뻗으세요. 균형이 잡히면, 30초 동안 한 발로 서 있다가 다른 발로 서십시오. 어느 발이 더 안정적입니까? 팔을 아래로 쭉 늘어뜨린 상태에서 시도해보세요. 너무 쉬우면, 한 번에 한 발씩 발끝으로 서세요. 단단한 물체를 만지면서 발 뒤꿈치로 서보세요. 그

거 힘들죠, 안 그래요? 만약 여러분이 충분히 오래 웃는 것을 멈출 수 있다면, 한쪽 발꿈치로 서서 여러분이 다른 쪽 발꿈치보다 더 안정적인지 확인해 보세요.

체중 분포

말은 여러분이 기승하는 동한 기승자의 체중 분포를 느끼고, 체중이 갑자기 사라지면, 한쪽으로 몸을 구부리거나 긴장을 하기도 합니다. 골반 너비 정도의 거리를 두고 바닥에 두 개의 체중계를 놓아 체중 분포를 확인합니다. 똑같은 물체를 올려 각각 동일한 무게값을 나타내도록 체중계를 보정합니다. 그리고 나서 눈을 감고 각 체중계에 한 발씩 올려놓고 편안하게 서 있으세요. 체중이 양다리에 고르게 분포되어 있으면 무릎이 구부러져도 저울은 양쪽에서 똑같이 표시되어야 합니다. 대부분의 사람들은 튼튼한 다리에 더 많은 무게를 두고 서 있습니다.

근 긴장

고유수용성 평가의 여섯 번째 섹션에서는 근 긴장에 대한 뇌의 인식을 탐색합니다. 양손으로 쥘 수 있는 4.5~9kg의 물건을 찾으십시오. 아령이 있다면 사용해도 되지만, 그렇지 않다면 책이나 그루밍 박스나 아무거나 들 수 있는 것을 사용하십시오(22.6kg의 사료 자루는 다른 시간을 위해 그냥 두십시오. 그리고 무릎이 안 좋다면 이 테스트는 넘어가십시오). 이 검사를 위해 평균적인 여성은 약 4.5kg의 무게가 필요하고, 평균적인 남성은 약 9kg가 필요합니다. 개인 사이즈와 근력에 맞게 무게를 조절하세요.

이제, 한 발로 서서 여분의 체중을 그 다리 위에 싣습니다. 엉덩이를 바닥 쪽으로 향하게 하면서 무릎을 서서히 구부린 다음, 천천히 올라와서 발끝으로 섭니다. 이제 다른 쪽 다리로 해보세요. 근력, 유연성, 동작 범위, 그리고 균형이 동등합니까? 한쪽이 다른 쪽보다 더 흔들리나요? 균형을 다시 잡으려고 할 때 특정한 방향으로 기울어지나요?

대칭적 유연성

마지막으로, 몸의 양쪽에 동일한 근육을 독립적으로 스트레칭하여 유연성의 차이를 찾으십시오. 두 다리를 동시에 스트레칭할 때 한쪽 다리의 유연성이 다른 쪽 다리의 뻣뻣함을 보상하는 경우가 많습니다. 따라서 각 다리를 개별적으로 제어하는 고유수용체와 뉴런을 검사하려고 합니다. 팔, 목, 등 위쪽, 등 중간, 등 아래, 허리, 복근, 엉덩이, 허벅지, 종아리, 아킬레스건 등의 유연성을 테스트했으면 각각의 주요 관절을 독립적으로 회전시키기 시작합니다: 왼쪽 고관절, 오른쪽 고관절, 왼쪽 어깨뼈, 그리고 오른쪽 어깨뼈 등 친구에게 각 근육 그룹의 유연성과 각 관절의 운동 범위에서의 차이를 확인하도록 요청하세요.

다 됐습니다! 거의 모든 사람이 몇 가지 불일치를 발견합니다. 예를 들어, 여러분의 뇌는 왼쪽 엉덩이가 오른쪽 엉덩이와 수평선상에 있다고 느끼지만, 실제로는 2.5cm 더 높은 곳에 있을 수 있습니다. 여러분의 뇌는 고르지 못한 신체 위치에 적응했고 잘못된 고유수용성을 제공하고 있습니다. 삐뚤어진 것이 발견되면 수정하려고 하지 않고 동작을 반복합니다. 여러분은 그것이 고유수용 시스템의 일관된 불균형인지 아니면 단지 실수인지 알고 싶어 합니다. 9장에서 잘못된 정렬과 불균형을 해결하는 방법을 설명하겠습니다(127쪽 참조).

고유수용성에서 뇌손상

여기에서 제안한 평가는 신경, 근육, 힘줄 및 관절의 기능을 탐구합니다. 그러나 매우 드물게 고유수용성 장애가 있는 경우에는 이 모두가 괜찮습니다. 대신 뇌에게 책임이 있습니다. 뇌 손상은 사람들이 기대거나, 기울거나, 구부러지거나, 한쪽 방향으로 넘어지거나, 신체 부위를 인식하지 못하거나, 얼굴 한쪽을 인식하지 못하게 할 수 있습니다.

신경과 의사 올리버 색스는 뇌종양으로 인해 자신의 다리를 버리려 했던 익명의 환자를 묘사했습니다. 그 젊은이는 왼쪽 다리가 '이상'하다고 느껴서 테스트를 받으러 왔습니다. 그는 병원에서 밤을 보냈습니다. 깨어났을 때, 그는 그의 침대에서 절단된 다리를 발견했습니다. 그것을 침대 밖으로 던졌지만, 그의 몸이 따라 떨어졌습니다. 공포에 질린 그는 죽은 다리가 자신에게 붙어 있다는 것을 깨달았습니다. 뇌는 설명할 수 없는 사건들을 합리화시켜, 원인에 대한 동화를 만들어 냈습니다. 간호사들이 그가 잠든 사이에 그저 장난 삼아 그의 침대로 죽은 다리를 몰래 들여보냈다고 말이죠. 글쎄, 그는 그것이 재미있다고 생각하지 않았습니다.

추가 검사를 통해 의사들은 이 신사의 우뇌 반구에 있는 운동피질 근처에서 종양을 발견했습니다. 종양은 밤새 피가 나기 시작했고 그 부위의 뉴런을 손상시켰습니다. 다리로부터 신경 신호가 없어서 젊은이의 뇌는 다리가 더 이상 몸의 일부가 아니라고 생각했습니다. 다리를 보고도 마음이 바뀌지 않았습니다.

운동피질은 말과 기수가 이종 간 직접적인 의사 소통을 위해 자신의 몸을 사용할 수 있게 해주기 때문에 우리에게 흥미로운 부분입니다. 그것은 신체의 여러 부분에 신호를 보내 움직이게 하는 긴 뇌 조직 조각입니다. 좌뇌 운동피질의 한 위치에는 오른쪽 다리를 움직이는 신경망이 있습니다. 체성감각(somatosensory) 피질이라고 불리는 유사한 뇌 조직 조각이 운동피질 옆에 있습니다('So-matt-uh-SEN-suh-ree'는 '몸'을 의미하는 그리스어 'soma'에서 유래했습니다). 그것은 신체의 여러 부분으로부터 오는 신호를 수신합니다. 따라서 오른쪽 다리에서 말의 옆구리로 압력을 전달할 때 운동피질의 특정 뉴런이 활성화하고, 말의 측면으로 압력을 전달할 때 말의 감각 피질의 특정 뉴런이 활성화됩니다(그림 8.2 A & B).

인간의 감각 및 운동피질 영역이 매핑되어 있으므로, 뇌 조직의 어느 부분이 어느 신체 부위에 해당하는지 알 수 있습니다. 그러나 말의 감각 운동피질은 아직 신체 부위에 대해 매핑되지 않았습니다. 진정되지 않은 말을 묶고, 뇌에 전극을 꽂고, 자극을 할 때 어떤 신체 부위가 꿈틀거리는지 관찰하는 것은 어렵습니다. 말의 목과 어깨가 말 운

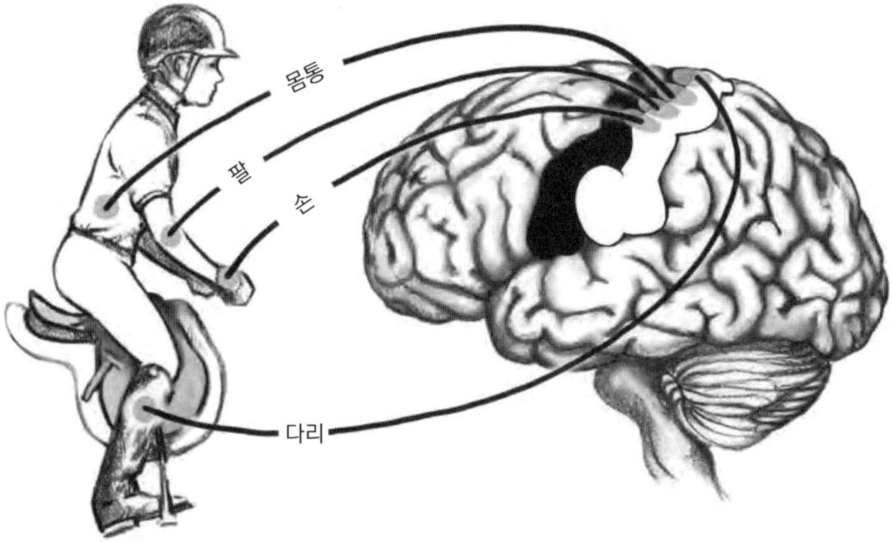

그림 8.2A 신체 위치는 인간 두뇌의 특정 신경 부위에 매핑됩니다. 여기서 검은색 영역은 운동피질을 나타내고 흰색영역은 체성감각피질을 나타냅니다. 옅은 회색 타원형은 인체의 다양한 부분에 매핑된 인간의 뇌 부위를 표시합니다.

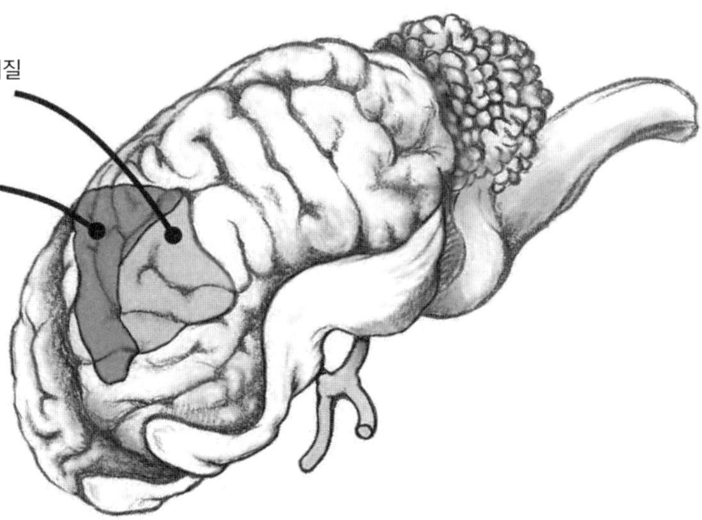

그림 8.2B 말의 뇌에서 보면 운동피질은 짙은 회색으로 표시됩니다. 말의 체성감각피질의 대략적인 위치는 밝은 회색으로 나타납니다.

동피질에서 대부분을 차지하고 있다는 것을 알고 있습니다. 이것은 이러한 영역이 가장 민감한 영역임을 시사합니다.

말의 피질은 탐색하기 어렵기 때문에 말의 체성감각 영역에 대한 현재 지식은 양에 대한 연구를 기반으로 합니다. 수의 신경과 전문의는 양의 뇌가 말의 뇌와 충분히 유사하다고 말합니다. 양의 뇌는 상대적으로 말보다 다루기 쉽고 저렴하며, 그 결과가 종종 의학에 적용될 수 있기 때문에 연구됩니다.

체성감각피질을 찾기 위해 종이처럼 얇은 전극 그리드를 양의 뇌에 삽입합니다. 동물이 특정 영역을 만지면 전극이 가청 신호를 연구자에게 전송하고 연구자는 뇌와 신체 사이의 위치를 매핑합니다. 그들의 연구를 통해 **그림 8.2 B**에 표시된 말 체성감각피질의 위치를 대략적으로 추정했습니다. 우리는 말 신경 수의학에서 연구가 계속됨에 따라 더 많은 것을 배우게 될 것입니다.

고유수용성 세포는 또한 학습, 시작 및 자발적 운동 수행을 담당하는 기저신경절(basal ganglia)이라고 하는 뇌 중앙에 묻힌 뉴런 덩어리에 신호를 보냅니다. 이러한 구조는 파킨슨병이 있는 사람에게서 손상되어 유동적으로 움직일 수 없게 됩니다. 말에서 기저핵은 독성 잡초의 섭취에 의해 손상을 입게 되면 씹기가 불가능해지는 치명적 결과를 가져옵니다.

고유수용세포가 감각 또는 운동피질 영역 및 기저신경절의 뉴런과 연결된 후 신호는 콜리플라워 같은 작은 공 모양의 소뇌라고 하는 곳으로 이동합니다. 말과 인간의 소뇌는 움직임의 시간 순서를 맞추고 조정하고 기억합니다. 말의 소뇌는 고도로 발달되어 학습에 매우 중요합니다. 인간의 뇌에서는 다양한 영역의 피질이 이 기능 부분을 차지합니다. 이러한 영역의 문제는 고유수용성을 방해할 수 있습니다.

고유수용성 소실

주의가 산만해지면 삶은 스파게티처럼 넘어진다거나 다리를 잃은 것 같이 느끼는 사람도 있다는 이 모든 이야기를 들은 후, 고유수용성 상실이 매우 드물다는 사실을 알고 안심할 것입니다. 말과 인간은 신체의 모든 영역으로 가는 말초신경이 잘 발달되어 있습니다. 문제가 발생하면 일반적으로 하나의 주요 신경에만 영향을 미치며 일시적인 것입니다. 대부분의 기승술 개선을 위한 고유수용성 훈련은 신체 위치를 조정하여 재정렬하고 이를 인지하는 것으로 이루어집니다.

가끔 인체의 일부가 손상되어 움직일 수 없는 경우도 있습니다. 움직이지 못하면 신경 피로로 인한 감각 적응과 유사하게 팔다리에 일시적인 인식 상실이 발생합니다. 해당 영역은 부분적으로 연결이 끊어진 느낌이 들거나 반응이 느린 것처럼 느껴질 수 있습니다. 꿈틀꿈틀 움직일 정도로 치유되면 고유수용성이 점차 회복됩니다. 우리의 뇌는 손상된 부위를 느끼고 움직일 수 있도록 하는 뉴런을 재정비해야 합니다.

말도 부상을 당했을 때 일시적인 고유수용감각의 상실을 경험할 수 있는 동일한 능력을 가지고 있습니다. 그러나 실제로는 말이 움직이지 않는 일은 거의 없기 때문에 자주 발생하지 않습니다. 게다가, 정신적 경험은 말이 수의사에게 설명하기에는 매우 힘들 것입니다!

기승의 백만 가지 좋은 점 중 하나는 매일 가벼운 고유수용성 테스트를 제공한다는 것입니다. 말을 타고 부드럽게 평보, 속보, 구보를 구사할 수 있다면 당신의 고유수용성은 아주 훌륭합니다. 그러나 말과 뇌 대 뇌 의사 소통을 위해 몸을 사용하려면 훨씬 더 좋아야 합니다. 다음 장에서는 고유수용성 오류가 왜 좋은 기승을 방해하는지 그리고 어떻게 이를 수정할 수 있는지 배우게 될 겁니다.

제 9 장

승마 두뇌 만들기

왜 기승자는 고유수용성의 작은 불일치를 해결해야 할까요? 만약 여러분의 뇌가 여러분의 왼쪽 어깨가 실제로는 5cm 뒤로 움직였는데, 오른쪽 어깨와 같이 2.5cm 뒤로 움직였다고 생각한다면 어떻게 될까요? 정답은 뇌와 뇌 사이 의사 소통을 이루려면 우리 말의 고유수용성의 민감도를 일치시켜야 한다는 것입니다. 그리고 말은 신체 인식에 있어 매우 민감한 동물입니다.

플라이걸(Flygirl)은 탱크같이 탄탄하게 훈련된 홀스타이너 품종의 말이고, 검은색에 흰 양말을 신고 있는 것 같고, 얼굴에 약간의 흰색 모양이 있습니다. 평생 미국과 유럽에서 그랑프리 장애물 비월 시합에 참여한 후, 그녀는 이제 초급과 중급 헌트 시트 기승자들에게 승마를 가르치는 20대 후반의 훈련용 말이 되었습니다. 오래 전 어느 오후, 나는 그녀와 함께 답보[1] 훈련을 하고 있었고 그녀가 내 부조에 얼마나 민감한지 알아차렸습니다. 직선에서 리드 변경을 요청하려면 새 리드에 해당하는 쪽으로 내 고개를 약간만 옮기면 되었습니다. 그녀는 즉시 답보를 시행했습니다. 장애물 비월할 때도 마찬가지였습니다. 왼쪽으로 가기 위해서 공중에서 살짝 왼쪽으로 바라보는 것만으로도 충분했습니다.

거의 모든 트레이너가 기승자가 왼쪽을 볼 때, 손, 어깨, 엉덩이, 다리가 무의식적으

1) 답보(변환): 기승자의 방향전환 지시에 따라 다리 방향을 바르게 바꾸는 것

로 왼쪽으로 움직인다고 말할 것입니다. 말은 머리 위치 이 외에도 많은 신체 신호를 감지할 수 있었을 것입니다-실제로 말들이 기승자의 머리가 10도 회전하는 것을 알아차릴 것 같지는 않습니다. 실제 위에 있는 우리를 볼 수는 없습니다. 그래서 저는 플라이걸과 실험을 했습니다. 제 몸의 모든 부분을 북쪽으로 향하게 하면서 머리만 약간 북서쪽으로 돌리면서 말이죠. 한 달 정도에 걸쳐 모든 방향, 다양한 위치, 울타리와 평지, 모든 걸음걸이와 예상치 못한 순간에 이것을 연습했습니다. 그녀는 매번 돌아섰습니다. 또한 그녀의 몸이 돌아가는 정도는 내가 고개를 돌리는 정도와 일치하였습니다. 비록 그녀가 내 몸에서 무의식적인 방향 변화를 감지하고 있었다고 해도, 그 정도의 감각 구별 능력은 거의 병적 수준입니다. 아주 좋은 방식으로요.

거대한 동물이 민감할 수 있을까요? 평균적인 말의 체중은 평균적인 파리보다 5천만 배나 더 무게가 나가지만, 그런 파리가 그의 몸에 앉는 것을 즉시 느낍니다. 그 정도의 민감성을 가진 가상의 인간이 있다면 보이지 않는 다섯 개의 민들레 씨앗의 무게를 느낄 수 있을 것입니다-이것은 진짜 인간이 할 수 없는 것입니다. 훈련된 말들은 1.8m 떨어진 곳에서 인간이 0.02cm 정도 머리를 끄덕이는 것을 알 수 있습니다. 인간보다 2.5배 더 시각적으로 민감합니다. 똑같이 고개를 끄덕여도 인간은 그런 일이 일어났는지조차 모를 것입니다. 한 가지 통계가 더 있습니다: 말은 약 0.0085g의 나일론 필라멘트의 압력을 감지할 수 있습니다. 모래 세 알의 무게입니다. 같은 필라멘트로 사람의 손끝을 찔러보면, 우리는 그것이 거기에 있는지 전혀 알지 못합니다.

이 정도의 민감성으로 말들은 어깨 움직임에 있어 2.5cm의 차이를 알아차립니다. 그리고 그들은 그것이 무엇을 의미하는지 알아내려고 노력하고 있습니다. 만약 우리가 우리 뇌의 고유수용성을 훈련시키지 못한다면, 말들은 엇갈리는 메시지 앞에서 혼란을 겪을 것입니다.

이차적인 문제가 여기 있습니다: 시력은 일상 생활에 엄청난 도움이 되지만 종종 고유수용성을 방해합니다. 예를 들어, 정상적인 속도로 가상의 선을 따라 걷다가 양쪽 발의 방향이 일치하게 멈추어 서라고 하면 대부분의 사람들은 작업을 수행하기 위해 발을 쳐다볼 것입니다. 그냥 재미삼아 일어나서 보지 않고 몇 번 해보십시오. 눈으로 볼 수 없는 선에 얼마나 일치해 있는지 놀라실 수도 있습니다. 우리의 뇌는 우리가 허용하면 시력의 도움 없이 우리 몸을 지시할 수 있습니다. 시각은 우리의 고유수용성 시스템이 작동해야 할 때 방해를 합니다.

따라서 기승자는 말이 매우 민감하기 때문만이 아니라 우리가 말을 타는 동안에는 우리의 몸이나 말을 볼 수 없기 때문에 고유 감각을 연마해야 합니다. 느낌으로 타는 것 외에는 선택의 여지가 없습니다. 고유수용성 훈련은 우리의 뇌가 관절을 정렬하고, 균형을 유지하며, 근육을 분리하여 독립적으로 사용하게 하고, 말과 기승자 사이의 직접적인 의사소통을 촉진하는 방식으로 유연성과 힘을 조절하도록 가르칩니다.

속 들여다보기

특정 뉴런은 신체의 각 영역에서 고유수용성 신호를 수신하고 해석합니다. 대부분의 영역에서 이 프로세스는 잘 작동합니다. 그러나 비효율적인 근육이나 관절도 있습니다. 시간이 지남에 따라 이러한 게으름뱅이를 조절하는 뇌 세포도 같이 게을러집니다. 그 뇌세포들은 절망에 빠져 두 팔을 들고 '거물' 시각 뇌세포들이 그들을 어떻게 무시하였는지 불평하며 일을 그만둡니다. 아니면 좁은 구석에 처박혀 모자로 눈을 가리고 낮잠을 잡니다.

고유수용성 훈련은 뇌 조직에 두 가지 효과가 있습니다. 부진한 뇌신경세포가 담당하는 신체 부위를 제어하는 일을 다시 하도록 강제하고, 작업을 돕기 위해 새로운 세포를 동원합니다. 신경 동원은 시각 장애인이 시각에 문제가 없는 사람보다 거의 3배 더 빨리 말을 이해할 수 있도록 도와줍니다. 그 이유는 뇌가 사용하지 않는 시각피질에서 여분의 신경세포를 가져와 청각에 사용하기 때문입니다. 마찬가지로, 기승자의 목표는 말에 타고 있는 중요한 신체 부위에 더 많은 뇌 세포를 동원하는 것입니다. 10대 청소년이 제재 위협이 있을 때만 방을 청소하듯이 뇌도 협박을 받아야만 동원됩니다. 우리가 다른 뇌 세포를 억제하고, 고유수용성 세포가 제 역할을 하게 해 준다면, 그들은 제 역할을 하기를 열망할 것입니다.

신체 움직임을 통해 고유수요성을 향상시키기 때문에 사람들은 종종 고유수용성 훈련이 근육 강화와 신체 균형 발달에 관한 것이라고 생각합니다. 그러나 이러한 결과는 단지 부산물일 뿐입니다. 신체 단련은 훌륭한 승마술을 위해 중요하지만, 지금 우리는 신경과 뇌세포 훈련을 하고 있는 것입니다. 신경과 뇌세포를 잘 다듬기 위해, 우리의 몸을 다양한 위치에 놓고, 정신적으로 집중하고 뇌를 훈련시킵니다. 준비됐나요? 시작해 봅시다.

두뇌 훈련

기타 연주자와 택시 운전사의 뇌 스캔은 일상적인 훈련이 뇌 조직을 형성한다는 것을 보여줍니다. 예를 들어, 왼쪽 손가락 끝을 제어하는 신경 영역은 기타를 연주하는 사람에서 그렇지 않은 사람들에 비해 훨씬 더 큽니다. 키스 리차드(유명한 기타리스트)의 두뇌는 이 영역이 빵빵하게 가득 차 있고, 내 것은 축 쳐져 있겠죠. 모든 방향으로 구불구불한 25,000개 이상의 도시 거리를 외우는 런던 택시 운전사는 피질의 공간 기억 영역에서 평균보다 더 많은 회백질을 가지고 있습니다. 타고난 재능이나 타고난 해부학이 아닌 훈련이 이 효과를 일으킵니다. 기타 연주자와 택시 운전사가 음악적 두뇌와 공간적 두뇌를 형성하는 것처럼 기승자도 승마 두뇌를 키울 수 있습니다.

관절 정렬

관절 정렬 운동은 다음과 같은 일반적인 과정을 따릅니다.

- 생각으로 신체 부위를 정렬
- 육안으로 확인
- 필요에 따라 수정

- 뇌가 위치를 배울 때까지 반복

이 순서는 모든 정렬 평면에서 작동하므로 다양한 관절을 사용하여 다양한 동작을 창의적으로 고안할 수 있습니다. 제8장(111쪽)에서 식별한 정렬 오류 영역에 특별한 주의를 기울이세요.

- 먼저 눈을 감고 거울 앞에 서십시오. 각각 귀에서 같은 거리가 되도록 양쪽 어깨를 바로 펴세요. 당신의 두뇌가 그것들이 정렬되었다고 말할 때, 눈을 뜨고 보십시오. 그런가요? 약간 어긋나 있으면 눈을 감고 다시 양쪽 어깨가 일직선이 될 때까지 재조정하십시오. 정렬된 위치를 암기하십시오. 팔꿈치, 엉덩이, 무릎, 발목 및 발에 동일한 기술을 사용하십시오. 매일 몇 분 동안 정렬하고 확인하고 수정하면 일주일 안에 결과를 볼 수 있습니다. 정지 상태에서 생각 속의 정렬이 정확해지면, 걷거나 각 위치로 구부리면서 시도해 보세요. 움직이는 동안 정렬을 유지하는 것은 두뇌 훈련에 특히 효과적입니다.
- 정렬 기술은 서 있거나, 앉거나, 무릎을 구부리고 눕거나, 평평하게 눕거나, 말의 안장에서도 할 수 있습니다. 또한 벽 근처에서 수행할 수도 있는데, 한 번에 하나씩 관절을 움직여 벽에 닿게 할 수 있습니다. 눈을 감고 뇌가 거리를 판단하게 하여 양쪽 관절(예: 양쪽 어깨, 엉덩이 또는 무릎)이 동등한 기능과 협응력으로 움직일 때까지 연습합니다. 친구에게 부탁하여 말을 타는 동안 다양한 각도에서 사진을 찍도록 한 다음, 정렬 상태가 잘못된 곳이 있는지 살펴보도록 하십시오. 여러분의 뇌가 직각이라고 말하는 위치가 삐뚤어진 상태일 수도 있습니다!

균형

말 위에서의 균형은 중요합니다. 장애물 비월 선수 상체의 의도치 않은 앞이나 뒤로 쏠리는 자세로 인해 깔끔한 비월과 지저분한 낙마의 차이를 만들 수 있습니다. 강하게 거부하는 말 때문에 당신의 두개골이 조준 미사일의 역할을 하는 것 같이 날아가 보신 적이 있습니까? 아휴.. 아프겠죠? 뇌세포에도 좋지 않습니다.

- 이런 탄도 미사일 발사 프로그램을 피하기 위해, 한 발로 서서 팔을 옆으로 뻗습니다. 거울을 사용하지 않고 멀리 있는 눈높이 지점에 초점을 맞춥니다. 각 발로 30초 동안 설 수 있게 되면, 이제 팔을 옆구리에 두고 시도해 보고, 그 다음에는 눈을 감고 시도합니다. 두꺼운 매트나 균형 디스크와 같이 점점 더 물컹한 표면으로 단계를 올립니다(균형 디스크는 고무로 된 도톰한 디너 접시처럼 보입니다). 이것을 마스터했다면 BOSU 하프볼의 둥근 면에 한 발로 서십시오. 점차적으로 BOSU 하프볼의 평평한 면으로 이동한 다음 밸런스 보드(단단한 볼에 올려 놓는 작은 플랫폼)로 이동합니다. 새로운 표면을 시도할 때 주의하십시오. 타박상이 아니라 고유수용성을 얻으려 하는 것입니다.
- 기울임 또한 고유감각성을 조율합니다. 벽에서 약 0.6m 떨어져, 어깨너비로 발을 벌리고 서세요. 지탱을 위해 손이 필요할 경우에 대비하여 손을 허리 근처에 두십시오. 거의 균형을 잃을 것 같을 때까지 눈을 감고 앞으로(벽 쪽으로) 몸을 기울인 다음 수직 위치로 다시 돌아오십시오. 전후 좌우로 몸을 45도 각도로 기울이고 다시 등을 똑바로 펴 보는데, 매번 발 위치를 움직여 당신이 벽을 잡을 수 있도록 한 다음 시행합니다. 당신의 두뇌가 백업을 위해 여분의 뉴런을 사용하도록 점점 더 멀리 기울여 보세요.
- 기승 자세의 균형을 위해, 올라탔을 때 발이 바닥에서 들릴 수 있을 만큼 큰 피트니스 볼에 앉습니다. 발이 바닥에 닿지 않도록 상체를 다양한 방향으로 약간씩 기울이십시오. 대신 두뇌를 사용하여 매 순간 균형점을 재조정하십시오. 조심하십시오. 큰 공이 단단해 보이지만 출발 게이트에 서 있는 경주마처럼 당신 아래에서 튀어 나갈 수 있습니다.

말 위에서 균형

정지 상태에서 균형을 잡는 것과 움직이는 말에서의 균형은 또 전혀 다른 것입니다. 견고한 투포인트 자세(two-point position)를 연습하여 기승 시 균형감을 향상시켜 보세요. 무릎과 어깨가 일직선이 되도록 안장 위에서 살짝 일어나는 자세를 취하세요. 이것은 웨스턴 안장과 영국식 안장 모두에서 사용할 수 있습니다. 당신과 말 사이에 어떤 가죽이 있건 상관없이 상호 균형을 추구합니다(그림 9.1 A & B). 당신은 안장이 아니라 말을 타는 것이니까요.

신체가 고유수용성 결핍을 보상하기 위해 속임수를 사용하기 때문에 여기서는 자세가 중요합니다. 여러분은 이 현상을 직접 경험할 수 있습니다.

- 정지한 상태에서 투포인트 자세로 서십시오. 발을 약간 앞으로 움직이면 그 즉시 자세가 무너지면서 다시 안장으로 앉아지게 될 것입니다. 발을 뒤로 움직이면 상체가 말의 목 쪽으로 기울어집니다. 정지상태임에도 불구하고, 발을 2.5cm 정도만 움직여도 상체 균형에 큰 차이가 있다는 사실에 주목하세요. 키가 큰 기승자는 무릎 관절의 받침점에서 길이가 너무 길기 때문에 균형을 배우는 데 훨씬 더 어려움을 겪습니다.

불균형한 자세를 유지하도록 고유수용체를 훈련시키는 것은 의미가 없습니다. 그러니 레슨 중에 투포인트 자세를 배우거나 당신이 그 자세를 유지하는 동안 친구에게 측면 사진을 찍도록 하십시오. 사진을 사용하여 당신의 상체 위치를 이상적인 위치와 비교하십시오. 평보에서도 투포인트 자세를 안정적으로 유지할 수 있으면, 속보와 구보에서도 연습하세요. 시간이 지남에 따라 커브, 보행 전환 및 측면 운동 중에도 자세를 유지하는 방법을 연습합니다.

많은 기승자들은 투포인트 자세가 반전경자세(half seat)와 같다고 생각하지만,

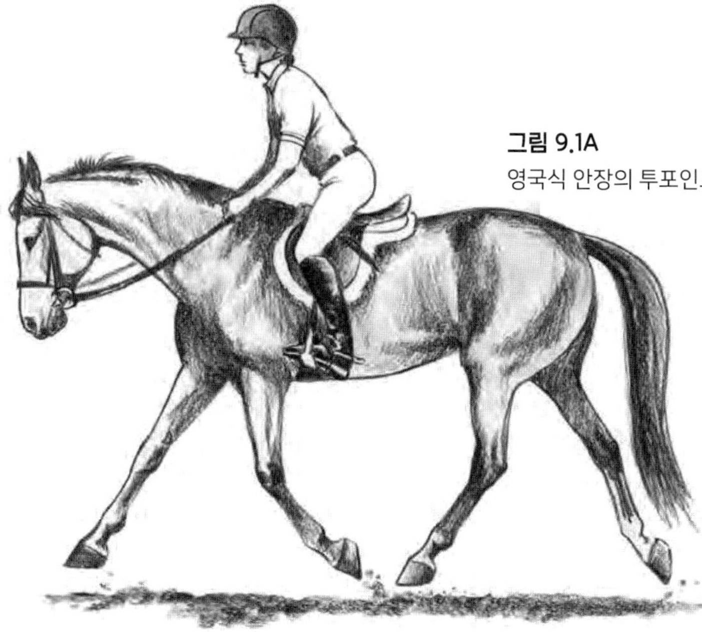

그림 9.1A
영국식 안장의 투포인트 자세 위치

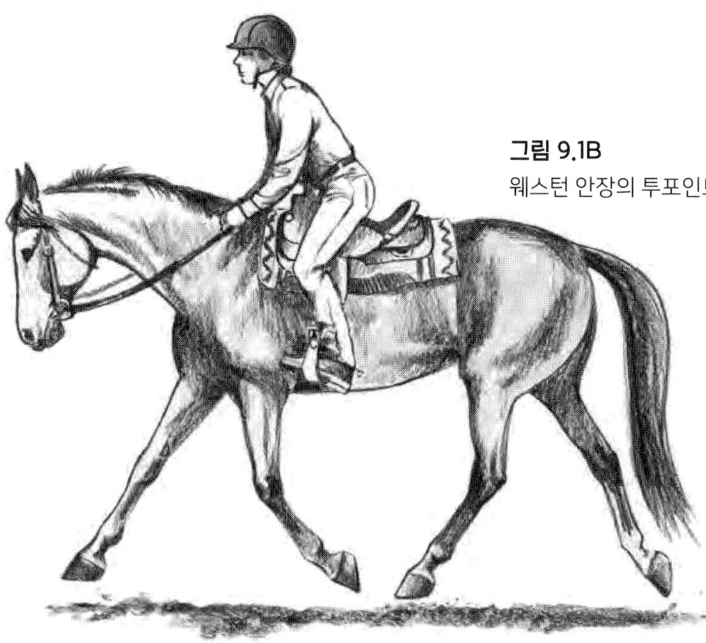

그림 9.1B
웨스턴 안장의 투포인트 자세 위치

USEF는 그들을 구별합니다. 투포인트 자세는 훈련입니다. 투포인트 자세는 기승자의 기좌가 안장으로부터 더 높이 떠 있고 반전경자세보다 덜 유연합니다. 반전경자세는 헌터 종목에서 말을 타고 울타리를 넘는 코스에서 사용되는 경기용 자세입니다. 영국식, 웨스턴식, 마장마술, 외승, 로데오 등 모든 종목의 승마 선수들은 균형과 힘을 기르기 위해 투포인트 자세를 연습할 수 있습니다.

무안장 승마

무안장 승마(bareback riding)는 초보자를 위한 것이 아닙니다. 안장을 이용하여 1시간 이상 평보, 속보, 구보, 습보로 부드럽고 자신있게 기승할 수 없다면 아직 무안장 승마를 시도하지 마십시오. 안장 없이 승마를 시작할 준비가 되면 훈련사 또는 숙련된 승마인의 지도 하에 차분한 강습용 말과 함께 부드러운 바닥재질인 곳에서 시작하십시오. 안전이 제일 우선입니다.

세부사항에 대해 느껴보기

중급에서 고급수준의 기승자들을 위해 차분한 말 등 위에, 베어백으로 타는 것은 뇌가 여러분의 무게 중심과 말의 무게 중심을 일치시키는 것을 도울 수 있습니다. 그것은 또한 우리의 말이 전달하는 고유수용감각 신호-안장 없이 느끼기에 더욱 용이한-를 가르쳐 줍니다. 말의 움직임의 세부사항을 감지하는 것은 인간과 말의 고유수용시스템 사이의 효과적인 양방향 의사소통을 위한 길의 첫 단계입니다. 잘못된 행동을 유발하는 열린 공간으로 이동하기 전에 잘 제한된 범위에서 연습하세요.

당신의 말이 미끄러운 털을 가지고 있다면 마찰을 위해 가벼운 베어백 패드를 사용하고, 그의 등성마루가 높다면 그 아래에 안장 패드를 추가하십시오. 걷기부터 시작하지만 장기적으로는 안장에서 할 수 있는 모든 것을 베어백으로 하는 것을 목표로 하십시오: 평보, 속보, 구보, 반대 구보, 이행, 장애물 비월, 경주, 정지, 회전. 이 작업의 정신적 측면에 집중하십시오. 균형과 정렬에 대해 생각하십시오. 말의 몸의 움직임을 감지하면서 두뇌가 정확한 위치를 선택하도록 합니다.

숙련된 수준의 기승자들은 트레이너가 온순한 강습용 말을 조마삭을 돌리는 동안 고삐나 안장없이 평보, 속보, 구보를 하면서 균형 훈련을 할 수 있습니다. 결국, 당신은 눈을 감고 이 모든 것을 할 수 있을 것이고, 해당 고유수용성 뉴런이 진땀을 흘리며 일하게 할 수 있습니다. 좋은 고유수용성을 유지하려면 승마 두뇌를 날카롭게 유지할 수 있을 만큼 이 훈련을 자주 연습해야 합니다.

최고 수준의 기승자는 투포인트 자세로 무안장 승마를 하거나, 눈을 감고 고삐 없이 무안장 상태로 비월하며 독립적인 기좌를 훈련합니다. 이것은 초음속 수준의 고유수용성과 힘을 요구합니다. 만약 당신이 그것을 노린다면 고급 기승 기술과 함께 훌륭한 신체 조건에 있는지 확인하십시오. 훈련에 내재된 위험을 줄이기 위해 숙련된 트레이너와 함께 점차적으로 목표에 접근합니다.

근육 분리

대부분의 근육은 큰 그룹으로 함께 작동하므로 뇌는 주어진 근육을 분리하여 독립적으로 사용할 필요가 거의 없습니다. 운동선수가 되기 전까지는 말이죠. 승마는 특정 근육을 제어해야 하며 종종 동일한 기능 그룹 내에서 다른 근육을 이완하면서 한 근육을 구부려야 합니다. 우리의 두뇌는 이것을 관리하도록 가르쳐야 하므로 처음에는 분리가 약하게 느껴지지만, 두뇌가 이 작업을 돕기 위해 추가 뉴런을 호출함에 따라 점점 회복해 갑니다.

근육 분리에 대한 아이디어를 얻기 위해, 등을 대고 반듯이 누워 보세요. 허벅지 전체를 수축하였다가 이완하십시오. 다리 전체도 아니고 엉덩이도 아닌 허벅지로만 잘

했습니다. 이제 고유수용성 훈련을 시작합시다: 허벅지 안쪽만 수축하고 이완합니다. 더 어렵겠지만, 당신의 뇌가 오직 미약한 수축과 이완만을 허용하더라도 계속하십시오. 이 시점에서 우리는 뇌가 허벅지 안쪽에 있는 몇 개의 섬유만을 작동시키고 다른 곳은 작동시키지 않기를 원합니다. 허벅지 앞쪽, 바깥쪽, 뒤쪽에 대해 차례로 동일한 작업을 수행하여 각 영역에 대해 정신적으로도 감각을 잡게끔 시도합니다. 섬세한 터치를 목표로 하세요. 우리는 뉴런을 강화하는 것이지, 철을 부수는 것이 아닙니다.

근육 분리가 어떻게 작동하는지 느끼기 위해, 몸 전체에 다른 근육들도 분리해 움직여 보세요. 종아리와 같은 쉬운 지점부터 시작하십시오. 근육 위치에 따라 허용되는 근육 분리가 다르다는 것을 알 수 있습니다. 예를 들어, 무릎이 곧게 펴져 있을 때보다 구부러졌을 때 종아리 근육을 분리하는 것이 훨씬 쉽습니다. 각각의 경우에, 도표에서 근육을 찾고 다양한 위치에서 연습하면, 뇌가 근육을 약간만 수축하고 이완하기를 반복할 것입니다. 주어진 근육을 마음으로 찾는 것이 어렵다면, 아플 때까지 운동하면 바뀔 것입니다.

고유수용성이 향상되면 리드미컬하게 긴장하고 이완하여 근육을 자극합니다. 근육을 더 분리하여 진행해 봅시다. 예를 들어 종아리는 실제로 개별적으로 제어할 수 있는 세 개의 근육으로 구성됩니다. 머리에 '종아리' 뉴런으로 한 마구간이 차 있다면, 이제는 대신 내부, 외부 및 중간 종아리 뉴런을 발달시키기를 원할 것입니다.

기본을 이해했으면, 기승에 특히 중요한 '게으른' 근육을 분리하도록 뇌를 가르치십시오. 초보자는 사타구니에서 무릎까지 허벅지 안쪽을 제어하는 뉴런을 민감하게 반응시킬 필요가 있습니다. 복부, 등 아래, 등 위의 근육도 이 단계에서 매우 중요하지만, 팔과 다리에서 분리를 배울 때까지 해당 부위의 고유수용성 조절을 개선하기 어렵습니다.

숙련된 수준의 기승자는 보다 구체적인 기승 근육을 강화시킬 수 있습니다. 대원근(teres major)을 예로 들어봅시다. 대원근은 겨드랑이 바로 아래의 각 어깨 뒤쪽에 있는 작은 근육의 멋진 이름입니다. 기승 시 당신의 어깨와 등 윗부분을 펴고 안정시키는 역할을 합니다. 어깨 전체와 등 상부를 구부려 그 부위를 안정시킬 수도 있는 것이 사실이지만, 이 경우 초보 기승자가 콘크리트 마네킹처럼 속보 시 뻣뻣하게 움직이게 하여, 말이 고통을 피하기 위해 등을 납작하게 만들게 합니다. 말의 움직임에 대항하지 않고 말과 함께 움직이기를 원합니다. 당신은 말이 이완된 상태를 유지하기를 원하지만 당신이 긴장하면 말은 할 수 없습니다. 대원근을 분리하면 등 상부를 들어 올리고 안정화하면

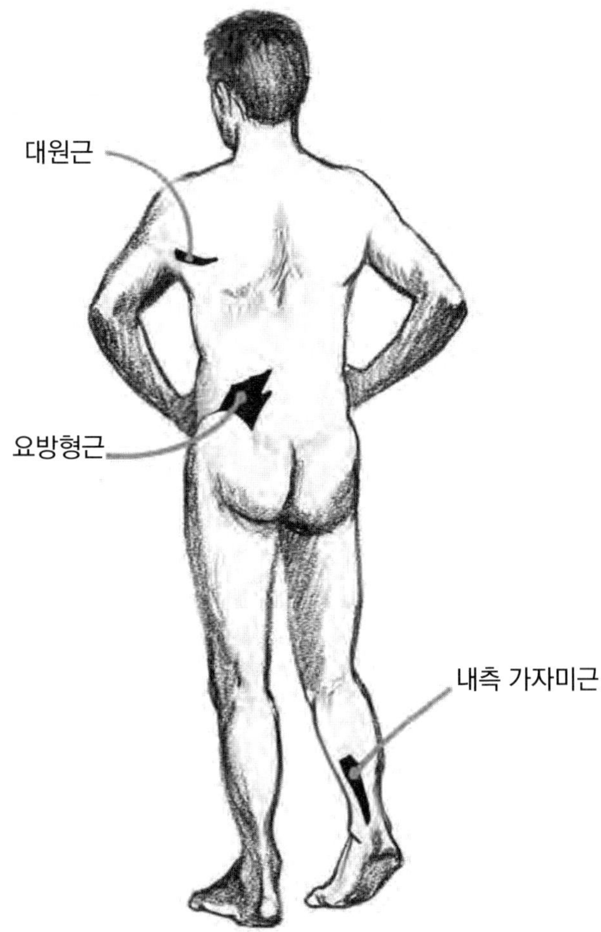

그림 9.2 허벅지 안쪽, 종아리, 등 위쪽과 같은 표준 기승 근육을 분리할 수 있으면, 덜 일반적인 근육(대원근, 요방형근, 내측 가자미근)을 사용하십시오. 그들은 말이 특정한 방식으로 움직이는 것을 돕습니다.

서 다른 부분을 이완할 수 있습니다. 당신은 또한 그것으로 말의 속도를 평가할 수 있으며, 말의 입을 잡아당기지 않고 멋진 파이어플러그의 속도를 늦출 수 있습니다(**그림 9.2**).

다른 잠자는 근육에는 종아리와 별도로 제어될 때 말의 복부를 위쪽으로 잡아 올려 추진력을 높이고 후구 연결(engagement)을 강화시킬 수 있는 내측 가자미근이 포함됩니다. 요방형근은 고관절 상부와 분리되어 구보 시 안장 깊숙이 앉아서 움직임에 따라 자유롭게 스윙할 수 있게 해줍니다(**그림 9.2**). 성취도가 높은 사람은 허벅지 바깥쪽을 둔부 근육에서 분리하여 다리와 독립적인 승마 기좌를 만들 수 있습니다. 이 분리로 인해 여성의 골반 뼈를 말의 긴 등 근육 위에 완벽한 체중지지점을 두게 해주어 말 등을 부드럽게 하고 힘을 증가시킬 수 있게 해 줍니다.

압력의 점진적 변화

근육이 분리되면 정교한 압력의 점진적 변화로 근육을 수축하도록 뉴런을 교육하십시오. 허벅지 안쪽을 독립적으로 수축하고 이완하도록 뇌를 훈련시켰다고 가정해 봅시다. 이제 허벅지 안쪽을 아주 서서히 점진적으로 조여보세요. 수도꼭지를 완전히 켜는 대신 한 번에 한 방울씩 천천히 열어보세요. 처음에는 급수선이 공기를 뿜어내는 것처럼 가속이 불규칙적이고 산발적으로 느껴질 것입니다. 그러나 훈련을 통해 변화는 부드럽고 정교해집니다. 말 위에서 이 기술을 완성하면 말의 근방추와 골지 기관이 "아~" 라고 하는 소리를 거의 들을 수 있을 것입니다.

점진적 압력 변화를 사용하면, 말을 쓰나미 같은 움직임이 아닌 실크처럼 미끄러지듯이 새로운 움직임으로 이행할 수 있게 할 수 있습니다. 압력이 제로인 상태에서 가능한 한 최대로 수축하고, 그리고 다시 제로 상태로 되돌리면서 압력을 변화시키는 연습을 하십시오. 대부분의 승마 두뇌는 대체로 보통보다 낮은 압력을 사용하는 훈련이 필요합니다.

고유수용성 뉴런이 정확할 필요가 없다면, 정확하지 않게 될 것입니다. 켜기/끄기 스위치를 거칠게 뒤집는 것과 같이, 광범위한 긴장에 대한 응답으로 활성화될 것입니다. 정확도를 높이려면 해당 뉴런을 부드러운 근육 압력에 노출시켜야 합니다. 그들은 당신의 필요에 맞게 감도를 보정할 것이며, 각각은 정확한 범위의 수축과 신장에 맞춰 조정됩니다. 그들은 승마에 특화되어갈 것이며, 승마 근육과 힘줄을 제어하는 뇌 영역을 확대시킬 겁니다. 그리고 좋은 소식은 매일 연습하면 몇 주 안에 눈에 띄는 개선이 나타납니다. 뇌의 개선 능력은 무궁무진하기 때문에 원하는 만큼 그 이상을 계속할 수 있습니다.

고유수용성의 이전

잘 훈련된 말과 인간 팀은 뇌에서 뇌로 의사소통을 하기 때문에 각 종의 고유수용성 능력이 다른 종에게로 이전됩니다. 그러나 그들의 약점도 전달됩니다. 왼쪽 어깨를 오른쪽보다 낮게 하고 말을 타고 달리면 말은 왼쪽 어깨를 오른쪽보다 낮게 하여 보상합니다. 상체를 앞으로 기울이면 언덕을 내려갈 때 후구를 어깨 높이보다 높일 것입니다. 그렇게 각 신체 부위에서 다른 신체 부위를 맞게 맞출 것입니다.

앞서 언급한 홀스타이너인 플라이걸은 고유수용성 이전의 훌륭한 예를 제공합니다. 그녀의 주인은 그녀가 40대였을 때 교통사고로 다리를 영구적으로 다쳤지만 평생 말을 탄 좋은 기승자였습니다. 부상으로 인해 그녀는 다친 쪽에 다양한 정도의 불균형과 약한 근육을 가지고 말을 탑니다. 말은 그녀를 위해 보상합니다. 둘이 한 팀으로 호흡을 맞추면 균형이 잘 맞습니다. 그러나 중심 균형이 잘 잡힌 다른 기승자가 올라타면, 되려 그녀는 한쪽으로 치우친 느낌을 받습니다.

플라이걸을 탔을 때, 그녀의 몸을 곧게 펴고 균형을 잡으려는 노력으로 인해 나는 한쪽이 다른 쪽보다 더 열심히 일해야 했습니다. 그 쪽 근육이 쑤시고, 무릎이 삐걱거리기 시작했습니다. 그녀의 주인에 대한 플라이걸의 고유수용성 보상은 나에게 이전되고 있었습니다. 그것은 내 몸을 잘못 정렬하게 만들었습니다. 세 번이나 이동한 것이죠! 그리고 그것을 네 개로 만들기 위해 나는 마사지 치료사에게 가서 말에서 나에게 옮겨온 뭉친 근육을 풀었습니다. 기승자는 부상으로부터 보상을 하고, 플라이걸은 자기의 주인을 위해 보상해 주었고, 플라이걸의 움직임에 보상하느라 뭉친 나는 치료사가 해결해 주었지요. "인생은 돌고 도는 것" 이라는 옛말과 같습니다.

적응할 때까지 서두르지 않기

더 나은 고유수용성을 얻게 되면, 말 위에서나 아니거나 더 빠른 반응 시간, 더 큰 협응력, 탁월한 균형을 갖게 됩니다. 일부 연구에서는 신체가 우주에서 어디에 있는지에 대한 감각이 나이가 들면서 30~60세 사이에 50%까지 감소한다고 합니다. 기승을 위해 고유수용성을 완벽하게 할 필요는 없지만, 균형을 유지하고 넘어지지 않도록 하기 위해 그렇게 하고 싶을 수도 있습니다. 당신의 말은 부가적인 혜택을 감사할 것입니다.

당신은 또한 당신 기좌의 근육 방추와 관절 각도 수용체로 말의 몸을 느끼기 시작할 것이고, 바로, 그의 허리의 이완이나 긴장감을 알아차릴 수 있을 것입니다. 당신은 그의 다리가 어디에 있고, 어떻게 움직이는지 느낄 것입니다. 말의 다리, 등, 옆구리의 움직임을 느끼는 것은 특히 복잡한 기술에서 말을 제어하기 위한 중요한 키가 될 것입니다.

이러한 개선은 말의 고유수용성도 향상시킵니다. 말의 두뇌는 여러분의 부조를 이제 더 쉽게 인식할 수 있기 때문에 더 민감하게 반응할 것입니다. 그는 당신의 부조가 점진적으로 진행됨에 따라 더 빠르게 반응할 것이지만 침착함을 유지할 것입니다. 무엇보다도, 말과 당신은 신체 매개체를 통해 의사소통을 시작하게 될 것입니다. 당신의 움직임은 말의 뇌로, 말의 움직임은 당신에게 바로 전달될 것입니다.

종간 직접 통신

포식동물과 피식동물 사이의 뇌 대 뇌 상호 의사 소통의 희귀성을 과장하는 것은 어렵습니다. 우리는 사람과 개 또는 고양이 사이에서 이러한 수준의 의사 소통을 볼 수 없으며, 언어, 상징, 제스처 또는 장비의 매개 없이 직접적인 형태로 볼 수 없습니다.

뇌 대 뇌 의사 소통은 인간 가운데에서도 매우 어렵습니다. 우리 모두는 기술 지원팀과의 논쟁, 자동 음성 시스템 또는 휴일 저녁 식사에서 정치에 대해 가족과 씨름하는 것이 어떤 것인지 알고 있습니다. 우리는 문제를 표현하고, 억양을 이해하고, 과거 배경이 섞인 얘기를 이해하고, 다른 사람들의 바람을 이해하고, 결국 그들이 문제를 해결했는지 또는 우리의 관점을 이해했는지 아는 데 어려움을 겪습니다. 다른 종들, 특히 우리의 포식 본능을 피하기 위해 진화한 피식동물들과 직접 연결하는 것은 훨씬 더 어렵습니다.

개념을 확고히 하기 위해 구체적인 예시를 살펴보겠습니다. **그림 9.3 A**에서 좋은 기승자는 아래쪽 다리로 안쪽으로 힘을 가해 그 압력이 말 옆으로 전달됩니다. 그것은 말 피부와 근육의 감각 기관에 의해 포착됩니다. 국소 고유수용기는 이를 전기 신호로 변환합니다. 그 자극은 척수로 그리고 말 뇌의 체성감각피질로 이동합니다. 말은 기승자의 압력을 인식하게 됩니다.

그림 9.3 B에서 말의 뇌는 기승자의 다리 압력을 분석하고 이를 앞으로 나아가기 위한 신호로 해석합니다. 체성감각피질에서 신경 신호는 기저핵과 운동피질로 이동하여 운동이 계획되고 시작됩니다. 말의 뇌는 말의 소뇌와 척수에 신경 자극을 보내 그 움직임을 실행합니다.

그림 9.3 C에서 전기 신호는 말의 척수를 따라 말초 신경으로 이동하여 관절과 근육이 다리를 움직이게 합니다. 그는 기승자가 조용히 지시한 대로 앞으로 나아갑니다.

마지막으로, **그림 9.3 D**는 기승자의 몸이 말에서 신호를 받아 앞으로 나아갔음을 알려줍니다. 그녀는 다리, 허벅지, 기좌의 고유수용기에서 이러한 움직임을 감지합니다.

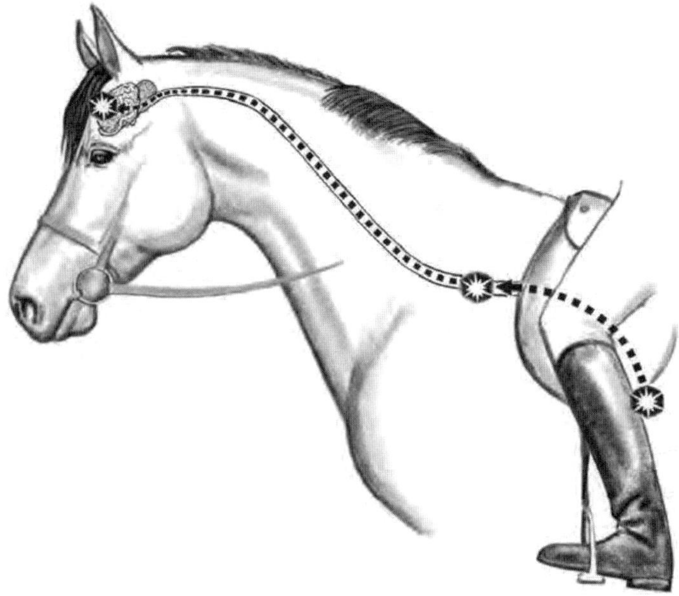

그림 9.3A 뇌 대 뇌 의사 소통은 언어, 상징, 제스처 또는 장비에 의해 중재되지 않습니다. 이 예에서 기수는 다리 압력을 사용하여 말이 앞으로 나오도록 요청합니다. 스파크 표시는 말의 몸을 통해 척수로, 거기에서 뇌의 체성감각피질로 이어지는 말 쪽의 신경 활성화를 나타냅니다.

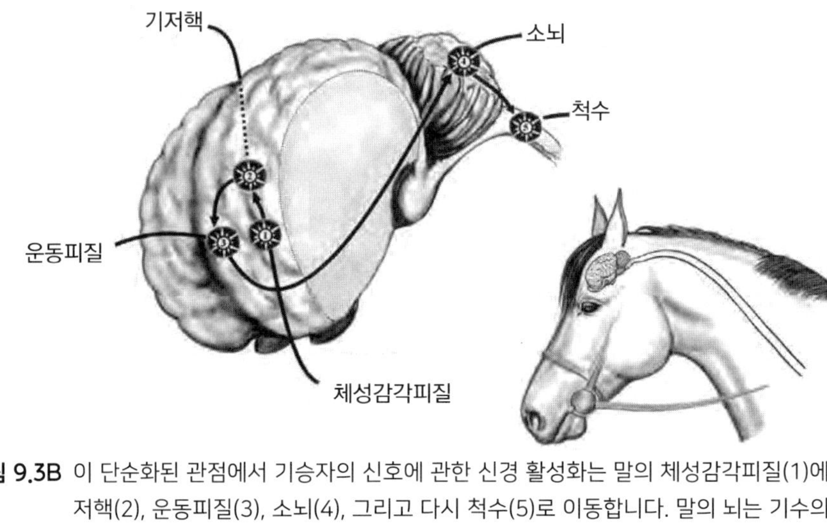

그림 9.3B 이 단순화된 관점에서 기승자의 신호에 관한 신경 활성화는 말의 체성감각피질(1)에서 기저핵(2), 운동피질(3), 소뇌(4), 그리고 다시 척수(5)로 이동합니다. 말의 뇌는 기수의 신호를 처리하고 이제 이에 응답합니다.

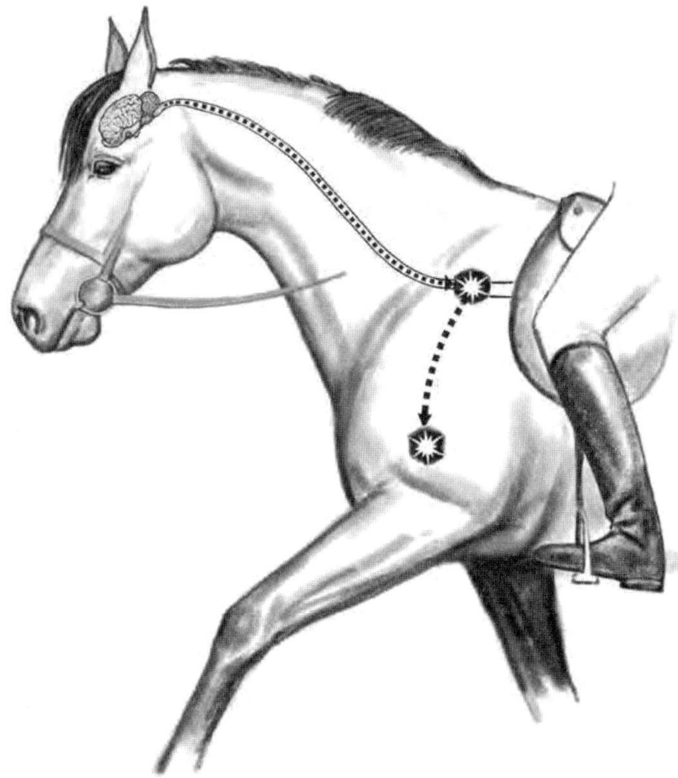

그림 9.3C 활성화는 말의 척수를 따라 이동한 다음 말초 신경을 통해 앞다리로 이동하여 앞으로 나아가게 됩니다.

또한 그녀는 몸 전체와 얼굴 전체에서 말의 움직임을 감지하는데, 이제 공기의 움직임이 약간 증가하여 피부에 와 닿습니다. 이 모든 신호들은 기승자의 척수에 도착하여 거기에서 체성감각피질로 이동합니다. 이 시점에서 그녀는 말의 행동을 알아차리게 됩니다.

두 종 간의 신경 통신 루프가 방금 완료되었습니다. 숙련된 팀과 함께라면 약 2초 안에 일어납니다. 신경 상호작용이 한 번 일어나는 것도 의사소통의 기적과도 같습니다. 피식동물과 포식동물 사이의 뉴런이 중재없이 서로 이야기합니다! 하지만 이것은

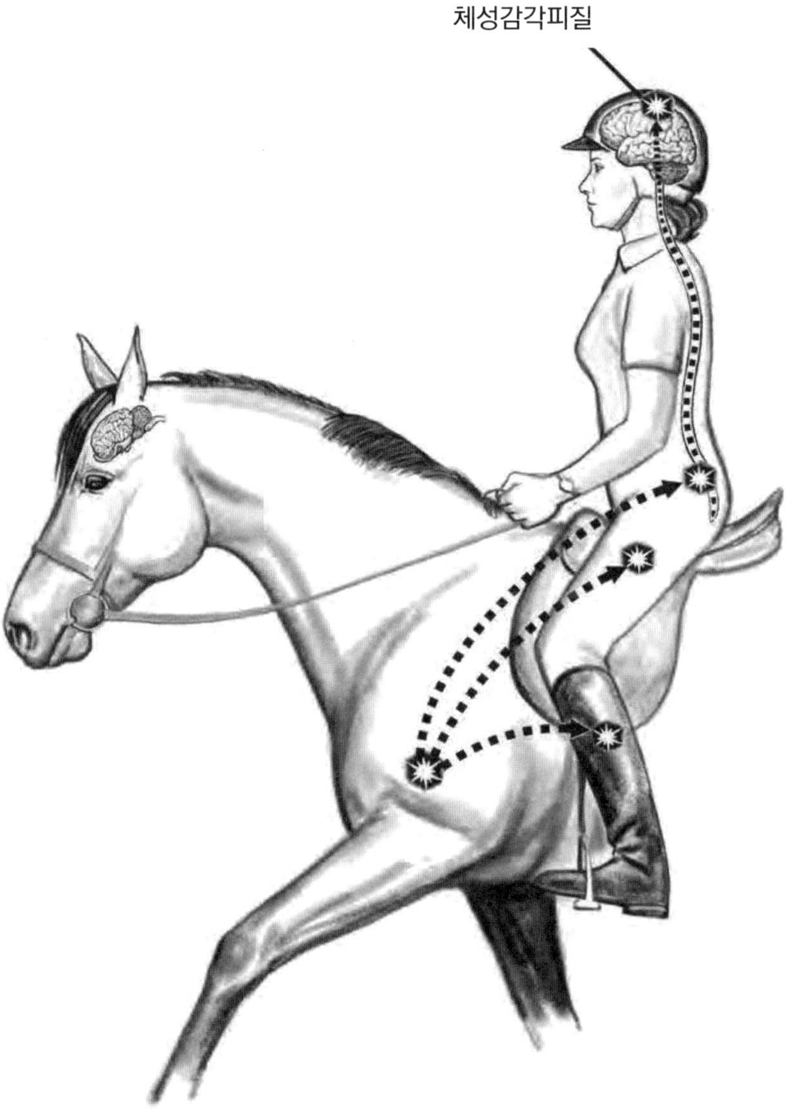

그림 9.3D 기승자는 다리, 허벅지, 좌석의 신경을 통해 말이 앞으로 나아가는 움직임을 감지합니다. 그녀의 척수는 그 정보를 그녀의 체성감각피질로 보내고 그녀는 말이 그녀의 요청을 충족시켰다는 것을 알게 됩니다.

한 번만 발생하지 않습니다. 능숙한 기승에서는 양쪽 신체의 대부분의 영역을 사용하여 수백만 번이라도 발생할 수 있습니다. 그 팀의 두뇌는 완전한 신경 통신을 하고 있습니다. 우리는 고도로 훈련된 말과 기승자가 하나가 된다고 이야기하지만 실제로 하나가 되기 위해 통합되는 것은 그들의 뇌 기능입니다.

말과 인간이 뇌에서 뇌로 서로 소통할 수 있고, 연습을 통해 직접적인 소통을 가다듬는 것은 정말 놀라운 위업입니다. 시간이 지나면 동물행동학자, 신경과학자, 비교심리학자들은 말과 인간 사이의 고유수용성 상호작용을 종간 의사소통의 다른 형태를 측정할 수 있는 표준으로 보게 될 것입니다.

제 3 부

인간과 함께 지내기 위한 학습

제 10 장

말은 어떻게 배우는가

150cm 키의 팔로미노 암말인 프린세스는 다양한 기승자에게 적합한 제가 가진 가장 최고의 강습용 말입니다. 그녀는 헌팅용 말로도, 웨스턴 타입 기승에도, 초보자들의 장애물 말로도 완벽했습니다. 대부분의 강습용 말들은(스쿨메이트) 초보자들이 그들에게 원하는 것이 무엇인지를 추측하거나 기대 또는 습관대로 움직입니다. 프린세스는 요구한 것만 했습니다. 기승자가 실수로 왼쪽으로 기울어지면, 그녀는 왼쪽으로 방향을 틀었습니다. 여러분이 앞쪽으로 몸을 기울이면, 그녀는 속도를 높였습니다. 만약 여러분이 왼쪽으로 가고 싶지 않았거나, 더 빠른 속도를 원한 것이 아니었다면, 여러분은 프린세스에게 그런 신호를 주지 말았어야 합니다. 사람의 신호에 대한 이러한 신뢰(의존)는 강습용 말에겐 높은 가치의 기술입니다. 왜냐하면 기승자에게 자신의 부조를 가다듬고 책임감을 가지도록 가르쳐 주기 때문입니다.

대부분의 사람들은 프린세스가 평생 동안 강습용 말이었을 것으로 생각했습니다. 하지만 사실, 제가 그녀를 만났을 때, 14살에 비만이었고, 그리 건강하지 못했습니다. 심지어 평보에서조차 가쁜 숨을 몰아 쉬었고, 근육은 마치 젤리처럼 흔들렸습니다. 그녀는 총 세 가지 수준미달의 강습 기술을 가지고 있었습니다: 외승할 때 다른 말 꼬리에 바짝 붙어 쫓아가기, 일직선에서는 전속력으로 달리기, 정지된 물체 주변으로 넥레인이 당겨질 정도로 급격하게 빠르게 돌기였습니다. 몸통 양쪽을 다리로 지속적으로 압박하면서 평보를 하면, 술집에서 나온 술주정뱅이처럼 앞뒤로 몸을 흔들었습니다.

기승자가 속보나 구보를 할 때 그녀는 균형을 잡지 못해 취해서 뒤뚱거리는 듯했습니다. 프린세스는 어떻게 느린 속보(jog)를 하는지 느린 구보(lope)를 하는지도 모르는 듯했고, 모든 커브를 돌 때마다, 커브의 크기와는 상관없이 안쪽으로 치우쳤습니다(jog와 lope는 웨스턴 스타일의 보법이고, 속보와 구보와 유사하지만 조금 더 느린 형태). 그녀는 들판 근처를 우리 둘이서만 걸어갈 때는 겁에 질리기도 했습니다. 그리고 만약 여러분이 헛간 문에서 45.7m 떨어진 곳에서 기승을 한다면, 가능한 마지막 순간까지 그것을 무시하는 척할 것입니다. 그리고는 갑자기 방향을 틀어 헛간 문으로 돌진할 것입니다. 그녀의 길을 가로막는 것은 울타리든 차든 그 어느 것에나 당신을 부딪히게 하면서라도 말이죠. 저는 아마 아직도 제 친구의 차 사이드미러를 빚지고 있을 거예요.

도대체 어떤 멍청이가 이렇게도 부적합한 말을 강습용으로 원하겠습니까? 정신 나간 소리처럼 들리지만, 저는 프린세스에 대한 확신이 있었습니다. 그녀는 멋진 쿼터호스 체형과, 친절한 마음을 가졌고, 아무리 군살로 몸이 출렁인다 해도 적어도 관심을 받을 만한 자격은 가지고 있었습니다. 그녀의 이전 직업이 배럴 레이서(로데오 경기에서 배럴 사이를 빠르게 오가는 경주)로서 그녀가 가진 대부분의 문제점은 그녀가 장난을 치는 것이 아닌 무지에서 비롯된 것이었고, 이는 교육에서는 아주 훌륭한 기반이 됩니다. 제대로 된 혜택을 받지 못한 아이처럼 이 암말은 단순히 그녀가 알아야 하는 것을 제대로 배우지 못했을 뿐입니다.

말은 다양한 방법으로 배우는데, 프린세스는 그 모든 형태의 학습법을 사용했습니다. 그녀가 어떻게 배우는 지를 이해하는 것은, 그녀의 필요에 맞게 제 훈련을 조정하는데 도움이 되었습니다. 두 달 만에, 프린세스는 일정한 속도로 직선에서 평보, 느린 속보(jog), 속보, 느린 구보(lope), 구보를 할 수 있었고, 균형을 잡고 모퉁이를 돌 수 있었습니다. 그녀는 고삐 연결과 방향 전환 시에 몸을 구부리는 법도 배웠습니다. 그리고 15분 강습 시간 동안에는 절대로 헛간으로 내달리지 않는데도 동의했습니다. 이 작은 금발의 프린세스는 날씬해지고 근육도 단련되고 폐도 회복이 되었으며, 제가 아는 최고의 강습용 말들 중 하나가 되었습니다.

"나를 가르쳐 주세요"

말은 영리할 뿐만 아니라 학습하는 기계와 같습니다. 그들은 모든 곳에서 단서를 찾고 정보를 빨아들입니다. 일단 습득되면, 새로운 지식은 말의 뇌에 초강력 접착제처럼 달라붙습니다. 말의 학습에 문제가 있다면, 인간의 실수에 유연하게 대처하기에는 너무 빨리 배우고, 습득한 것을 잊는 것은 정말 어렵기 때문입니다.

말들이 사는 환경 속에서는, 그들은 신선한 물과 잔디가 어디에 있는지, 일년 중 언제 그 자원을 이용할 수 있는지, 어디에 가장 좋은 피난처가 있고 그곳까지 어떻게 갈 수 있는지를 기억합니다. 그들은 그룹 내의 모든 말들의 위계를 배우고 전체 무리 내의 복잡한 친척 관계와 행동 규범을 알게 됩니다. 자신의 환경 내의 각 동물의 독특한 냄새 구별이 가능하고, 이는 다른 종들뿐만 아니라 한 종 내에 있는 각각의 개별 동물들도 구별할 수 있을 정도입니다. 그들은 어떤 상황을 피해야 하는지 기억합니다. 자신에게 두려움을 불러일으킨 사건들은 결코 잊지 않습니다.

인간들의 환경 속에서는, 말들은 다양한 자동차 엔진소리와 말 트레일러의 소리와 모습에 대해 배웁니다. 그들은 트레일러에 오르는 것이 익숙한지 또는 단차가 있는 입구에도 익숙한지 등 어떤 것이라도 시야 내에서 볼 수 있는 어느 누구에게나 자신들의 행동을 보여줍니다. 말들은 우리의 얼굴과 목소리 그리고 옷을 알아봅니다. 또한 특정 행동과 언어적 명령이 연관된다는 것을 배우고, 그들 자신의 마구를 알고, 거의 감지하기 어려운 신체적 부조 10,000여개의 의미를 기억합니다. 10년간 만나지 못했던 말에게 다가가 인사해도, 말은 여러분을 기억할 것입니다. 이런 많은 뛰어난 점들 대부분이 실제 어떠한 지시도 필요하지 않습니다: 그저 가만히 물러서서, 말의 마음속에 스치는 모든 것을 파리 끈끈이처럼 포착해내는 면을 지켜보시면 됩니다.

하지만 말-인간 팀 안에서 상호간의 공동 수행을 위해서는 동물들은 도움을 필요로 합니다. 저마다 조용히 "제발, 제가 알아야 할 것을 가르쳐 주세요. 당신이 원하는 게 무엇인지 보여주세요"라고 말하고 있습니다. 선천적으로, 말은 가장 작은 신호를 찾기 위한 신체적인 언어에 대한 높은 감수성을 사용합니다. 암호를 해독할 수만 있다면 모든 것이 저마다의 의미가 있다고 가정하죠. 주어진 반응을 달성하기 위해 지속적으로 동일한 신호를 사용하는 핸들러를 만나게 된다면, 말은 곰이 꿀을 찾는 것같이 기꺼이 인간의 기대를 분석해낼 것입니다.

문제는 우리 인간이 말이 필요로 하는 것에 따라 우리의 신호를 정확히 전달하거나 우리의 기대를 명확하게 전달하지 못한다는 점입니다. 우리는 엇갈린 메시지를 보내기도 하고 잘못된 행동에 대해 무심코 보상하기도 합니다. 예를 들면, 우리의 기승이 앞발을 치켜드는 거친 행동(rearing)과 휴식 사이에 영구적인 연결고리를 만들었다는 것을 깨닫지 못한 채 말입니다.

우리는 종종 어떤 신호를 사용하고 어떻게 만들어 내야 하는지에 대해 실수를 하곤 합니다. 정확히 어떤 행동이 그러한 움직임을 불러일으키는지 기억하지 못합니다. 인간은 말이 우리에게 하는 것보다 훨씬 더 많이 일반화시킵니다. 거의 정확한 신호 정도면 충분하다고 여기면서 말이죠. 하지만 말은 인간 수준의 분류 인식을 가지고 있지 않다는 것을 기억하시죠? 말은 각각의 신호와 반응을 정확한 세부 정보를 가진 개별 사례로 학습합니다. 말에게 주어지는 작은 차이는 굉장히 큰 의미를 가지게 되는 것입니다.

많은 사람들은 말들이 처음 신호에 반응하지 않으면 코스를 바꿔야만 한다고 생각합니다. 하지만 신호가 늘어나거나 달라질수록 문제를 더 악화시킬 뿐입니다. 대신 방금 전에 했던 것과 같은 방식으로 다시 시도해 보십시오. 가장 명확하고 일관된 신호가 가장 효과적입니다. 말이 주의를 기울이고, 신호를 알고, 요구된 행동을 수행할 수 있다면, 말은 그렇게 할 것입니다. 그렇지 않다면, 여러분은 한 발짝 물러서서 생각해 볼 필요가 있습니다. 그리고 말에게 여러분이 바라는 점을 보다 명확하게 가르쳐야 합니다. 이런 반복된 시도에도 불구하고 말이 제대로 해내지 못한다면, 뭔가 잘못된 것입니다. 그리고 일반적으로 그것은 강습, 타이밍, 가르치는 선생님 또는 과제에 문제가 있다는 것이죠.

말에게 요청한 과제를 점검해보기

말이 여러분이 요청한 행동을 물리적으로 완수할 수 있는 것은 중요합니다. 이는 당연한 소리로 들리지만, 매우 흔히 일어나는 문제랍니다. 속보용 횡목(속보를 위해 놓인 장애물 막대)이 좋은 예입니다. 여러분은 아마도 장애물 막대가 놓여 있는 것을 보았을 겁니다-보통 네 개의 횡목을 지면에 놓아두는데, 말이 각 횡목 사이를 한 발씩 디디며 원활하게 속보할 수 있는 간격으로 놓여있게 됩니다. 이런 횡목들은 평보나 구보를 할 때에도 역시 사용되는데, 횡목 사이의 간격이 매우 중요합니다-말의 크기나 걸음걸이에 따라 0.9m에서 4.2m까지 간격은 다양합니다. 횡목 사이의 7.6cm 정도의 차이가 실패와 성공을 가를 수도 있습니다.

기승자는 종종 자신이 탄 말에겐 너무 가까이 붙어서 놓여있는 횡목들을 속보로 통과하도록 시도합니다. 물론 말은 실수를 하거나 방해를 받아 허둥지둥 하게 됩니다! 불가능한 작업이 놓여져있으니까요: 말이 또 무엇을 할 수 있겠습니까? 그 문제를 알지 못한 채, 기승자는 말이 발을 더 높이 들어올리도록 하기 위해, 횡목 높이를 올리거나-또는 더 큰 것을 가져오거나-합니다. 일부는 잘못 놓여있는 횡목 쪽으로 말을 더욱 빠르게 움직이려고 채찍이나 박차를 사용하기도 합니다, 마치 그게 도움이 될 것처럼 말이죠.

만약 여러분이 말과 함께 하는데 있어 문제가 있다면 왜 그런지 물어보세요. 아마도 말이 여러분의 신호를 알아채지 못했거나, 그것을 이해하는데 실패했거나, 또는 여러분이 요구한 과제가 물리적으로 수행할 수 없는 것일 수도 있습니다. 착지할 때 발바닥이 아파서 크로스 레일(교차 장애물)을 뛰지 않는 말, 3.65m 폭을 구보로 뛰기에는 충분하게 길지 않은 콥(cob), 그리고 셔틀랜드 포니를 위해 세팅된 횡목을 빠르게 통과하기는 불가능한 덩치 큰 우리의 신사적인 말들을 배려해 주십시오.

학습을 위한 기본적인 필요 조건

학습을 잘하기 위해서, 말은 반드시:

- 편안하고 안전하게 느껴야 합니다.
- 여러분에게 주의를 기울여야 합니다.
- 신호를 명확히 구별할 수 있어야 합니다.
- 신호의 의미를 생각해야 합니다.
- 과제를 완수할 수 있는 신체적인 능력을 가지고 있어야 합니다.

말의 학습 유형들

배움은-우리 대다수에게 있어서-말 그대로 배움입니다. 우리는 배웁니다. 어떻게요? 대부분의 사람들은 모릅니다. 아마도 우리 두 귀 사이에 뭔가(뇌) 있어서 그런가 봅니다. 하지만 우리가 겁쟁이 짐승에게 예절이나 기술을 가르치려 할 때, 그의 뇌가 어떻게 학습하는지를 아는 것이 도움이 됩니다. 그러면 우리는 현장에서 뇌의 처리과정에 가장 잘 맞는 방법으로 가르칠 수 있습니다.

일반적으로, 모든 학습의 기본은 신경 연결입니다. 아주 간단히 설명하자면, 물을 나타내는 신경세포들의 집합체는 레버를 누르는 것을 나타내는 신경세포 집합체와 동시에 활성화됩니다. 그들은 약한 연결로 형성되지만, 사용을 통해 강화됩니다. 곧 말들은 레버를 누르는 것이 자동으로 물이 흘러나오도록 하는 것임을 알게 됩니다. 뇌 과학에서는 우리는 이렇게 말합니다, "세포가 함께 활성화되고, 둘이 연결이 된다" 라고 말이죠. 결과적으로 그 연결이 아주 강하게 되면, 학습된 행동은 자동적으로 이뤄집니다 (그림 10.1).

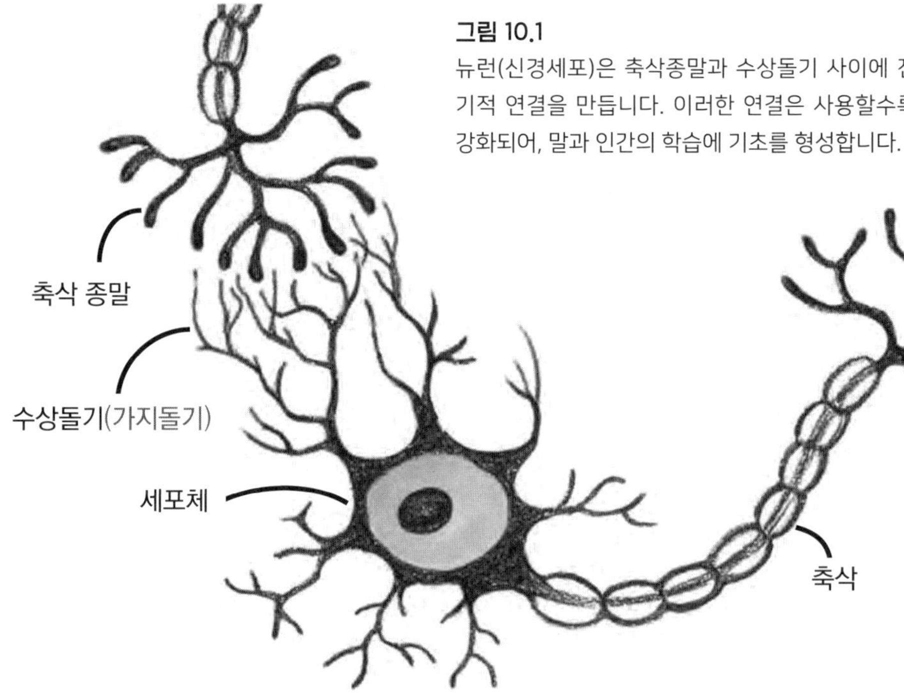

그림 10.1
뉴런(신경세포)은 축삭종말과 수상돌기 사이에 전기적 연결을 만듭니다. 이러한 연결은 사용할수록 강화되어, 말과 인간의 학습에 기초를 형성합니다.

생리학적인 이론에 의한 신경 연결의 사용을 바탕으로, 말은 아래와 같은 방법을 사용해 지식을 습득합니다:

- 연합
- 결과
- 관찰
- 정서
- 문제 해결
- 시험

인간 역시 이런 방법들을 통해 배우게 됩니다. 하지만 우리는 그 방법들에 의심, 허세, 오만 그리고 당황에 대한 두려움과 함께 인식, 계획, 추론, 신중, 판단의 힘을 더합니다. 다시 말하자면, 엄청나게 많은 추가적인 짐을 지게 되는 것입니다.

말들은 어느 정도는 그러한 짐을 지지 않기에 더욱 빨리 배웁니다. 또한 그들은 순수한 학습자들입니다. 말의 행동은 그의 과거를 반영합니다: 그들 부모의 기대나 상사의 요구, 자녀들의 요구 등으로 인해 희석되지 않습니다. 말과 함께 살아가는 것의 주된 즐거움은 그들은 자신이 누구인지에 대해 결코 거짓을 말하지 않는다는 점입니다. 좋은 훈련사는 새로운 말과 일주일 정도 일을 해보면 그가 그간 어떻게 다루어져 왔는지를 정확히 알 수 있습니다. 주인이 몰래 닥치는 대로 당근을 준다거나, 그녀가 연습한다고 주장하는 일주일 단위의 비기승 운동을 포함해서 말입니다.

어떤 유형의 학습이든 긍정적인 결과와 부정적인 결과를 모두 가져올 수 있습니다. 말과 인간 모두 우리에게 이익이 되는 지식을 얻지만 이와 똑같은 비율로 해가 되는 지식을 얻을 수도 있습니다. 우리는 540kg의 말에게 우리가 무엇을 가르치는지에 대해 주의를 기울여야만 합니다. 왜냐하면 말은 기억력이 너무 좋아서 오랫동안 배운 가르침의 반대를 가르쳐, 이전의 것을 잊게 하는 것이 가능하지 않을 수도 있기 때문입니다. 까불까불한 어린 말을 기승할 때에는 행복에 겨워서 안장을 매고도 방방 튀어 오르는 모습이 귀여울 수 있습니다. 하지만 그가 더 자라고 튀어 오르는 것도 심해지면 더 이상 귀엽지만은 않을 것입니다.

연합을 통한 학습

연합을 통한 학습은 공간 또는 시간에 의해 두 사건이나 생각들이 연결될 때마다 일어납니다. 번개가 친 직후 천둥이 칩니다: 이런 이유로, 우리들 마음은 천둥과 번개를 연결합니다. 건초가 주어지는 것에 앞서 건초수레가 보이기 때문에, 그로 인해 말들은 수레와 건초를 연관 짓게 됩니다. 이런 간단한 연합으로부터 우리는 고전적인 조건화 실험에 도달하게 되었습니다: 본능적으로, 먹을 것을 받기 직전에 침을 흘립니다. 파블로프는 음식과 함께 종을 울렸고, 개들은 종만 울려도 침을 흘리는 것을 배우게 되었습니다. "굿 보이"와 같은 형태의 칭찬은 목을 토닥여주는 행동에 앞서 일어나기에, 말들은 칭찬하는 말을 기분 좋은 두드림과 연결시키는 것을 배우게 됩니다.

결과를 통한 학습

결과를 통한 학습은 한 단계 더 발전된 고전적 조건화로 볼 수 있습니다. 때론 조작이나 기계적인 조건화라고 부르기도 하지만, 이 용어에 너무 겁먹지는 마십시오. 심리학 개론서를 다시 한번 생각해보세요. B. F. Skinner 기억하시나요? 강화의 과학에 대해 탐구하고자 쥐와 비둘기를 가지고 실험을 했던 사람 말입니다. 특정 소음이 발생할 때 '주기' 레버를 누르면 보상을 받게 되면, 쥐는 그 특정 소음을 들을 때마다 레버를 누르는 것을 배웁니다. 건초 수레가 도착했을 때 마침 앞발로 바닥을 파던 말들에게 먹이를 준다면, 앞발긁기(pawing)는 보상으로 연결됩니다. 네 바로 그렇습니다: "휴스턴, 문제가 생겼어." 쉬려고 멈췄는데 "굿 보이"와 같은 문구와 연결시키게 되면, 곧 그 용어를 들을 때마다 급브레이크를 밟게 되겠죠. "굿 바이"처럼 비슷하게 들리는 소리에도 말이죠-그리고 재빨리 또 다른 작은 결함이 탄생하게 되는 것이죠.

관찰을 통한 학습

관찰은 말 훈련에서 더 자주 사용되었으면 하는 가장 강력한 학습 방법입니다. 인간은 매일 관찰을 하고 선례를 따릅니다. 모든 연구조사에서 아이들이 그들 부모나 또래들, 가장 좋아하는 연예인이나 게임 캐릭터를 모방하는 것이 증명되었습니다. 시범에 대한 아주 초기의 연구 가운데 보보 인형 연구가 있습니다. 아이들은 화가 난 성인이 1.5m짜리 바람인형을 주먹질하고, 발로 차고, 밀치고, 때리는 것을 보았습니다. 비슷한 인형과 홀로 남겨진 아이들은 똑같은 행동을 했습니다.

어른들 역시 지켜보고 따라 합니다. 어떤 한 사람의 잘못된 행동이 나머지 우리들에게 그 행동을 해도 좋다는 허락을 주는 것처럼 말이죠. 마찬가지로, 우리는 친구가 성공적으로 갈등 협상을 해내는 것을 보고는 다음 번에 자신이 곤경에 처했을 때, 스스로 그 기술을 시도해봄으로써 긍정적인 기술을 배웁니다.

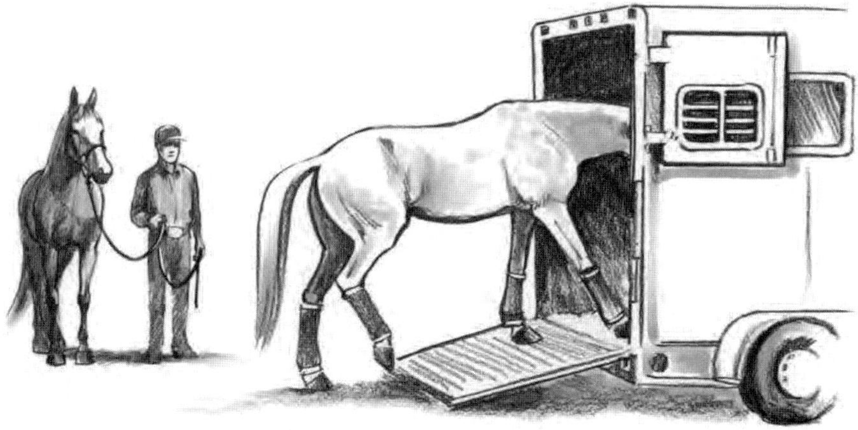

그림 10.2 말은 관찰을 통해 잘 배웁니다. 특히, 나이가 많고 친숙하며, 자신보다 지위가 더 높은 말을 볼 때 잘 배우게 됩니다.

가정에서 키우는 반려동물도 모방을 합니다. 많은 사람들이 나이 든 개가 새로운 강아지에게 부르면 달려오기, 가만히 기다리기, 차에 올라타기, 계단 내려오기 등을 가르치도록 합니다. 일을 하는 개들은 어린 새끼들에게 양을 치는 방법, 썰매 여행에서 음식물을 찾는 방법, 소를 모는 방법 등을 가르칩니다. 세인트 버나드는 세 마리가 한 팀을 이뤄 길을 잃은 등산객을 구조하는 법을 서로에게서 배웁니다. 개들 중 두 마리는 조난자를 따뜻하게 하기 위해 양쪽 옆에 눕고, 세 번째 개는 사람들에게 도움을 청하러 갑니다. 인간에 의해 이뤄진 어떤 훈련도 없습니다. 야생동물은 관찰을 통해 배웁니다. 호주에서는, 야생 돌고래 한 마리가 훈련 센터에 입원을 했는데, 그곳에서 그녀는 비슷한 돌고래 무리가 쇼를 위해서 자연스럽지 않은 행동을 연습하는 것을 보았습니다. 야생 돌고래가 집으로 돌아왔을 때, 그녀는 친구들에게 꼬리로 걷는 법을 가르쳤습니다. 말은 관찰을 통한 학습에서 전문가입니다. 특히, 나이나 위계에 있어서 그들보다 위에 있는 말 동료들을 볼 때 그렇습니다. 망아지들은 어미들이 손질을 받거나, 말 발굽을 관리하고 편자를 하는 것을 보는 경험을 하게 되면, 나중에 그 망아지를 손질하거나 장제를 하는 것이 훨씬 쉬울 겁니다. 어미를 쓰다듬으면 곧 그 암말의 망아지가 당신에게 다가와 비슷하게 해달라고 청할 것입니다. 어미들이 무서운 물건을 잘 받아들이는 것을 본 망아지가 그들 스스로 그 물건 근처에 다가갔을 때 좀 더 차분하게 행동할 것입니다. 어리거나 나이가 많거나, 말들은 대문을 열거나 마방 문을 여는 것을 동료를 보면서 서로서로 배웁니다.

말은 친구들이 사람에게 다가가고 따르는 것을 보고 이렇게 '조인 업(연합)'행동을 따라 합니다. 그리고 다른 말이 야단법석 없이 마치 산책하듯 자연스럽게 트레일러에 올라가는 것을 본 후에는 그도 더 쉽게 트레일러로 올라갈 수 있음을 배웁니다. 만약 트레일러에 올라타는 것을 황천길이라도 오르듯 너무너무 힘들어 하는 말이 있다면, 말에게 그가 속한 무리에서 가장 위계가 높은 말이 트레일러에 가볍게 올라타고, 칭찬과 예쁨을 받고 그리고 맛있는 간식으로 보상받은 후, 트레일러에서 내리는 것을 지켜볼 수 있게 해주십시오. 편안하게 지켜볼 수 있도록, 끈으로 묶거나 하지는 마십시오(트레일러 타는 것에 문제가 있는 것을 보여주지는 마세요. 기억하시죠. 말은 최종 결과가 좋던 나쁘든 배운다는 것 말입니다). 이런 우아하고 품위 있는 트레일러 오르내리기를 관찰함으로써 여러분의 말은 이후의 트레일러 훈련을 더욱 집중하며 침착하게 받아들일 수 있게 될 것입니다(그림 10.2).

말들이 실내외 마방이나 패독(마방에 딸린 작은 방목 공간)에 방목되어 살아갈 때, 저는 때로는 밖에서 소변을 보는 것을 보상함으로써 외부에 소변보는 것을 가르치곤 합니다. 이렇게 하는 것이 마방을 더 산뜻하고 깨끗하게 유지할 수 있기 때문입니다. 그리고 장기적으로는 마사 복도나 운동하는 마장 안에서는 소변을 보지 않는다는 것을 배우게 됩니다. 제 말들 중 한 마리가 이런 식으로 소변을 보았는데, 그는 제브라는 갈색(bay)의 더러브렛 헌터와 함께 방목지와 목초지를 함께 쓰고 있었습니다. 며칠 동안 제브는 제 말이 특정 위치에 소변을 보면 보상을 받는 것을 지켜보았습니다.

그래서 그가 어떻게 했을까요? 네, 제대로 맞췄습니다. 제가 도착하자 제브는 당당하게 걸어와서 소변을 보았죠, 제 얼굴과 눈을 조심스럽게 바라보면서 말입니다. 그는 그 가르침의 세부사항까지는 파악하지 못했습니다. 다시 말해서 언제 어디에 소변을 봐야 하는지에 대한 것을 알지는 못했죠. 하지만 제브는 일반적인 생각에 대해서는 알았던 것입니다. "좋아. 내 친구가 여기 오줌을 싸니까 엄청 맛있는 간식을 받아 먹더라고. 그래서 나도 쉬를 했으니까 나도 간식 줄 거지? 그치?" 이것이 바로 관찰과 모방을 통한 학습입니다!

많은 훈련사들이 새로운 말에게 안장을 얹고 운동시키는 것을 시작할 때, 좀 더 경험 있는 나이 든 말을 활용합니다. 슬기로운 현자는 어린 수컷에게 '이건 이런 식으로 하는 거야' 라고 보여줍니다. 마치 이렇게 말하는 것 같죠. "어때? 봤지? 사람들을 내 등에 싣고, 우린 이렇게 돌아다니면 되는 거야" 친구 근처에 있다는 것만으로도 새로운 것을 배우는 말을 안정시켜줍니다. 물론 그들에게 훈련이 제대로 이뤄진다면 이제 무슨 일이 일어날지, 어떻게 다뤄지게 될지, 어떤 종류의 대우를 기대해도 좋을지에 대해 알려주는 것과 함께 말이죠. 누구든 때로는 친구가 필요한 법이니까요, 그렇지요?

심지어 자연환경 속에 있을 때에도 말들은 서로가 일하는 것을 지켜봅니다. 저는 마장 긴 쪽을 기준으로 양쪽으로 방목장에 경계를 둔 곳에서 말을 타곤 했습니다. 방목된 말들은 마장 울타리 쪽으로 와서는 마치 테니스 경기를 슬로우 모션으로 지켜보는 것처럼 머리를 앞뒤로 왔다 갔다하면서 우리가 무슨 행동을 하는지 지켜봤습니다. 기승 상태의 말이 8-10개의 장애물 코스를 뛰어넘을 때는 경기장 멀찍이 싸구려 좌석을 차지한 말 관람객들이 그의 원만한 사승 운동[1](loop), 원운동, 방향 전환과 각 장애물을 깔끔하게 성공하는지를 경로를 추적하며 지켜보았습니다. 그 광경은 정말 재미있었습니다. 훈련사와 방목장 말들이 마치 연결된 것처럼 머리를 움직였거든요. 하지만 이는 다른 이들을 보는 것을 통해 배우려는 말의 욕망을 정말 잘 보여주는 훌륭한 예입니다.

1) 원만한 사승 운동: 마장의 전체를 이용한 사승이 아닌 얕은 정도의 사승운동으로, 구불구불한 곡선 모양의 운동

말의 뇌는 또한 인간을 관찰함으로써 배웁니다. 한 연구에서, 두 그룹의 말들은 스위치를 누르면 열리는 먹이 상자에 접근할 수 있었습니다. '관찰집단'은 사람이 상자를 열기 위해 스위치를 누르는 것을 보았습니다. '비관찰집단'에게는 인간의 시범없이, 단지 상자를 조사하고 여는 방법을 스스로 알아내도록 했습니다. 관찰집단이 비관찰집단에 비해 4배나 더 빨리 과제를 배웠습니다. 어린 말들이 특히 인간을 관찰하는 것을 통한 학습을 잘 했습니다. 흥미로운 점은, 과제를 잘 배우지 못한 말들은 관찰 여부에 상관없이 인간 실험자들에게 더 자주 다가왔습니다. 마치 도움을 청하는 듯 말이죠.

말은 우리가 인정하는 것보다 관찰을 통해 배우는 능력이 훨씬 더 뛰어납니다. 우리는 "그냥 말이 볼 수 있게 하세요, 도움이 되는지 한번 봅시다."라고 말할 만큼 한발 물러서서 지켜보지는 않습니다. 그럴 가능성이 있는데도 말이죠. 어린 말에게 나이든 말들이 그런 행동을 하는 것을 지켜보는 것을 통해 수장대[2]에 묶이고, 털을 깎고, 발을 들어올리고, 길게 줄지어 달리고, 손질하는 것을 견디는 법을 가르쳐보세요. 너무 빨리 달리는 말은 딱 적당한 속도로 달리는 말과 연결하여 달리게 해 보세요[Pony a horse: 웨스턴 스타일 안장의 뿔(horn) 부분에 다른 말을 연결하여 훈련하는 방식]. 여러분의 말이 장애물 횡목을 뛰어 넘고, 통나무를 끌고, 문을 열 준비, 무엇이든지 배울 준비가 되었다면, 그 말에게 무리의 지배적인 우두머리가 그 기술에 대한 시범을 보이는 것을 지켜볼 수 있게 합니다. 여러분은 이런 시범과 시도를 여러 번 반복해야 할 필요가 있습니다. 하지만 뇌 과학에서는 이런 기법들이 훈련을 촉진시킬 수 있음을 보여줍니다.

1998년까지, 뇌 과학자들은 관찰 학습의 기초를 알지 못했습니다. 그러고 나서 거울신경세포로 알려진 뇌세포를 발견하여 연구자들을 놀라게 했습니다. 네네, 신경학자가 등장했네요. 잠시만 참아 주세요. 거울신경세포는 행동을 암호화하는 뇌세포입니다. 그것들이 우리의 근육이 행동을 실행하도록 하지는 않습니다. 운동피질의 신경세포가 그 역할을 하지요. 대신, 거울신경세포들은 특정한 과제를 수행하도록 하는 운

2) 수장대: 말을 손질하기 위한 공간 혹은 운동 전후에 관리를 위한 공간

동 신경세포를 준비시킵니다. 마치 교향악 지휘자가 음악이 시작되기 전 지휘봉을 드는 방식처럼 말입니다. 예를 들어, 제가 컵을 들어 올릴 때, 제 거울신경세포들은 운동세포에게 그 행동을 실행할 근육을 깨워 준비하라고 말합니다. 그럴 듯하죠.

하지만 충격적인 것은 다음과 같습니다. 제가 컵을 들어 올리는 것을 볼 때, 여러분 뇌의 거울신경세포들도 제 것과 같은 방식으로, 같은 힘으로 흥분하기 시작합니다. 다시 말해, 이 미세한 거울신경세포들은 제 행동과 여러분의 행동을 구별하지 못합니다. 이걸 생각해보면 제 행동이 여러분의 신경세포에 의해 재현된다는 것이죠. 정말이지 놀라운 일이지 않나요?

거울신경세포를 이용한 트레일러 올라타기

말은 다른 말 친구가 조용히 트레일러에 올라가는 것을 볼 때, 자신의 거울신경세포를 흥분시킵니다. 관찰자와 친구 모두 침착하기 때문에, 말의 신경 자극에는 걱정과 두려움이 가득한 감정이 포함되어 있지 않습니다. 관찰하는 말이 이 평온한 활동을 반복해서 보게 되면, '트레일러에 올라타기-빼기-두려움'에 대한 그의 신경세포적 결합이 강화됩니다. 이후, 관찰하는 말 스스로가 트레일러에 오를 때 그의 뇌는 그가 침착하게 올라갈 수 있도록 도움을 줄 것입니다. 공포는 신경방정식에서 제거되었습니다.

거울신경세포는 기승자에게도 도움이 됩니다. 승마 기승술을 발달시키는 것은 주로 뇌에 있는 운동 뉴런의 활성화 패턴을 연마하는 것입니다. 거울신경세포는 우리가 다른 사람이 말을 타는 것을 보는 것만으로도, 그 세포들의 코드를 활성화시킬 수 있게 해줍니다. 그러니, 여러분께서 경기에 직접 참가하지 못할 때는 적어도 경기장 옆에서 방목된 말들과 함께 구경이라도 하세요.

정서를 통한 학습

뇌 화학물질은 정서를 통해 특히 강력한 기억을 만들 수 있게 합니다. 예를 들어, 두려움을 불러 일으키는 사건이 발생하면, 뇌는 코르티코스테론, 바소프레신, 에피네프린과 같은 스트레스 호르몬을 방출합니다. 이 화학물질들은 몸을 투쟁-도피 반응(fight or flight response)을 하도록 준비시키고, 그 사건의 기억을 신경의 결합에 담아두게 됩니다. 왜일까요? 왜냐하면 우리는 생존을 위해 두려운 경험들을 기억해야하기 때문입니다. 앞으로 다가올 미래에 반드시 피할 필요가 있는 위험한 경험들 말입니다.

두려움은 기억을 강화시키지만, 우리가 사용하고자 하는 학습을 위한 도구는 아닙니다. 너무나 강력하기 때문입니다. 두려움은 마치 뇌 조직에 사건에 대한 도장을 찍는 것과 같습니다. 아무런 구별 없이 말이죠. 그래서 말은 결국 주어진 사건 속에서 도움이 되는 가르침과 해로운 가르침 모두를 떠안게 됩니다. 반대로, 강한 정서없이 일어나는 경험들을 생각해 보십시오. 그 기억의 이로운 점이 바로 순간적으로 착 달라붙어 있지도 않겠지만, 해로운 부분도 마찬가지입니다. 말과 사람 모두 좋은 행동을 가르치는 것이 학습된 나쁜 행동을 없애는 것보다 언제나 훨씬 더 쉽습니다.

최상의 학습을 위해 말이 평온하게 호기심을 가지고, 신뢰할 수 있는 감정을 기를 수 있도록 노력해 보십시오. 말이 여러분을 믿고 따를 수 있다고 기대하도록 격려하세요. 이러한 감정들은 인간과 말의 뇌가 최상의 기능을 발휘할 수 있도록 해줍니다. 그리고 말의 학습 환경을 훨씬 더 잘 통제할 수 있게 해줍니다. 두려움이 섞일 때, 여러분의 팀을 정상궤도로 올려 놓을 수 있는 전문 트레이너를 고용하는 것을 고려해 보십시오.

문제 해결을 통한 학습

사우스웨스턴 콜로라도(Southwestern Colorado)는 고대 푸에블로(Pueblo) 유적지가 보존된 약 207km^{2}의 국립공원이 있는 곳입니다. 거의 100여 마리의 버림받은 말들이 우연히 무리를 이루어, 먹이와 물과 피난처를 찾으며 자유롭게 떠돌며 살아갑니다. 그 땅은 보통 말들이 살아남기에 충분한 녹지와 한정된 물 자원을 제공했습니다. 하지만 2014년의 가뭄으로 말들은 문제 해결 능력을 향상시켰습니다.

짜증이 난 공원 관리인들에게 말들은 '유해한 가축'이라고 불렸고, 말들은 무더운 날씨에 흙탕물을 찾아 가파른 바위 협곡을 따라 내려갈 필요가 없다는 것을 배웠습니다. 결국, 공원 화장실과 식당엔 물이 있었으니까요. 그냥 거기로 가면 되거든요. 그것이 바로 그 말들이 한 행동입니다. 식당가와 박물관 밖의 수도꼭지와 웅덩이를 어슬렁거리며 돌아다녔습니다. 마실 것을 기다리면서 말이죠. 물론 공원 관리인들은 방문객들이 이 말들을 위해 수도꼭지 켜는 것을 거의 허락하지 않았지만, 그렇다고 해서 멈출 말들이 아니었습니다. 말들은 수도관을 찾아서 발로 파낸 다음 망가뜨리는 것을 배웠습니다. 또 식당가 근처 제빙기를 열어 얼음을 먹는 법도 스스로 깨우쳤습니다. 푹푹 찌는 무더운 날 시원한 얼음덩어리만한 건 없으니까요!

이제, 결론으로 넘어가기 전에, 이 말들은 회의테이블에 둘러앉아, 그들이 물을 얻을 수 있는 다양한 전략에 대해 논의를 한 것이죠, 우리 머리를 좀 써서 생각해봅시다. 여기에는 많은 일들이 일어나고 있는 것입니다: 냄새를 맡을 수 있는 뛰어난 후각으로 말들은 가장 풍부한 물의 원천 냄새를 맡았습니다. 보다 쉬운 길로 여행하기 위해 타고난 본능은 이 말들을 문명화된 지역으로 이끌었습니다. 아니 길 따라 그냥 어슬렁거리면 되는데 뭐하러 바위투성이를 뛰어다니나요? 그들은 호스를 켠 사람들에게 이따금씩 보상을 받았을 겁니다. 그리고 그들은 사람들이 물을 트는 것을 지켜봤을 것입니다. 아마 방문객들이 제빙기를 여는 것도 보았을 겁니다. 이는 우리 실생활에서 흔히 볼 수 있듯, 여러 형태의 학습이 통합된 것입니다.

음, 말이 정말 수도꼭지를 틀 수 있다고? 믿기 어려운 이야기지요. 하지만 저널리스트 웬디 윌리엄스는 그녀의 집 근처 야외 수도꼭지에서 말이 물통을 채우는 것을 목격한 초보 마주로서의 경험에 대해 글을 썼습니다. 어느 겨울 아침, 마구간에 있는 물통이 얼어붙어 있었습니다. 이는 말을 돌보는 이들에겐 끔찍한 악몽과도 같죠. 부엌에서 지켜보던 그녀는 자신의 말이 문제를 해결하는 것을 목격했습니다. 그는 방목장 울타리를 넘어서 바로 그 야외 수도꼭지 쪽으로 달려왔습니다. 이내 발굽으로 손잡이 부분을 몇 번 탁탁 치더니, 수도를 틀어 커다란 말 주둥이를 컵처럼 해서는 길게 물을 들이켰습니다. 그리고 나서는 만족한 채, 마굿간으로 어슬렁거리며 돌아갔습니다.

시험을 통한 학습

기승 초기에 외승용 말(trail horse)이 풀을 뜯어먹거나, 강습용 말이 마장에서 기승을 할 때 모퉁이를 제대로 돌지 않거나, 들판의 사냥용 말이 속보를 하지 않는 것에 놀라지 마십시오. 이 말들은 그저 시험해 보는 중입니다. 경험이 풍부한 기승자들은 그들의 자세를 고침으로서 "아니야"라는 대답을 해줍니다. 초보자는 심지어 시험당하고 있다는 것조차 깨닫지 못하기 때문에, 말들은 한번 운에 맡겨 보는 것이죠. 곧 이 외승용 문제아(trail stinker)는 우리의 초보가 소용없이 고삐를 아무리 세게 당겨도, 클로버가 배 높이까지 무성하게 자란 풀밭에 코를 박은 채 풀을 뜯을 겁니다. 아마 고집불통의 종합마술용 말은 커다란 통나무 장애물에 다다르고 있는데도, 뒷다리가 늘어지게 4박자의 구보로 뛰어오고 있을 겁니다.

대부분의 사람들이 우리를 시험하는 것을 잘못된 행동으로 해석합니다. 하지만 뇌과학에서는 다른 면을 이야기합니다. 시험은 모든 포유류에서 가장 효과적인 학습 방법 중 하나입니다. 인간의 기억력을 향상시키기 위해서, 우리는 주어진 정보를 반복적으로 회상함으로써 스스로 묻고 답하고 공부하면서 우리 자신을 시험(테스트)합니다. 그런 다음 우리는 답을 잊지 않고도 일주일이고 일년이고 오랜 시간이 지나도 잊지 않을 때까지 회상 간격을 늘려줍니다. 이런 과정은 학문적인 연구에만 국한되는 것이 아닙니다: 이는 절차적 기억에도 역시 적용됩니다. 속보를 하며 안장에서 일어설 때마다 우리는 속보의 움직임과 우리 몸을 어떻게 협응시키는지에 대한 정보를 회상하는 것입니다.

신경세포의 특정한 부분집합체는 우리가 뇌에서 지식을 끌어낼 때마다 활성화됩니다. 이 신경학적 하부 세포집합체는 예/아니오 같은 간단한 것에서부터 일련의 복잡하고 정교한 행동에 이르기까지 무엇이든 나타낼 수 있습니다. 그리고 그것이 활성화될 때마다, 그 신경세포들 사이의 연결은 더욱 강력해집니다. 곧 그것은 계속해서 지속될 만큼 충분히 강해집니다. 어떤 종류의 테스트에 의해 안정적으로 촉발되는 신경망이 있을 때, 우리는 그 반응을 '학습'했다고 말합니다.

말들은 배움을 결코 멈추지 않기 때문에 테스트도 결코 멈추지 않습니다. 말의 시험하는 행동에 좀 더 주의를 기울여 보십시오. 말이 바람직한 행동을 성취하거나, 일반적인 잘못된 행동을 하는 것에 실패했을 때 그를 보상해주십시오. 말이 짓궂은 장난으로 상황을 빠져나갈 수 있는지 물어볼 때, 그에게 여러분의 기대에 대해 상기시켜주세요. 그리고 여러분의 말이 여러분을 시험하는 것에 감사해하세요. 그게 바로 당신의 원하는 것을 해결하고자 하는 그만의 방식이랍니다.

제 11 장
부적 강화

'부적 강화'라는 문구는 일반적으로 의심스러운 눈초리와 이마를 찡그리는 반응과 함께 마주하게 됩니다. 네, 우린 그 용어를 알고 있습니다. 저희에게 정의를 내려 달라고는 하지 말아 주세요. 많은 사람들이 그것을 '처벌' 또는 '보상'이라고 말하면서, 질문을 표방하며 결국엔 격앙된 목소리로 끝나게 됩니다. 자 그럼, 먼저 명확한 정의부터 해보도록 하겠습니다: 부적 강화는 말이 우리가 원하는 반응을 할 때까지 고통 없는 압력을 주는 훈련의 한 형태입니다. 이 압력은 거의 알아차릴 수 없는 정도부터 중간 정도까지 상황에 따라 다르게 사용하며, 때로는 격려의 범주에 속하기도 합니다. 말이 반응하자마자, 우리는 압력을 없앱니다. 부적 강화는 처벌이 아닙니다.

승마와 상관없는 쉬운 예로는 자동차 탑승 시 우리에게 안전벨트를 매도록 알려줄 때 일어나는 상황을 들 수 있습니다. 안전벨트의 알람 소리는 우리 귀에 압박을 가하고, 우리가 벨트를 제대로 착용해야만 멈춥니다. 승마 용어로 본다면, 우리가 걸어가는 말의 양 옆구리를 다리 부조를 사용해 압력을 가하고, 말이 속보를 시작했을 때 그 압력을 풀어주는 것과 같습니다. 결과를 통해 학습하는 말은 양 옆구리에 동일한 힘으로 가해지는 다리 압력을 속보를 시작하는 동작으로 연결시킵니다.

압력을 풀어주는 것으로 행동을 다듬어 가는 것은 때로는 우리가 원하는 것을 말에게 가르치는 가장 좋은 방법은 아닙니다. 하지만 가장 흔히 사용되고, 여러분이 승마를 시작했을 때 배운 방법일 가능성이 큽니다. 오랜 역사 때문에, 그 방법은 우리가 별 생각 없이 빠져드는 자연스러운 디폴트 모드입니다. 부적 강화의 장단점에 대해 좀 더 자세히 알아보고, 그 방법이 말의 뇌를 어떻게 변화시키는지 살펴보겠습니다.

대체

부적 강화는 말의 본성에 일치하는 형태로 적용될 때 가장 효과적입니다. 야생의 일상에서 말은 대체 행동을 사용합니다. 우두머리 암말은 말을 듣지 않는 부하 말을 먹이에서 쫓아 버리기 위해 한쪽 귀를 쫑긋댑니다. 귀로 충분하지 않으면, 그녀는 물거나 차고, 다른 말들은 그녀의 길을 비켜줍니다. 말은 자기 무리에게 하듯이 우리 쪽으로 머리를 흔들거나 엉덩이를 들이밀거나, 밟거나, 밀쳐버리거나, 물기, 발차기를 사람에게 사용해 쫓아내려 합니다. 이런 행동을 때로는 부드럽게 하기도 하지만, 어떤 때는 그렇지 않기도 합니다. 하지만 말은 우리가 허락한다면 어떻게 우리를 움직여야 하는지를 알고 있다는 것에는 의심의 여지가 없습니다. 대체(displacement)는 말의 자연스런 본능적 도구이기 때문에, 더 나은 학습을 위해 이를 활용할 수 있습니다.

말의 대체 행동 본능에 맞추기 위해 말이 그것을 수용할 수 있는 압력의 종류를 선택합니다. 다리 압력(부조)을 예로 들어보겠습니다. 우리는 왜 말의 속도를 높이기 위해 눈을 깜빡이거나, 이두박근을 조이거나, "서둘러. 이 느림보야!" 라는 말을 사용하지 않는 것일까요? 다리 압력은 말의 대체 행동 본능을 본뜬 것이기 때문입니다-말은 누가 그러던지 간에 압력을 받으면 그것으로부터 벗어나려고 합니다. 말 왼쪽에서 압력을 주면, 말은 오른쪽으로 움직일 것입니다. 그 반대도 마찬가지죠. 양쪽 옆구리에 동일한 압력을 주면 말을 앞으로 보내게 되죠. 이론적으로는, 말은 뒤로도 움직일 수가 있습니다(고삐가 느슨한 상태에서도 말이죠). 하지만 뒷걸음질(후퇴)은 훨씬 더 부자연스러운 일이기에, 결과적으로 어린 말에겐 거의 나타나지 않습니다.

평보에서 속보로 바뀌는 때와 같이, 말이 기승자의 요구에 자연스런 방식으로 반응하는 순간, 압력을 없애줍니다. 우와… 말에게는, 너무나 기분이 좋은 일이 되겠지요.

말은 압력을 받는 것을 좋아하지 않고, 그것을 피하려고 행동합니다. 압력을 즉시 제거해준다면 말의 뇌는 그 행동과 당신의 반응을 연관 지을 것입니다. 다음에 당신이 양쪽 다리로 압력을 가한다면, 말은 지난 번처럼 그 압력이 해소되는 느낌을 또 한번 가질 수 있기를 바라며, 다시 속도를 높일 것입니다.

너트와 볼트

압력과 해소 사이의 연결은 두 신경망이 동시 활성화됨에 따라 연결될 때 일어납니다. 말의 뇌에 있는 신경세포들의 한 그룹이 기승자의 다리가 누르는 감각을 전달합니다. 여러분이 누르면, 특정 뇌세포가 반짝이며, 말이 느끼는 것입니다. 다른 신경세포 집합은 앞으로 움직이는 것을 전달합니다. 이 두 신경망이 압력에 대한 감각과 앞으로 나아가는 움직임과 동시에 또는 거의 근접하게 발생하고, 장기강화작용(long term potentiation)이라는 화학적 작용을 통해 연결됩니다.

뇌에 의한 타이밍

장기강화작용은 조건화의 한 형태입니다. 활성화된 신경세포들은 처음 발사된 후 한동안 더 완전하게 깨어 있습니다. 이 시간 동안, 활성화된 신경세포들은 그들을 자극하는 어떠한 사건에도 더욱 빠르고 강력하게 발사됩니다. 이 장기강화작용이 일어나는 처음 몇 초 동안 압력을 해소하는 것은 말의 뇌에서 두 개의 신경망이 연결되도록 해줍니다. 압력을 너무 빨리 없애면, 첫 번째 신경망이 아직 활성화되지 않았을 것입니다. 압력을 너무 늦게 없애면, 이 조건화가 약하게 이뤄지게 됩니다. 말의 뇌기능은 당신의 압력과 말의 반응 사이에 연관성을 만들기 위해 매우 신중한 타이밍을 요구합니다.

훈련사들은 풋내기 말이 모든 종류의 인간의 압력에 대해 반응하도록 가르치기 위해 부적 강화를 사용합니다. 어린 말이 처음 기승자를 태우고 하는 첫 구보는 보통의 경우 말을 혼란스럽게 만듭니다. 비기승 지상훈련에서 해오던 음성 명령을 알고 있다고 해도 말이죠. 평보와 속보를 하며, 기본적인 정지와 출발, 회전, 원운동, 그리고 루프(loop)를 배웠다고 해도 말입니다. 하지만 기승자를 태운 상태로 구보를 하는 것은 뭔가 새로운 것이죠. 여전히 기승자의 상체 위치와 가볍게 잡은 고삐는 말에게 속도를 올리라고 말하면서, 훈련사는 갑자기 한쪽 다리를 사용해 압력을 가합니다. 만약 말들이 의식적인 사고를 할 수 있다면, "음, 이건 일반적인 속보 신호와는 좀 다른데, 도대체 무슨 의미지?" 라고 생각할지도 모릅니다.

한쪽 다리의 지속적인 압력과 충격적으로 빠른 속보의 왠지 서툴고 곤란한 순간을 거쳐, 이 풋내기 말은 구보를 시도하게 될 것입니다. 그가 이렇게 말하는 걸 상상해보세요. "오케이, 오른쪽 다리를 계속 누르고 있는 걸 보니 그녀가 원하는 게 빠른 속보는 아니군. 머리를 한번 확 내밀어 볼까…아냐, 이것도 아니군. 멈춰볼까? 아니네, 멈추니까 양쪽 다리로 누르네. 음 좋아, 그렇다면 구보를 좀 해볼까나…" 이 어린 말이 구보를 시작하는 순간, 기승자는 다리의 압력을 풀어주며 말이 편안하게 움직이도록 해줍니다. 말은 이제 알게 됩니다. "아하! 한쪽 다리로 누르는 게 바로 이런 뜻이구나." 그의 뇌는 이 두 신경망을 연결하고, 장기강화작용을 사용해 새로운 기술을 배우게 됩니다. 물론 시간이 지날수록, 다양한 방법으로 우리의 신호에 대한 말의 이해를 정교하게 가다듬을 것입니다. 하지만 훈련의 아주 초기단계에서는 적절한 비기승 훈련 후에 이뤄지는 한쪽 다리 압력, 가볍게 잡은 고삐, 약간의 찰싹 달라붙어 있는 것이 기승한 상태로 구보를 하는데 필요한 모든 것입니다.

다음 단계들

부적 강화는 말 훈련의 초기 단계에서 가장 효과적이지만, 이 후 단계에서도 흔히 사용됩니다. 하향 이행의 반정지가 이를 잘 보여주는 대표적인 경우입니다. 여러분이 속보를 하는 동안 평보를 하고 싶다고 가정해보세요. 여러분은 말의 등 움직임에 저항하며, 앉은 자세(기좌)의 템포를 유지할 것입니다. 그는 그 압력을 느끼고, 당신의 리듬에 맞춰 속도를 줄임으로써 반응할 것입니다. 말이 평보로 갈 때, 여러분은 기좌의 저항을 해소시켜서 다시 말과 함께 움직이도록 합니다. 이런 방법으로 말은 반정지를 배우게 되고 연습을 통해 두 신경망이 연결됨에 따라, 매번 더욱 효과적으로 반응할 것입니다.

기승자의 기좌는 압력을 이용하는 훈련에서 결정적인 요소입니다. 훌륭한 기승자의 기좌 변형은 많은 물리적인 힘의 단위와, 모든 다른 방향(상하좌우, 전방, 후방, 대각선과 원형)에 따라 변화됩니다(연구자들은 안장에 부착된 좌석 압력 센서 패드를 이용해서 이러한 부분을 실제로 측정했습니다). 결국, 고도로 훈련된 말은 기좌를 이용하여 360도의 모든 각도와 방향으로 힘이 전달되어도 반응할 것입니다. 그게 가능해지면, 숙련된 기승자는 평보와 속보 또는 구보에서 실시간으로 기좌를 이용하여 말의 어깨, 엉덩이, 발을 원하는 위치에 가도록 할 수 있습니다. 기승자의 한쪽 엉덩이 바깥쪽 근육 모서리 부분을 꽉 조여주면, 말은 리드(lead)를 바꿀 것입니다. 내전근을 이용해 말 배를 1/4정도 들어올리면, 코스에서 가장 어려운 장애물을 깔끔하게 넘기 위해 2.5cm 이상 더 높이 뛰어오를 수 있을 것입니다. 내전근을 이용해 말 배를 1/4정도 내려주면, 말은 더욱 빠르게 회전하게 됩니다.

잘못된 행동을 수정하기 위한 부적 강화 사용

일을 하는 것은 말에게는 또 다른 형태의 압력이고, 휴식은 그 압력을 해소시켜주는 것이 됩니다. 일과 휴식을 번갈아 하는 것은 문제를 수정하기 위한 부적 강화 사용의 온화한 방법입니다. 여러분의 말이 기승 중에 종종 토끼처럼 깡총거린다고 가정해 봅시다. 만약 여러분이 브롱크 종목(bronc riding, 로데오 경기의 일종) 훈련이 필요한 게 아니라면, 이러한 행동을 고칠 수 있는 훈련사를 고용하십시오. 하지만 만약 이런 문제를 다룰 수 있는 기술을 가지고 있다면, 말이 껑충이기 시작할 때 정지하거나 속도를 줄이지 마십시오-대신 이 작은 악당 녀석이 일을 하도록 만드십시오.

그가 뒷발을 차기 시작하자마자, 마구 날뛰지 않고 부드럽게 앞으로 갈 때까지, 속보를 더 강하게 하거나 속도를 빠르게 해서 앞으로 나아가도록 만들어 주십시오. 그리고는 평보로 떨어뜨린 다음 압력을 제거해줍니다. 다시 이 초기의 방법을 시도해 보십시오. 말이 뒷발 차기를 시작하려고 할 때마다 더 열심히 일하도록 밀어붙이세요. 여러분은 말을 피곤하게 만들거나 벌을 주려고 하는 것이 아닙니다. 여러분은 말에게 뒷발 차며 날뛰는 것을 멈추자마자, 일의 압력으로부터 벗어날 수 있다는 것을 가르치는 것입니다.

부적 강화는 보다 심각한 문제에도 효과적일 수 있습니다. 섀도우는 얼굴에는 긴 스트라이프 무늬가 있고, 친절한 눈을 가진 살짝 회백색을 띈 적갈색의 사랑스러운 쿼터호스 암말입니다. 섀도우는 헌터를 원한 제 고객이 찾기 전까지는 레이닝 말로 훈련받아왔습니다. 섀도우는 장애물을 넘어 본 적도 전혀 없었고, 심지어는 영국식 안장을 착용해 본 적도 없었습니다. 하지만 그녀는 뛰어난 움직임을 가졌고, 침착하고, 똑똑하고, 훌륭한 가격에, 6살이었으며, 건강하고 지역 내에 있는 말이었습니다. 저는 섀도우를 여러 번 타보고는, 조마용 끈(longe line)으로 울타리를 넘을 수 있는지 시험해 보았습니다. 거기서 섀도우는 자신의 작은 무릎을 바짝 들어올리고는 완벽한 아치 모양으로 등을 둥글게 말아 올리는 것을 보여주었습니다.

섀도우를 집으로 데려왔을 때, 이전에 정말 거친 방식(iron hand)으로 훈련을 받았다는 것이 점점 더 분명해졌습니다. 가혹한 박차에도 익숙했고, 잠을 자는 동안에도 따라 할 수 있을 정도로 몇 안 되는 레이닝 패턴에 대해서만 반복 훈련을 받은 것 같았습니다. 섀도우가 구보를 하고 싶지 않을 때, 그녀의 주요 회피 형태는 뒷걸음질치며 달려 버리는 것이었습니다. 말 그대로 달려버렸지요. 수의사가 어딘가에 문제가 있는지를 살펴봤지만 잘못된 곳은 아무데도 없었습니다. 그래서 우리는 섀도우가 구보를 꺼려하는 것이 신체적인 문제는 아니라는 것을 알았습니다. 게다가 그녀는 그냥 잘못된 방식으로 달릴 때조차 완벽하게 건강한 모습이었습니다.

일반적으로 이를 없애는 것은 그리 큰 문제는 아닙니다. 하지만 레이닝용 말로서 섀도우가 배웠던 뒤로 가기 신호가, 일반적인 승마에서는 말을 앞으로 가게 만드는 신호-체중을 앞쪽으로 살짝 옮기기: 손과 팔, 상체를 살짝 앞으로 움직여주는 것, 고삐 연결을 가볍게 해주기, 다리 부조 사용(다리 압력 주기)-로 사용된다는 점이 문제였죠. 이 말에게 이와 같은 부조 사용은 말을 오히려 뒤로 더욱 빨리 달리게 만들었습니다. 박차나 채찍까지 사용하면, 벨몬트 스테이크(미국의 3대 경마 대회 중 하나)의 뒤로 달리기 부분에서 우승을 차지하는 것이 당연할 정도였죠! 이런 영리한 묘기를 인정할 수밖에 없었습니다.

섀도우의 잘못된 행동들은 잘 조화된 4가지의 훈련법 덕분에 변화되었습니다.

- 함께 일하는 새로운 사람들이 그녀를 해치지 않을 것이라는 믿음을 주기 위한 격려
- 어떤 종류의 뒤로 달리기든 그것을 연습하는 대신 잊게 만드는 노력
- 매우 일관된 부적 강화 방법 사용
- 각 부적 강화에 따른 압력의 해소 그 이상의 보상

이 암말이 구보를 하는 구간에서의 신호를 후진 기어로 전환할 때마다, 저는 중립적인 신체 자세를 유지하였습니다. 하지만 섀도우를 채찍으로 리드미컬하게 두드렸습니다. 이것은 통증을 주기 위해 세게 내려치는 것이 아닙니다: 이는 압력보다는 소리를 내기 위해, 말의 엉덩이 부분을 약 1초 간격으로 두드리는 소리가 나도록 하는 것입니다. 말이 뒤로 달리는 것을 멈출 때까지 같은 타이밍과 압력으로 지속하였습니다. 그녀가 멈추자마자, 지속되던 두드림도 멈췄습니다. 저는 그녀를 가볍게 쓰다듬어주고 쉴 수 있도록 보상해 주었습니다. 그리고 나서, 다시 앞으로 걸어가게 만들고 구보 출발을 다시 하도록 요구했습니다.

새도우는 헌터로서의 훈련과정 중 다른 모든 면에서는 'A'학점을 받을 정도로 뛰어났지만, 이 잘못된 행동을 재교육하는 것은 6개월이나 걸렸습니다. 그녀는 잘못 학습된 것을 잊어버리는 방법을 배울 때 나타나는 전형적인 패턴을 따랐습니다: 첫째, 회피하는 행동인 뒤로 달리는 것을 더 많이 했습니다, 마치 이렇게 말하는 듯했죠. "예전에는 내가 이 트릭을 많이 하기만 하면, 이게 항상 먹혔거든, 이번에도 다시 해보면 먹히겠지."

그 다음에는 그녀는 가끔 생각난 듯이, 짧은 거리를 뒤로 달렸습니다. 그 다음 단계는 뒤로 달리려는 시도가 전혀 없었습니다: 진정한 발전! 가끔씩은 저를 시험하곤 합니다-"뒤로 달리는 게 예전엔 효과가 있었는데, 아직도 여전한가요?" 그러면 저는 전혀 효과가 없다고 대답해줍니다. 점차적으로 섀도우는 평소 늘 타는 기승자들을 시험하는 것을 멈췄습니다. 하지만 가끔은 새로운 기승자들을 시험해 보긴 했습니다. 이런 패턴은 사람과 말 모두, 깊이 뿌리 박힌 잘못된 행동을 버리는 것을 배울 때 흔히 나타납니다.

마침내, 섀도우의 역방향 후진기어 회피반응이 완전히 사라졌습니다. 오늘날 그녀는 매우 편안하고, 예의 바르게 행동하고, 그녀의 행복한 주인에게 협력해서 기승할 수 있도록 해주고 있답니다. 헌트 경기 대회에도 출전하며, 언제든 장애물을 넘고 구보를 할 준비가 되어 있습니다.

부적 강화의 단점

많은 경우 효과적이긴 하지만, 부적 강화는 한편으로는 난관에 부딪히기도 합니다. 우선 첫 번째로, 그것은 즉시 행해져야 한다는 점입니다. 대부분의 아마추어들은 말의 움직임과 자신들의 움직임을 실시간으로 조절하며 협응하는 것이 어렵습니다. 여러분이 했던 맨 처음 구보를 떠올려보세요. 머리에서 튀어나올 듯이 부딪히며 흔들리던 이빨의 위협과, 부드러운 바람에도 출렁이듯 흔들리던 근육의 헛된 움직임과 함께 했던 격렬한 속보의 쿵쾅거림을 기억하시죠. 바로 그때쯤 교관이 말합니다. "왼쪽 다리로 복대 뒤를 가볍게 누르세요." "아, 네, 알겠습니다. 잘 알아들었습니다. 바로 해보겠습니다." 하지만 그 순간 많은 기승자들이 말의 몸통에 다리를 여전히 붙이고 있는지조차도 확신할 수 없는 경우가 많습니다.

둘째, 협응은 부적 강화의 적용과 해제가 동시에 타이밍을 맞춰 이뤄져야 해서 더욱 어려워지게 됩니다. 장기강화작용은 아주 짧은 시간 동안만 지속되기 때문에, 타이밍이 매우 정확해야 합니다. 말에게 사행보를 가르치는 것을 상상해봅시다. 말은 머리와 꼬리의 일직선을 유지하며 다리 압력으로부터 멀어지도록 하는 대각선으로 움직여야 합니다. 이 방법을 가르치기 위해서는, 말의 안쪽 뒷다리가 움직이는 스윙 단계 때, 당신의 안쪽 다리를 써야 합니다. '스윙 단계'는 말이 다리를 들어올렸다가 지면을 다시 딛기까지의 아주 극도로 짧은 순간입니다. 따라서 스윙 단계가 시작되는 순간, 당신은 복대 뒤에 안쪽 다리를 눌러주고, 말이 안쪽 후구를 대각선으로 움직이는 반응을 하는 스윙 단계가 끝나는 순간 압력을 풀어주어야 합니다(그림 11.1). 이 간격은 중간 속보에서 0.5초 미만으로 지속됩니다. 정말이지 정교한 타이밍입니다.

의도치 않은 사고로 인한 강화는 세 번째 문제입니다. 당신이 날아오를 듯한 습보로 질주하면서, 큰 원운동을 시작하려면 왼쪽 고삐를 가볍게 당겨 줄 필요가 있습니다. 아이고! 너무 세게 '당겨버렸습니다'. 말이 마치 동전이 뒤집히듯 홱 방향을 돌립니다(정확하게 당신이 무의식적으로 요구한대로 말이죠). 결국 당신은 땅 위에 나뒹굴게 되고, 말은 그 상황에 익숙해지게 됩니다. 말에서 떨어짐으로써, 당신은 여러 가지 압력을 해방시켜주고, 강력한 가르침을 주게 됩니다. 말이 말을 할 수 있다면 아마도 이렇게 말할 겁니다. "와우~, 대박! 그녀가 나한테 그녀를 떨어뜨릴 수 있게 오른쪽으로 확 돌라고 했어. 그래서 내가 그렇게 했지. 그랬더니 즉시 모든 압력을 풀어 주더라고. 다음에 또 이렇게 해야겠어."

뛰어난 기승술은 이런 종류의 원치 않은 강화를 줄일 수 있습니다. 우리가 말을 탈 때, 발 뒤꿈치에 체중을 싣고, 상체를 곧게 펴고, 팔과 손을 부드럽게 사용하고, 다리와 기좌를 말의 움직임에 맞춰 움직여 준다면, 우리는 명확한 신호를 전달할 수 있습니다. 우리는 그런 신호들을 계속해서 반복할 수 있습니다. 이는 말에게 새로운 가르침에 대해 연습할 기회를 줍니다(물론 우리의 의료비 또한 절약할 수 있죠).

네 번째로, 그리고 가장 중요한 점은, 부적 강화는 말에게 복종과 반응을 가르칠 수 있지만, 말과 핸들러 사이의 깊은 신뢰를 형성하지는 못합니다. 부적 강화는 말에게 사

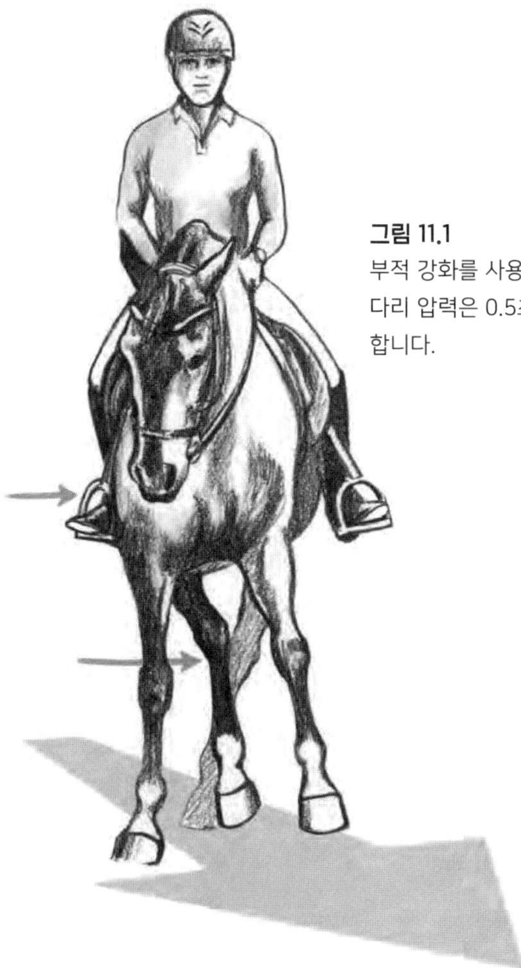

그림 11.1
부적 강화를 사용해 사행보를 가르칠 때, 사람의 다리 압력은 0.5초보다 짧은 간격으로 주어져야 합니다.

람의 신호를 찾게 하고, 구별하고, 무엇보다 중요한 능력들을 사용할 수 있게 하지만 말에게 여러분이 그의 편이라는 것을 가르침에 따른 추가적인 장점들을 제공할 수는 없습니다. 그 믿음은 말-인간 팀 관계의 모든 차이를 만들 수 있습니다.

풀어주기(해소해주기)

우리는 신경 피로가 말이 지속적인 압력을 감지하는 것을 방해하는 것을 보아왔습니다. 부적 강화는 기승자가 말이 반응하는 순간 압력을 풀어주는 것에 실패한 채, 계속해서 압력을 줌으로써 잘못 사용됩니다. 이는 흔한 실수입니다. 말은 지속적인 압력에 대해 잘 반응하지 않습니다. 야생에서, 산책로에서, 마장에서 말이죠. 어떤 말은 말을 잘 안 듣기 시작합니다; 다른 말은 과제를 수행하는 것을 매우 초조해합니다: 많은 말들이 뒷발을 차거나, 주저하며 물러서거나, 얼어붙기, 또는 도망가거나, 일부는 싸움을 선택하지요. 압력을 해소시켜주는 것은 부적 강화에서 가장 중요한 부분입니다.

해소는 말을 끄는 것에서부터 레바다(20세기 초부터 사용해온 훈련법, 말이 지면에서 30~35도 정도로 기운 자세를 유지하는 것으로 여기서는 끌기 같은 기초에서 레바다 같은 고도의 훈련 모두에 해소가 적용됨을 보여주기 위해 사용됨)까지 모든 훈련 형태에 효과적입니다. 가벼운 접촉이 재갈을 지속적으로 세게 당기는 것처럼 되면 고삐 연결을 계속 하는 것은 말을 성가시게 하거나 위협을 줄 수 있으며, 말의 힘에 대항해 인간의 힘으로 대체하려고 하는, 즉 힘겨루기가 될 수 있습니다. 여러분이 아무리 힘이 세다 할지라도, 여러분은 결코 반 톤이나 되는 말을 끌 수는 없습니다. 대신 말은 입이 더욱 세질 뿐이고(하드 마우스), 거꾸로 잘못된 근육 발달로 뒤집힌 목과 다루기 힘든 태도를 가지게 될 것입니다. 그리고 여러분은 팔이 엄청나게 아플 겁니다.

이런 지속되는 압력을 피하기 위해, 제가 7장에서 설명 드린 일련의 터치를 사용하는 것을 시도해 보십시오. 말이 바르게 반응할 때 압력을 풀어줘야 합니다(105쪽). 안전벨트 알람 장치 기억하시죠? 우리가 안전벨트를 매도록 하려고 알람을 끊임없이 울릴 필요는 없습니다. 알람은 단지 반복적으로 삐 소리를 내고 꺼지는 것만으로도 압박을 줄 수 있습니다. 말이 우리의 신호를 해독할 수 있도록 다른 부조를 함께 사용하세요. 예를 들면, 여러분이 말의 속도를 늦추려고 할 때 아래와 같이 해보십시오.

- 체중을 보다 아래로 실어주세요.
- 팔꿈치를 굽혀주세요.
- 다리를 부드럽게 하세요.
- 어깨를 펴세요.
- 반동을 천천히 받아주세요.
- 기좌의 움직임을 줄여주세요.
- 상체 위치를 보다 수직으로 만들어 주세요.

만약 필요하다면, 말이 배우는 동안 여러분은 음성 부조도 같이 사용해 보십시오. 곧, 음성 부조가 필요 없어질 겁니다. 이런 여러 가지 신호가 제대로 통하지 않을 때에만 말 입을 가볍게 터치하여 연결할 수 있도록 하십시오.

처벌

기승자들은 때때로 '압박'을 처벌로 착각합니다. 부적 강화로서의 압박은 처음에는 짜증나거나, 다른 것으로 대체될 수 있습니다. 하지만 절대 고통스럽거나 해를 끼쳐서는 안됩니다. 또 많은 이들이 '교정'을 처벌로 생각하기도 합니다. 이건 정말 잘못된 생각입니다. 말을 교정하는 것은 단순히 말들에게 더 나은 대안을 보여주는 것입니다.

아마색 갈기와 꼬리를 가진 초콜릿색의 록키 마운틴 호스인 칠리는 10년 동안 평보에서 구보로 이행하는 대신 속보에서 구보 전환하는 것으로 버텼습니다. 결국 훈련을 위해 제게 맡겨졌고, 저는 구보를 요청하기 전에 저의 상체와 말의 앞발 부분을 들어 올림으로써 그를 바로잡았습니다. 저는 또한 말의 후구로 체중을 이동시키기 위해 구보 출발 전에 몇 걸음 물러서서 말의 움직임을 고쳐 나갔습니다. 만약 말이 구보 요청에 속보를 하기 시작하면, 저는 멈췄다가 다시 시도를 했습니다. 이러한 교정을 통해, 칠리는 구보 출발을 빠르게 배웠습니다. 처벌은 포함되지 않았습니다. 이는 마치 이따금 아기의 어깨에 부드럽게 손을 얹어 아기의 움직임의 방향을 바로잡는 것과 같습니다.

비학대적 처벌의 문제점

처벌은 단기적인 해결책이 될 수 있지만, 만약 비학대적인 처벌의 형태라 할지라도, 특히 자주 사용하게 되면, 장기적인 문제를 야기할 수 있습니다. 처벌이 학습의 기준 수단으로 사용되는 동물이나 아이들은 종종 평생 동안 '싸움-회피-얼어붙음' 반응을 포함하는, 불안감으로 겁을 먹게 됩니다. 수많은 경험들은 그들이 어떤 것을 하려고 하는 모든 동기를 잃어버리는 상태인 무력감을 배우게 합니다. 어떤 이들은 공격적이거나 폭력적이게 됩니다. 말에 대한 처벌에 대한 2017년 리뷰에는 심각한 항목들이 추가되었습니다. 여기에는 새로운 행동을 시도하기를 주저하기, 학습 능력의 감소, 그리고 처벌자에 대한 적대감이 포함됩니다. 이런 조건에서는 그 어느 누구도 제대로 배울 수 없습니다.

비록 비학대적인 교육적 수단일지라도, 처벌은 말을 훈련하는데 있어 가장 효과적이지 않은 방법입니다. 처벌은 말을 불쾌하게 하는 모든 것으로 정의될 수 있습니다. 부적 강화와는 달리, 처벌은 잘못된 행동 직후에 이뤄져야 합니다. 이는 감정적인 반응이 아닌, 미리 계획된 가르침이어야 하며, 말이 깜짝 놀랄 정도로 주목하도록 해야 합니다.

가끔은 다른 모든 훈련법이 실패한 경우에, 극적인 위협 행동에 대한 비학대적 처벌이 정당화되기도 합니다. 제가 말하는 점은 그래서는 안됨을 아주 잘 알고 있는 말들이 심각하게 이에 반하는 행동을 할 경우를 말하는 것입니다. 훈련된 말이 1.5m 상공으로 당신을 빙글빙글 돌려버리거나 발로 차버리거나, 당신을 뒤로 넘어뜨리거나, 몸을 일으켜 당신을 치거나, 아무런 이유 없이 팔을 물어 뜯는 경우, 그때에는 비학대적 처벌이 필요하기도 합니다. 하지만 중요한 것은, 99%의 경우, 그런 행동을 한 말은 벌을 받기보다는 다른 말로 교체되어야 할 필요성을 느낀다는 점입니다.

마지막으로, 일부 '처벌'은 노골적인 학대이며 절대 용서되어서는 안됩니다: 말이 피를 흘릴 정도로 박차를 세게 사용하거나, 먹이나 물, 다른 말과의 상호작용을 원천적으로 봉쇄하며, 냉담하게 무시하고, 반복적인 채찍질과 주먹질을 하거나, 기진맥진할 정도까지 일을 시키거나 몰아붙이는 것이 그 예입니다. 이런 행동들은 잔인할 뿐만 아니라 동물의 학습능력을 매우 떨어뜨리기 때문에 생산적인 방법이 아닙니다. 그러한 것들은 결코 행해져서는 안됩니다.

부적 강화는 결과를 통한 말의 학습의 가장 흔한 형태이지만, 그것은 엄청나게 뛰어난 협응, 조절과 타이밍, 균형을 필요로 합니다. 그것은 말에게 좋은 군인처럼 반응하도록 가르치지만, 훌륭한 성과를 통해 말이 만족하고 싶어하거나 그의 핸들러와의 끈끈한 신뢰 관계를 쌓도록 동기를 부여하는 경우는 거의 없습니다. 이런 점 때문에, 우리는 보상을 통한 훈련을 합니다. 다음 장에서는 말의 뇌가 보상을 통해 학습하는 방법을 알아보고, 그 지식을 말을 다루고 함께하는 모든 일상에 적용할 것입니다. 이제 우리가 벨트를 매기만 하면, 거슬리는 알람 소리 대신 맛있는 치즈케이크가 위에서 뚝 떨어지는 것 같은 기쁜 일이 생길 것입니다!

제 12 장

보상을 통한 훈련

보상은 결과를 통해 말들이 배우도록 격려하는 가장 효과적인 수단입니다. 이 말을 듣자 마자 대부분의 사람들은 활짝 웃으며 갑자기 당근, 박하, 말 쿠키를 마구 떠올릴 것입니다. 와우, 저기 잠시만요, 너무 앞서가지는 말자구요!

보상을 통한 훈련이 간식을 나눠주는 것을 의미하는 것은 아닙니다. 사실, 음식 없이 하는 것이 가장 효과적입니다. 그리고 심지어 까다롭기까지 합니다. 그렇기 때문에 여러분은 뇌에서 어떻게 보상과 결과의 연결이 형성되는지를 이해하는 것이 필요합니다. 그런 다음, 그 이해를 말과 함께하는 일상에 적용시켜 성공의 기회를 만들 수 있습니다.

보상을 통한 훈련은 부적 강화보다 말의 행동에 더욱 많은 주의를 요구합니다. 여러분은 말의 아주 미묘한 반응들을 알아채야만 좋은 행동에 대해 보상할 수 있습니다. 잘못된 타이밍 또는 잘못된 이유로 보상이 주어질 경우 의도치 않게 나쁜 버릇을 가르치게 됩니다. 그리고 먹을 수 있는 간식은 뇌의 기능 때문에 잘못 사용되기 쉽습니다. 잘못된 행동을 즐거운 결과로 연관시키거나 간식 보상을 일상화함으로써 갑작스럽게 주어지는 간식이 가지는 특별하고 놀라운 힘을 낭비하고 싶지는 않을 것입니다(간식 보상을 줄이세요, 186쪽 참고).

새 친구가 몬티에게 잘해 주기 위해 당근을 주었다고 가정해봅시다. 그는 당근을 받아먹는 것과 동시에 마방 문 위로 머리를 살며시 숙일 것입니다. 냠냠! 정신적 연합이 형성되었습니다. 머리를 숙이는 것이 당근과 동일시되는 것이죠. 여러분도 아시다시피 다음엔 몬티는 더 세게, 더 자주 머리를 위아래로 흔들며 다른 의미로 또 다른 간식을 얻기 위해 노력할 것입니다.

먹을 수 있는 간식 보상은 전기톱과 같습니다. 그것은 매우 잘 작동하지만, 여러분이 스스로 무엇을 하고 있는지 잘 알고 있을 때만 제대로 작동합니다. 한두 가지의 경우로 새로운 버릇을 만들기 충분합니다. 만약 여러분이 원하는 행동일 때에는 이 연합적인 연상의 영향력은 훌륭하기 그지없습니다. 하지만 45kg의 머리를 누군가의 얼굴에 부딪히며 고개를 아래위로 흔들어 대는 것과 같이 원치 않는 것이라면 여러분은 그리 즐겁지 않을 것입니다.

화학적인 연합 작용

앞선 두 장에서, 너트와 볼트처럼 작동하는 신경망의 활성화에 대해 간단하게 살펴보았습니다. 이제, 좀 더 세부적인 부분까지 자세히 살펴볼 필요가 있습니다. 대부분의 포유류는 연합과 결과를 통해 배웁니다. 일부는 다른 종보다 훨씬 더 뛰어난데, 말은 그들의 뇌 기능 덕분에 거의 최고 수준이라고 할 수 있습니다.

기본적으로, 한 그룹의 뉴런(신경세포) 또는 뉴런 그룹들의 네트워크는 행동을 나타냅니다. 머리를 흔드는 것과 같이, 말의 단순한 행동을 생각해 보세요. 뇌는 머리를 살짝 들어 올리는 움직임을 조절하고 이후 목을 아래로 뻗을 때 무게가 떨어지도록 허용합니다. 특정 뉴런들이 전기적인 신호와 동시에 그런 행동이 일어나도록 활성화됩니다. 네트워크가 작동될 때마다 머리를 위아래로 흔들게 됩니다.

다음으로, 이 신경망에서 발사된 전기적 신호는 외부 사건과 연합되게 됩니다. 이는 타이밍의 힘에 의해 일어나게 됩니다. 여러분은 뉴런이 전기 자극을 보낼 때, 이후 한동안 이것의 발사능력이 강하게 남아 있다는 것을 기억하시죠. 이런 연합적인 엔진이 준비되는 것입니다. 전기 신호의 초기 점화와 이어지는 준비 단계에서는 어떠한 외

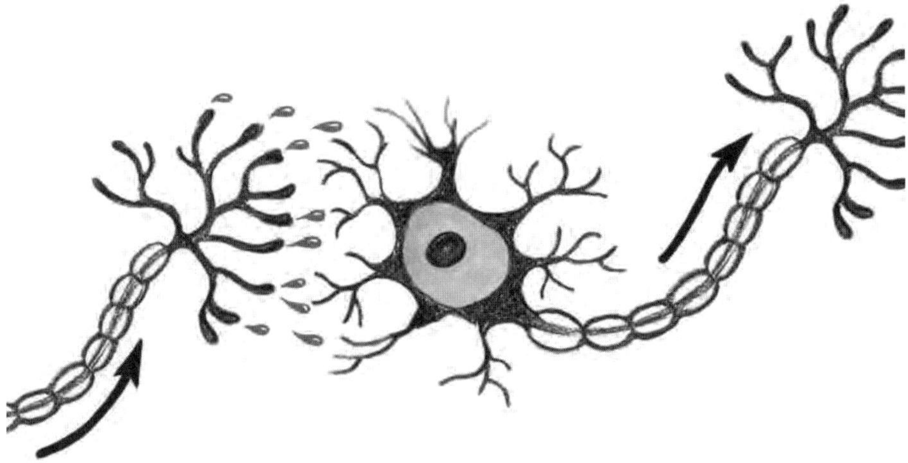

그림 12.1 신경세포는 화학적 연결을 만듭니다. 인간과 말의 신경 활동은 전기적이고 화학적인 것을 모두 포함합니다.

부 사건도 네트워크와 연합될 수 있습니다. 머리를 흔드는 신경망의 활성화 잠재성이 여전히 높은 상태에서 당근이 주어진다면, 말은 이 둘 사이에 연결 고리를 형성하게 될 것입니다. 장기강화작용은 말 훈련법의 페라리라고 할 수 있습니다. 하지만 제대로 훈련하기 위해서는 페라리의 엔진을 역효과를 내지 않고 고속으로 회전시킬 수 있는 방법을 배워야만 하는 것과 같습니다.

그 과정에 생리학적인 한 장면을 추가해보도록 하죠. 신경 세포망이 새로운 사건과 연관되어 작동할 때, 뇌에서 만들어진 화학물질이 연합을 강화시키기 위해 방출됩니다. 그들 중 일부는 연결된 신경망 사이의 작은 틈을 가로질러 방출됩니다. 나머지는 그것을 받아들이도록 설계된 뇌 세포의 덩어리들로 가득 차 있습니다. 우리는 이런 화학물질을 일종의 접착제로 생각할 수 있습니다(**그림 12.1**).

그래서 어떤 행동(머리를 위아래로 흔드는 행동)을 나타내는 뉴런은 보상(당근)을 나타내는 다른 집합의 뉴런이 작용할 때 같이 작용하게 됩니다. 마치 마법처럼, 이 두 신경망의 짝을 맞춘 활성화는 연합을 만들게 됩니다. 뇌의 고유한 화학 물질은 이 새로운 연결고리를 단단하게 하고, 시간이 지날수록 강하게 유지되도록 돕습니다. 점화와 동시에 피스톤이 움직이는 것만큼이나 실재하는 물리적인 연결이 이제 머리를 흔드는 행동과 당근 사이에도 형성됩니다.

도파민 방출

보상을 매우 강력하게 만드는 접착제는 도파민입니다. 도파민은 우리 기분을 좋게 만들어 주는 두뇌에서 만들어지는 자연적인 화학물질입니다. 배가 고플 때 먹는 음식, 목이 마를 때 마시는 물, 섹스의 즐거움, 소름 끼치도록 완벽한 음악 코드 연주 등의 이 모든 만족감은 그들과 연합된 도파민의 방출에서 비롯됩니다.

인간의 경우, 도파민은 약물이나 알코올 사용을 통해 반복적인 쾌감을 불러일으키는 중독의 기본 물질입니다. 이는 매우 강력해서 많은 이들이 도파민 방출을 얻기 위해 알면서도 건강을 파괴하게 됩니다. 실험실 쥐는 물도 거부하고, 발정기에도 성적매력이 넘치는 짝을 무시하며, 갓 태어난 새끼마저 버려둔 채 도파민을 제공하는 레버를 누르는 것에 매달려 굶주림에 시달리며 죽음으로 몰고 갈 지경이 되지요. 이것은 그렇게나 강력한 것입니다.

보상을 통한 훈련은 부적 강화를 통한 훈련보다 훨씬 더 큰 도파민 방출을 활성화시킵니다. 따라서, 강습은 말그대로 말에게 더욱 즐겁고 그의 뇌에 현저하게 중요하게 작용합니다. 장기강화작용과 더불어 도파민 방출이 추가되면, 통상적 기준을 뛰어넘는 학습 경지에 이르게 될 것입니다. 포유류는 이런 교훈을 빨리 잊지 않기 때문에, 여러분은 잘못된 연합 대신에 올바른 연합을 형성하고 있는지를 확인하고 싶어 합니다.

인간의 연합 학습

인간 역시 신경망의 장기강화작용과 일치하도록 타이밍을 맞춘 보상을 통해 학습합니다. 그러나 인간의 마음은 학습을 넘어서 그에 더해 여러 변형된 형식들을 버무려 넣게 됩니다. 우리는 문화적 기준, 사회적 관습, 일반적인 지식, 개인의 희망, 가족의 기대, 과거의 경험, 절차적 기억, 지각적 필터링, 윤리와 가치, 인지적 통제력, 주의력, 또래 집단으로부터 받는 압력, 날씨 등 다양한 감정의 모든 갈래들에 얽매어져 있습니다. 네, 맞습니다. 날씨는 그다지 중요한 부분은 아닙니다. 하지만 여러분은 제 말의 요점을 이해하실 겁니다: 우리의 마음은 종종 보상의 자동적인 힘을 무시하는, 진한 음료를 묽게 만들기 위해 휘휘 저어버리는 것처럼 작용합니다. 하지만 우리의 네 발 달린 친구들은 그렇지 않습니다. 말들의 배움은 우리의 것보다 훨씬 더 순수합니다.

성숙한 성인은 보상 욕구보다 자기조절감에 의해 더 동기부여가 됩니다. 우리는 스스로의 운명을 통제하고, 성공과 실패에 대한 책임을 지기를 바랍니다. 개인의 통제력이 제한적일 때조차도, 인간의 뇌는 그것이 존재한다고 믿음으로써 동기부여가 됩니다. 말들은 설탕에 대한 욕망으로 어떠한 행동으로 인해 어떻게 조종당할지 따윈 신경 쓰지 않습니다. 인간은 신경 쓰지요. 과도한 칭찬이 평범한 기술이나 쉬운 과제에 주어질 때는 특히 역효과를 불러일으킵니다. 예를 들면, 과도한 칭찬을 받은 기승자들은 종종 아주 작은 실수에도 좌절하고, 개선하려는 노력을 멈추기도 합니다. 너무 많은 외적인 보상이 주어지는 경우 자기만족감을 성취하려는 인간의 책임감에 손상을 줄 수도 있습니다.

너무 과한 보상은 말에게도 역효과를 가져옵니다. 어떤 행동에 주어진 첫 번째 보상이 가장 강력합니다. 그것은 도파민 방출을 폭발적으로 증가시키는 놀라운 점을 포함하기 때문입니다. 하지만 보상이 너무 자주 나눠서 주어질 경우, 그 행동을 조성하는 힘이 줄어들게 됩니다. 왜 그럴까요? 보상의 남용은 놀라움을 줄이고, 도파민 배출량을 감소시키게 됩니다. 곧, 강력한 보상의 신경적 힘을 잃게 되지요. 여기에는 명확한 기준선이 있습니다. 여러분은 말이 학습을 성취한 것에 대한 보상을 원하는 것이지, 그저 단순히 말이기 때문에 보상을 제공하지는 않지요.

새로운 행동의 강화나 복잡한 기술을 마침내 성취했을 때 주어지는 보상이 기승에 흥미를 지속시킬 수 있다는 것을 명심하세요. '복잡한'에 대한 정의는 당신의 말에게 달려있습니다. 어떤 말에게는 그 시간, 그 환경 속에서는 그 행동을 해내는 것이 어려울 수 있습니다. 말의 학습이 진전되어감에 따라 보상을 조절합니다: 처음에는 두 걸음 후진을 칭찬해 줄 가치가 있습니다. 하지만 마침내는 스무 걸음을 더 부드럽게, 더 직선으로, 몸의 형태를 둥글게 유지하며 해냈을 때 처음과 동일한 수준의 칭찬을 해줍니다.

간식 보상을 줄이세요

말들에게 먹을 것을 주는 보상(간식)은 워터포드 크리스탈(Waterford Crystal, 아일랜드의 보석 회사로 후원하는 승마대회가 있음) 컵 안의 크림 브륄뤠와 같습니다. 그들은 즉시 좋은 행동이든 나쁜 행동이든 보상과 연관을 시켜버립니다. 말이 아주 복잡하거나, 말의 본성에 반하거나, 과거 심각한 저항을 해오던 행동이 줄어들거나, 바람직한 행동을 했을 때는 먹는 간식 보상으로 대접받을 자격이 있습니다. 그 외의 나머지 시간들은 먹을 수 없는 보상을 활용하는 것이 좋습니다. 우연하게 나쁜 행동을 강화시키기는 너무 쉽습니다. 간식이 맛있을수록 학습된 연관성은 더욱 강력합니다. 훈련을 잘 하기 위해서 우리는 그 강한 힘을 조심스럽게 사용해야 합니다.

간식 보상은 또 다른 단점이 있습니다: 말은 항상 더 많이 먹기를 원합니다. 말은 두 번째 조각을 먹기 위해 당신의 의무를 상기시키려 당신의 팔을 건드릴 것입니다. 그러한 접촉이 기분 나쁘게 끔찍하지는 않지만, 말은 맛있는 음식이 눈앞에 있으면 훨씬 빠르게 그 행동을 증가시킬 것입니다. 간식을 먹어 본 대부분의 말들이 훨씬 더 '입질을 자주 하고', 개인 공간을 덜 존중하게 됩니다. 시간이 지남에 따라 말은 여러분을 가볍게 미는 것에서 밀어서 넘어뜨리는 것으로, 살짝살짝 집어 대던 입질이 피부가 찢어질 정도의 물어뜯기로, 그리고 그저 작은 당근을 원하는 것에서 이젠 당근 케이크를 원하는 것으로 심화될 수 있습니다. 말들은 그러한 행동이 당신을 아프게 한다는 것을 알지 못합니다. 그저 달콤한 것을 주는 사탕 기계가 제대로 작동하기를 원할 뿐입니다.

간식 대신의 효과적인 보상

대부분의 사람들이 보상을 매우 특별한 것으로 생각합니다. 불행하게도 우리 자신의 허리 둘레나 말의 훈련에 대부분의 미국인들은 맛있는 간식으로 보상하는 것을 선호합니다. 하지만 사실, 보상은 어떤 것이든지 이상적일 수 있습니다. 아래에 거의 모든 말들이 좋아하는 몇몇 예를 보여드리겠습니다:

- 휴식
- 조용한 주변환경
- 친숙한 사람들
- 온화한 핸들링
- 명확한 지시
- 갈기가 난 부분과 등성마루 긁기
- 달래주는 언어들
- 정해진 일상의 반복
- 속도를 줄여주기
- 익숙한 말로 해주는 칭찬
- 익숙한 장소
- 말 친구
- 차분한 목소리
- 부드러운 손길
- 목이나 어깨 쓰다듬기
- 근육 마사지
- 일관성
- 놀이
- 고삐를 느슨하게 쥐기

당신의 말이 즐기는 어떤 것이든 위 목록에 추가해도 됩니다. 그런 다음, 여러분 말이 좋아하는 것과 여러분이 적절한 시기에 보상을 해줄 수 있는 능력에 따라 순위를 매깁니다. 예를 들어, 대부분의 말들은 토닥거려 주는 것보다는 등성마루를 긁어 주거나 목을 쓰다듬어 주는 것을 훨씬 더 좋아합니다. 말 목을 쓰다듬어 주는 것은 말의 심박수를 감소시킵니다. 여러분의 심박수도 감소시키죠. 그리고 쓰다듬어 주는 것은 실행하기도 매우 쉽습니다. 양쪽 고삐를 잡은 상태로 손가락 관절 뒷부분을 사용하여 좋은 행동을 한 뒤 곧바로 1-2초 이내에 수행할 수 있습니다. 이는 말이 질주하는 동안 앞으로 넘어지지 않고 칭찬(보상)할 필요가 있는 경우에 할 수 있다는 뚜렷한 장점이 있습니다.

언어적인 칭찬은 보상을 주기 위해 여러분이 몸의 위치를 바꿀 필요가 없기 때문에 말을 타는 동안 매우 효과적입니다. 우선, 알고 있는 보상과 짝을 지어보세요. 말은 "잘했어."라는 말이 칭찬의 한 형태라는 것을 배우게 됩니다. 그 후에는, 그 말을 하는 것만으로도 효과가 있을 것입니다. 하지만 느린 동작과 언어적인 칭찬을 연관시키는 흔한 실수를 조심하십시오. "잘하네." 라는 말을 들을 때마다 가슴걸이를 한 트로터(말 종류)가 속도를 늦추는 것을 원하시진 않을 겁니다.

먹을 것 아닌 형태의 보상은 여러분이 말을 잘 보살필 수 있도록 해줍니다. 이는 기쁨이나 감사를 표현할 수 있게 해주고, 학습에 도움이 되기도 합니다. 더욱 좋은 점은 먹는 보상이 일으킬 수 있는 문제점을 동반하지 않는다는 점입니다. 흔히, 우리는 스스로의 기분을 좋게 하기 위해 동물들에게 맛있는 먹을 것을 줍니다. 하지만 말에게 당신의 사랑을 보여줄 수 있는 수많은 다른 방법들이 있습니다. 등성마루에서 5-7cm 앞쪽에 말 갈기가 난 목덜미에 위치한 '러브 스팟'을 5분 정도 긁어주세요. 말이 긁어야 할 부분이 어딘지 알려줄 겁니다. 두려움을 느낄 때 함께 맞서 차분하게 확신을 주며 진정시켜주는 것이 먹을 것을 주는 것보다 훨씬 좋은 방법입니다. 말이 다쳤을 때는 그의 상처를 부드럽게 보살펴주고, 가벼운 평보로 산책하거나, 다른 말 친구들과 함께 방문하거나, 잠시 동안 근육을 마사지해 주세요. 먹을 것은 말의 순간적인 관심을 끌 수는 있지만, 먹을 수 없는 보상은 더욱 오래가는 신뢰 관계를 형성해 줍니다(그림 12.2).

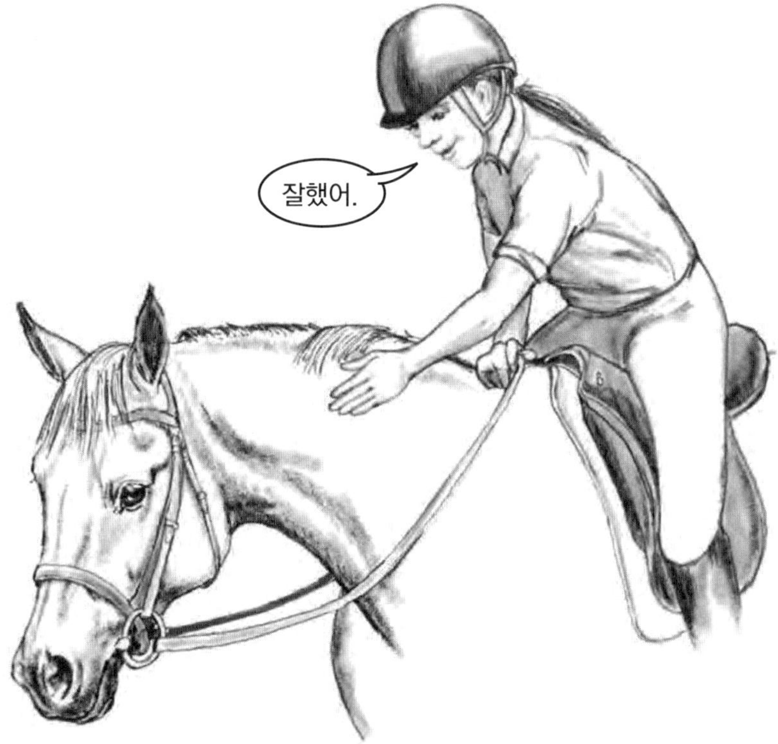

그림 12.2 비간식 보상의 힘을 믿어보세요: 편하게 이완된 발걸음, 고삐를 느슨하게 해주기, 말 쓰다듬기와 언어적인 칭찬은 매우 강력한 조화를 이루어 낼 것입니다.

타이밍

포유류는 보상을 바로 직전에 일어난 일과 연관 짓습니다. 우리는 말의 행동에 대해 큰 기대를 가지고 있고, 말들은 인간-말 팀으로 함께 활동할 때, 일반적으로 집중도 잘하고 활동적입니다. 이것은 말들이 일련의 행동을 빠르게 연속적으로 해낼 수 있음을 의미합니다. 이러한 이유로, 우리는 말이 좋은 행동을 하고 난 직후 2-3초 이내에, 우리가 원하지 않는 다른 행동을 강화하기 전에 보상을 해주어야만 합니다. 당신이 바람직한 행동을 너무 늦게 알아차렸다면, 그건 이미 늦은 것이랍니다. 불꽃은 이미 피스톤을 벗어났습니다.

훈련의 가장 강력한 순간(저는 '파워 모먼트' 라고 부른답니다.)은 말이 마무리 운동을 하기 직전, 말에서 내리기 직전, 마방이나 방목지로 돌려보내기 직전입니다. 왜 그럴까요? 왜냐하면 이러한 보상들은 말에게 가장 큰 위안을 주는 것이기 때문입니다. 파워 모먼트를 지혜롭게 사용하십시오.

완벽한 구보를 해냈을 때, 이제 강습을 멈추고, 마무리 운동을 시켜주십시오. 다음에도 이번과 같이 바른 구보를, 마무리 운동이라는 복권에 당첨되기를 바라는 마음으로 하고 싶어 할 것입니다. 만약 당신의 말이 후퇴(뒷걸음)를 싫어한다면, 하마 직전에 한두 걸음 정도만 뒤로 걷도록 해보십시오. 당신의 하마는 마치 딸기처럼 달콤하게 느껴질 것입니다. 만약 여러분이 말을 끌고 갈 때 말이 당신을 앞지른다면, 마방 문 앞에서 잠시 멈추세요. 그리고 기다립니다. 그 다음 마방으로 넣어줍니다. 마방으로 들어가는 것이 마치 노벨상을 수상하는 것만큼이나 기쁠 것입니다. 여러분의 말이 어떤 간단한 행동을 하는 것을 피한다면, 파워 모먼트에 조금씩 해볼 수 있도록 해주세요. 여러분은 아주 확실한 가르침을 주게 될 것입니다.

불행하게도, 파워 모먼트에 우연히 부정적인 행동을 보상할 때에도 똑같이 강력한 교훈을 배우게 됩니다. 만약 여러분의 말이 시속 50km보다 천천히 달리는 것(위의 완벽한 구보)을 거부하는 것 때문에 좌절감을 느끼면서 강습을 끝낸다면, 이는 여러분이 말의 과속에 대해 보상하는 것이 됩니다. 말이 이리저리 날뛴다고 하마를 해버린다면, 여러분은 말의 안전하지 않은 행동에 대해 보상을 해주는 것입니다. 그리고 말이 마방으로 쏜살같이 달려가도록 둔다면, 이는 말에게 '고삐를 끌며 밀치고 들어가기'는 허용 가능하다고 가르치게 되는 것입니다. 여러분이 나쁜 행동에 보상을 해주고 있지 않다는 것을 확신하기 위해서는 말이 매순간 어떻게 행동하고 있는지를 생각해보면 됩니다.

성공과 보상을 즉각적 타이밍에 연합시키는 것은 완벽한 기준에서는 불가능해 보일 수 있습니다. 그저 최선을 다해보세요, 연습할수록 실력이 향상될 것입니다. 결국에는, 비간식 보상을 활용한 훈련이 제2의 본성이 될 것입니다. 최고의 트레이너들은 의식적으로 계획하지 않아도 하루 종일 그런 연합을 관리합니다.

> **보상을 통한 훈련의 기본 원칙**
>
> - 대부분의 경우 간식 이외의 보상을 활용합니다.
> - 장기강화작용의 순간을 발견하세요(169쪽).
> - 바람직한 행동을 하는 동안이나 직후에 보상하세요.
> - 파워 모먼트를 지혜롭게 활용하세요.
> - 최고의 보상은 가장 어려운 과제를 위해 아껴두세요.
> - 무분별한 보상은 금지합니다.

지상활동 매너와 기승활동 수행력

먹을 수 없는 보상의 적절한 사용으로, 말들은 긍정적인 행동을 많이 배웁니다. 비기승 지상 훈련 시 매너는 보상을 통해 가르칠 수 있는데, 귀와 아랫배를 손질하도록 하고, 주사를 맞고, 네발 모두 잘 들어 올리는 것을 위해 필요한 가만히 서 있기를 배울 수 있습니다. 여러분은 비기승 지상 훈련에서 정지, 회전, 속도 줄이기, 속도 늘이기, 기다리기 또는 후퇴와 같은 것을 홀터를 압박하지 않고도 가르칠 수 있습니다. 말이 여러분에게 집중한다면, 말은 비기승 상태에서 여러분의 바디랭귀지로부터 오는 신호를 잘 알아차리게 됩니다. 비기승 지상 훈련은 말과 훈련자의 부상을 예방하고, 말에게 사람의 리더십에 대한 존중을 가르치며, 수의사나 장제사가 응급 처치를 하는 것도 잘 받아들일 수 있게 만들어 줍니다. 심지어 먹을 수 없는 보상은 몸좌우로흔들기(weaving), 왔다갔다하기(pacing), 마방차기(stall-kicking)와 같은 유전적 기반을 둔 악벽을 줄여주거나 거의 없애줄 수도 있습니다.

보상을 통한 기승 훈련은 가장 초보자 수업부터 국제 엘리트 경기 수준에 이르기까지 모든 단계에서 효과적으로 사용됩니다. 이번에는 제대로 바닥에 설치한 속보용 횡목(trot pole)으로 돌아가 봅시다. 헌터와 장애물용 말들은 아기 망아지 때부터 자동적으로 속보를 하는 것이 아닙니다. 이들은 어릴 때부터 횡목을 건드리지 않는 법을 배우게 됩니다. 여러분은 일단 평보 상태에서 이 운동을 소개해 줍니다. 말이 그 활동에 익숙해지면 이제 속보에 맞게 횡목의 간격을 조정해 줍니다. 말이 하나에 부딪히더라도, 계속 속보를 해서 다시 시도해보세요. 말이 횡목을 건드리지 않고 속보를 하자마자 여러분은 평보로 속도를 늦추고, 칭찬하고 쓰다듬어 주세요. 세 가지의 보상이 한번에 이뤄지게 됩니다! 이후, 초보 헌터들은 교차된 장애물을 뛰어넘고 단단한 울타리를 넘는 것을 위와 같은 방식으로 배우게 됩니다. 언젠가는 이런 강력한 재능과 보상을 통한 훈련으로 그들에게 1.8m 높이에 2.4m 너비의 장애물을 훌쩍 뛰어넘는 것도 가르칠 수 있습니다.

어떤 방법으로 훈련을 하든 중립적이어야 한다는 것을 명심하십시오. 말이 당신이 무엇을 원하는지 분명히 알고 있는데도 불구하고, 당신이 요구하는 과제를 성공하지 못했다고 가정해보십시오. 과제를 다시 수행하고 계속해서 반복 시도해보십시오. 성공에 대해서는 보상을 해줍니다. 하지만 실패했다고 처벌을 하지는 마십시오. 때로는 실패를 무시해야만 합니다. 기승 후에는 말이 당신이 무엇을 하길 기대하는지를 배울 수 있도록 과제를 더 세분화하고 더욱 명확하게 하는 방법으로 한번 더 생각해볼 필요가 있습니다.

일반화

말들 역시 보상을 통해 일반화하는 법을 배웁니다. 여러분의 말에게 마장에서 속보용 바닥 횡목을 건드리지 않도록 하는 법을 가르쳤다고 가정해보세요. 일반화 없이도 말은 때때로 특정 행동과 장소 또는 시간을 연합시킬 수 있습니다. 예를 들면, 말은 노란색으로 칠해진 횡목만을, 아니면 마장에 놓인 횡목만 건드리지 않으면 된다고 믿게 될 수도 있습니다. 하지만 그는 모든 장소에서, 어떤 횡목도 건드리면 안 된다는 것을 배울 필요가 있습니다. 일반화는 가벼운 수준의 보상을 사용해 다른 장소에서 새로운 움직임을 연습하거나 다른 도구들을 사용해 보는 것을 통해 일어날 수 있습니다.

보상이 항상 인간으로부터, 직접적으로 주어지는 것은 아닙니다. 많은 말들이 그들 자신에게 선사하는 보상으로 마방을 탈출하는 것을 배웁니다. 이는 이성적인 전략이라기 보다는 보상 동기부여 행동으로 보여지는데, 예를 들어 달콤한 당밀 냄새를 풍기는 간식 바구니나, 맛있는 민들레가 펼쳐진 초록 들판으로 이끄는 길과 같이 마방 밖에 말이 원하는 이상적인 무엇인가가 있을 수 있습니다. 이것은 매우 위험한 행동일 수도 있습니다. 곡식 창고로 돌진하거나 봄에 풀잎 무성한 들판으로 도망가는 경우, 제엽염으로 다리를 절뚝거리게 되거나 또는 죽음에 이를 수도 있습니다.

인센티브는 보상이 아닙니다

사전적 의미와는 달리 인센티브는 보상이 아닙니다. 보상은 좋은 행동에 뒤따르는 것이지만, 인센티브는 좋은 행동에 앞서 제시됩니다. 당근을 내밀거나 곡식 바구니를 흔들어 목장에서 다가오길 꺼리는 말들을 유인하는 것이 대표적인 예입니다. 말은 곡식을 얻어먹으려고 올 수도 있지만, 말은 그저 그 행동을 미끼와 연관시킬 뿐입니다. 만약 여러분이 원하는 것이 단지 오늘 말을 잡는 것이라면 인센티브는 효과가 있습니다. 하지만 말에게 여러분에게 계속 다가오는 것을 가르치고 싶다면, 대신 보상을 사용하도록 하십시오. 보상은 말과 핸들러 사이의 라포(rapport, 깊은 신뢰)를 구축하기 때문에 장기적인 수행에 더욱 효과적입니다. 말이 당신이 들고 있는 먹이 유혹에 다가오는 것이 아니라, 당신에게 반응하길 원하시죠.

소거(행동 없애기)

기승 중에 외승용 말(trail horse)이 길게 자란 풀잎을 낚아채서 먹는 것을 허용했던 사람은 말이 일단 한번 배우면, 이 학습을 없던 일로 하기란 매우 어렵다는 것을 알고 있습니다. 소거는 학습된 연합을 제거하는 노력을 말하는 것입니다. 제11장(172쪽)에서 섀도우의 뒤로 질주하는 버릇에서 보셨듯이, 사라짐에는 전형적인 패턴이 있습니다: 재훈련을 하는 동안, 잘못된 행동은 사라지기 전에 더욱 증가하는 경향이 있다는 점입니다. 이런 패턴을 모르는 사람들은 그들의 재교육방법이 효과가 없다고 생각하게 됩니다. 오히려 문제를 더 악화시키고 있어! 그래서 방법을 바꾸려고 합니다. 그러는 대신 계획을 고수하고, 충분한 시간을 가져보세요.

잘못된 행동에 보상을 받은 경우에는 두 가지 이유로, 특히 더 소거하기 어려울 수 있습니다. 첫째, 많은 잘못된 행동들은 수천 년에 걸친 진화 과정에서 발달된 본능적인 움직임에 기초를 두고 있습니다. 예를 들면, 앞발 긁기는 제한적인 상황에서 심심하거나, 배가 고프거나, 목이 마를 때 하는 자연스러운 행동입니다. 말에게 이런 타고난 본능을 따르지 말라고 가르치는 것은 매우 어려운 과제가 될 것입니다.

둘째, 말들은 한때 매우 바람직한 결과를 동반했던 교훈을 거의 잊지 않습니다. 양쪽으로 묶인 상태에서 말이 앞발을 긁으면, 그 다음에는 어떤 일이 일어나죠? 주인은 화가 나서 말을 마방으로 치워버리게 되죠. 이건 바로 다섯 가지 요소의 보상이 됩니다: 먹이, 물, 휴식, 편안함, 그리고 친구들까지! 다음 번에 미스터 에드가 마방으로 빨리 돌아가고 싶을 때엔, 그가 해야 할 일은 마치 중국까지 다다를 구멍을 파는 것처럼 힘차게 앞발을 긁어대기만 하면 됩니다.

보상을 제대로 해주기 위해서는, 말에게 성공할 수 있는 기회를 만들어주고, 그들이 무엇을 할 수 있는지를 주의 깊게 지켜보는 것이 중요합니다. 하지만 종종 이를 가로막는 인간 뇌의 편향성이 있습니다. 다음 장에서 그 부분에 대해 다룰 것입니다. 다음 번에 새로운 친구가 당신의 말에게 간식을 주고 싶어 한다면, 대신 그녀를 초대해서 말을 토닥거려 주라고 하세요. 이것이야말로 더 수준 높은 보살핌입니다.

제 13 장
장점을 찾아서

부키(Bookie)는 장안(말 타는 것을 준비하는 과정)을 하는 동안 사람의 공간을 존중하고 차분하게 서 있어야 한다는 것을 아직도 배우는 중입니다. 엉덩이 위쪽으로 새하얀 별빛을 완벽하게 흩뿌린 듯한 무늬를 가진 갈색의(bay) 애팔루사인 부키는 이제 겨우 세 살이지만 성인 챔피언과 같은 체격을 갖추고 있었습니다. 송아지들의 이동 방향을 바꾸거나 다리를 건너거나, 초급 사냥 코스를 뛰기 전 갖춰야 할 지식을 충분히 가지고 있었습니다.

부키의 실수 가운데 하나는 가끔씩 굴레를 씌우는 동안 얼굴을 사람들에게 마구 비비려고 하는 것입니다. 저는 기승에서 가르쳐야 하는 수업이 더욱 중요했기 때문에 이런 문제 행동을 그 수업에 자연스럽게 잇따르는 연합으로 만들고 싶지 않았습니다. 적어도 재갈을 받아들이는 동안은 머리를 숙이고 있다면 말입니다! 그래서 부키가 문지르려고 고개를 돌릴 때마다 저는 그녀의 얼굴을 부드럽게, 그러나 단호하게 밀어냅니다. 좋은 훈련은 잘못된 행동에 벌을 내리지는 않는 한편 그들이 그런 행동을 계속하도록 허락하지도 않습니다. 며칠 동안, 저는 왼쪽에서 굴레를 씌웠고, 부키가 고개를 문지르려고 돌릴 때마다 그녀의 얼굴을 중앙으로 밀어냈습니다. 인간의 뇌는 잘못된 행동의 존재를 알아차리도록 디자인되었습니다.

하루는, 부키가 굴레를 씌우는 동안 얼굴을 앞으로 둔 상태로 가만히 있었습니다. 사실, 그녀는 "이게 네가 원하는 거야?"라고 질문을 던지고 있었던 것입니다. 부키는 하지 말아야 할 행동 중 한 가지를 안하는 것을 보여 주었지만, 그 대신에 할 수도 있는 10,000가지의 행동 중 어떤 것이 제공하는 것이 바람직한지는 확신하지 못했습니다. 하지만 말이 잘못된 행동의 부재를 제공했기 때문에, 인간의 뇌는 이를 알아차리지 못할 수 있습니다. 우리는 질문을 받았다는 것을 깨닫지 못하기 때문에, "맞아!"라고 큰소리로 이 어린 망아지에게 확실하게 보상해 주지 못하게 됩니다.

대부분의 사람들은 부키의 이러한 노력을 알아차리지 못하는 것은 단지 우연의 일치일뿐이라고 생각하지만, 부재에 대한 인식을 위해서는 시간, 노력 그리고 주의를 필요로 합니다. 이러한 타고난 뇌의 편향성은 말이 올바르게 행동하고 있을 때 보상할 기회를 놓치게 합니다.

있는 것에 대해 집중하기

무엇인가가 있는 것에 대한 인간의 뇌 편향성은 입증하기가 쉽습니다. 198쪽에는 말머리가 잔뜩 그려져 있는 표 두 개가 있습니다. 제발 아직 보진 말아주세요! 제가 페이지를 넘기라는 신호를 드리면, **그림 13.1 A**를 보고 가능한 한 빨리 앞 갈기가 있는 말을 찾아보세요. 그런 다음 **그림 13.2 B**를 보고 가능한 한 빨리 앞 갈기가 없는 말을 찾아보세요. 설명문이 여러분이 무엇을 해야 할지 상기시켜줄 것입니다. 네, 이제 한 장 넘겨서 한번 해보세요.

뇌가 만들어진 방법 때문에, 같은 것이라도 있는 것을 찾는 것보다 없는 것을 찾는 데에 시간이 더 오래 걸립니다. 결과적으로 사람들은 말의 특이한 외모로 인해 눈에 띄어야 함에도 불구하고, 앞 갈기가 없는 말을 찾는데 더 많은 시간을 필요로 합니다. 보다 강력한 증명을 위해 이 장을 보지 못한 친구들에게 각 배열을 보여주고 찾아내는 동안 시간을 재어보십시오.

역시 앞 갈기가 없는 말을 찾는 과정이 더 어렵게 느껴집니다: **그림 13.1 B**를 **그림 13.1 A**보다 더 주의해서 봐야 합니다. 이러한 시간과 노력의 차이는 여러분의 뇌가 존재의 부재를 찾는 것에 반하여 작용하고 있기 때문입니다. 무엇이 있는 것을 찾는 것은 무의식적인 과정입니다: 앞 갈기가 있는 말은 별다른 노력을 기울이지 않아도 배열에서 도드라져 보입니다. 무엇인가의 부재를 알아차리기 위해서는 노력이 필요합니다.

이 결과는 매우 강력해서 우리는 이를 대학생들에게 뇌 과학의 기초와 연구 방법을 가르치는데 활용합니다. 새로운 실험자의 실수를 관대히 수용하면서도 통계적으로는 유의미한 효과가 나오는 것. 그건 모든 실험실 교수들의 꿈이죠. 대부분의 심리적인 효과는 초정밀도의 천분의 일초 측정기로 재야 할 정도로 매우 작은 차이지만, 위의 실험은 중고 싸구려 손목시계에서도 그 차이가 보일 만큼 차이가 큽니다.

존재하는 것에 대한 편향성에 대한 요즘 가장 많이 사용되는 단어는 시각적 탐색 불균형(Visual Search Asymmetry)이라는 용어이지만, 저는 평범하고 오래된 표현인 '팝-아웃(pop-out)'이라는 표현을 더 좋아합니다. 1980년대에 알려진 팝-아웃이라는 용어는 민족, 사회적 배경, 연령대, 수입 그리고 교육 수준에 따라 다르게 발생하게 됩니다. 이는 보여지는 항목의 수와 관계없이 유지됩니다. 다시 말해, 앞에 50개의 말 속에 있든, 500개의 말 사이에 있든 간에 앞 갈기가 있는 말을 찾는 데는 거의 비슷한 시간이 걸릴 겁니다. 이는 무의식적이고 불수의적인 과정입니다.

반면에, 앞머리 없는 말을 찾는(그림 13.1 B) 것은 주의집중을 필요로 합니다. 배열된 각각을 하나하나 살펴보며, 각 얼굴을 간략하게 훑어보는데 시간이 걸립니다. 그런 노력 때문에 앞 갈기가 없는 말을 찾는 것이 시간이 더 걸리는 것이며 이는 배열된 말이 늘어날수록 더 많은 시간이 걸리게 됩니다.

제가 말하고 싶은 바는 이것입니다: 인간의 뇌는 위와 같은 실험처럼 상황에 따라 다른 처리 과정을 사용하며 존재에 대해 강하게 편향되어 사용되는데 기초를 두고 있다는 점입니다. 이런 이유로, 우리는 말들이 우리의 기대에 부응하고 있는지 물어볼 때 사용하는, 잘못된 행동의 부재에 대해서 알아차릴 수 있도록 훈련을 해야 합니다. 질문을 통해 배우는 말의 타고난 학습 성향을 제대로 사용하기 위해 우리는 그들의 질문에 대해 알아차리고 대답할 준비가 되어 있어야만 합니다.

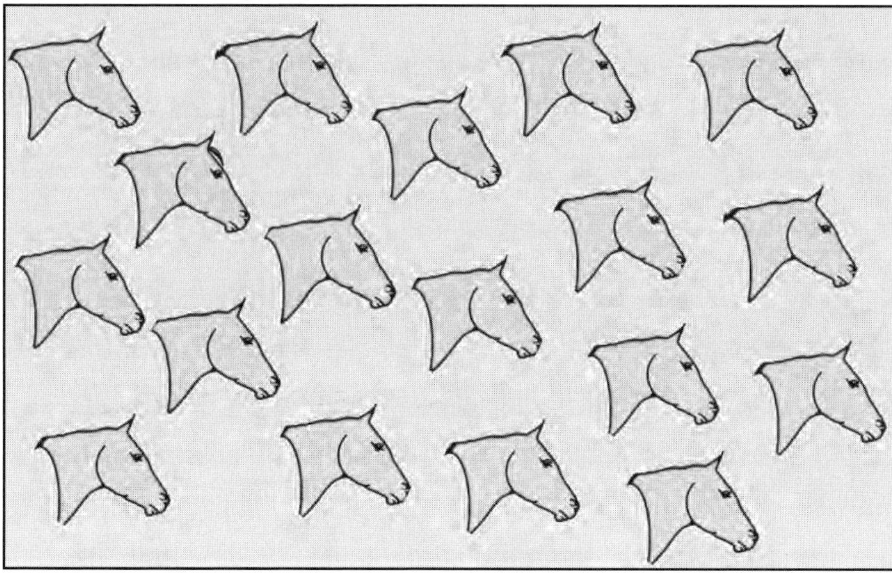

그림 13.1 A 가능한 빨리 앞 갈기가 있는 말을 찾아보세요(EQUUS 매거진 허락하에 게재).

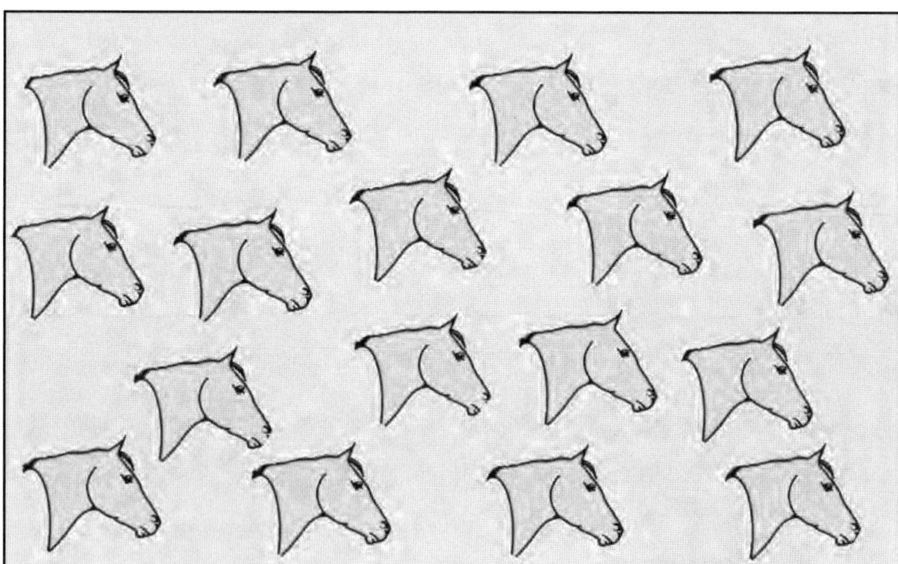

그림 13.1 B 가능한 빨리 앞 갈기가 없는 말을 찾아보세요(EQUUS 매거진 허락하에 게재).

불균형을 연구하는 이유

왜 우리 뇌는 부재보다 존재에 대해 그렇게나 많이 의지하는 것일까요? 가장 신뢰할 수 있는 두 가지 가능성은 진화와 기억입니다. 우리 뇌는 시간이 지남에 따라 진화했고, 먹을 것을 찾아내고 위협이 되는 것을 알아차릴 수 있는 머리를 가진 사람이 각 개인들 사이에서 보다 높은 확률로 생존이 가능했습니다. 덤불에서 열매가 없는 것을 식별하는 속도를 높이기 위한 진화적 사용은 거의 없습니다. 대신에, 열매가 있다는 것을 알아차리는 것이 우리를 생존할 수 있게 해줍니다. 마찬가지로, 포식자가 조용히 몰래 다가와 잡아먹는 말들의 세계에서는 포식자의 존재를 알아차리는 것이 포식자의 부재에 대해 화를 내는 것보다 훨씬 더 중요합니다.

진화론적인 주장 외에도, 어떤 새로운 상황의 존재는 뇌가 다른 활동에 집중하도록 상기시켜주는 역할을 합니다. 잠시 부키의 예로 돌아가 보겠습니다. 우리는 말을 타기 위한 준비가 되도록 말에게 굴레를 씌웁니다. 앞으로 다가올 한 시간 정도의 보다 중요한 강습을 위해 솔질을 하고 장안을 하느라 바쁩니다. 만약 오늘 부키가 얼굴을 문지르지 않았다면, 우리는 그것이 어떤 중요한 사안이라는 것을 잊어버립니다. 우리 뇌의 편향성을 극복하기 위해, 우리는 말이 우리와 의사소통 하고자 하는 노력에 대해 배워야 합니다. 일단 잘못된 행동의 부재에 대한 것을 여러분의 훈련과정의 관심사항으로 받아들인 후에야, 여러분은 그것을 알아차리고 보상을 할 수 있는 능력을 확장시킬 수 있게 됩니다. 좋은 점을 찾도록 하세요!

잘못된 행동의 부재를 무시하는 우리의 성향은 단순히 말과의 상호작용뿐만 아니라 우리가 아는 모든 이들과의 관계에서도 관련이 됩니다. 가까운 가족구성원 사이에서는 바른 행동을 할 때에는 별다른 말을 듣지 않지만 잘못된 행동을 하게 될 때에는 너무나 많은 질타에 시달리게 됩니다. 이러한 방식을 뒤집으면 여러분은 훨씬 더 행복한 상호작용과 더욱 긍정적인 행동을 부르는 보다 나은 행운을 가지게 될 것입니다.

말들의 팝-아웃(시각적 탐색 불균형)

인간과 말의 뇌가 먹이를 찾고 위협을 알아차리도록 시간이 흐르는 동안 진화했다면 말도 불균형에 대한 학습의 경험을 가지고 있을 않을까요? 그 부분에 대한 연구는 아직 없지만 저는 말 역시 그럴 것이라고 추측하고 있습니다. 포유류의 뇌는 생리학적으로 많은 공통점이 있으며, 지각은 모든 포유류에게 매우 중요합니다. 인간의 뇌에 자동적으로 팝-아웃(두드러지는) 되는 것은 무언가 있다는 것, 색, 모양, 움직임 그리고 기울기를 포함합니다. 분명한 점은 움직임은 말의 뇌에 자동적으로 팝-아웃(두드러져야)되어야만 합니다. 여러분은 이미 말의 눈은 인간의 눈으로 보기 힘든 아주 미세한 빠른 움직임을 알아차리도록 특화되어 있다는 것을 배웠습니다. 따라서 말의 뇌가 이런 정보를 이용하도록 특화된 점은 당연한 것입니다.

존재감 역시 말에게도 팝-아웃될 가능성이 높습니다. 결과적으로, 갑자기 물체가 없어졌다고 놀라는 말은 거의 찾아보기 어려울 것입니다. 이 점을 안다면, 당신의 시각적 탐색 불균형 경향을 내려놓고, 말이 무서운 광경이나 소리에 대해 놀라지 않았을 때를 주의 깊게 살피십시오. 그리고는 잘못된 행동이 없었음에 대해 칭찬하도록 하십시오.

할 것(Do)과 하지 말아야 할 것들(Don't)

성공적인 호스맨십을 방해하는 가장 큰 장애물 중 하나는 우리의 동물 친구들이 우리가 무엇을 원하는지를 알지 못할 때 발생합니다. 이런 상황은 우리가 알아차리는 것보다 훨씬 자주 일어납니다. 우리는 잘못된 행동의 부재에 대해 알아차리는 능력을 더욱 날카롭게 함으로써 말들의 혼란을 줄여줄 수 있습니다. 말들은 인간이 기대하는 난해한 신호를 해독하기 위해 노력하고 있습니다. 자, 그렇다면 우리도 그들을 도와줍시다.

우리는 어떤 행동을 하지 않기를 바라는지에 대해선 의사소통 하면서도, 어떤 행동을 하기를 바라는지를 전달하는 데에는 자주 실패합니다. 실제로 사람들은 말들에게 말하죠, "꿈틀대지마, 펄쩍 뛰어 오르지마, 지그재그로 비틀대지마, 무서워 하지마, 너무 빨리 가지마, 너무 천천히 가지마, 하지마, 하지마, 하지마." 이는 망가져서 튀는 LP 레코드 판과 같습니다. 그 옛날 레코드판을 기억하고 있는 이들이라면 아시겠죠. 말에게 용기를 북돋워주기보다는 지속적으로 꾸짖기만 하는 것입니다.

말들은 우리가 원하지 않는 행동을 매우 빨리 배우는데 이는 우리가 그런 행동을 보여주기 때문입니다. 맞아요! 안장을 맨 채로는 절대로 날뛰지 않아야 한다. 이런 것들이죠. 하지만 말(또는 강아지, 아이, 친구, 배우자)이 우리가 원하는 것이 무엇인지 알아차리는 것이 얼마나 복잡한지 생각해 보세요. 가능한 방법은 무궁무진합니다! 동물과 함께 할 때, 우리가 기대한 바를 전달하는 보상을 포함해서 비언어적인 의사소통을 활용해야 합니다.

행동을 하도록 가르치기

당신이 말에게 원하는 것에 대한 용어를 생각하는 것으로 시작해 봅시다: "가만히 서있자, 앞으로 나가보자, 평보를 하자, 무서운 것을 침착하게 관찰해보자, 내가 요구할 때는 천천히 가자, 나를 믿고 따라 주렴." 당신의 사고방식을 뒤집는 것('하지마'에서 '하자'로 바꾸는 것)은 보이는 것처럼 쉬운 것은 아닙니다. 하지만 이런 방식으로 생각하는 것은 보상의 기회를 증가시켜 줍니다. 순식간에 말은 그가 얼마나 잘 해내고 있는지, 어찌나 멋진 말인지, 사람의 기대에 맞춰 성공하는 것이 얼마나 쉬운지를 배우게 됩니다. 당신의 태도가 말에게 무엇인가를 하도록 요청하는 방향으로 변할수록, 말들은 긴장을 풀고 편안한 상태에서 배우게 될 것입니다. 당신도 당연히 더 기분이 좋아질 겁니다.

더 많은 성공 기회를 주기

말에게 줄 수 있는 또 다른 보상은 말에게 과제를 보다 세분화된 작은 요소로 나누

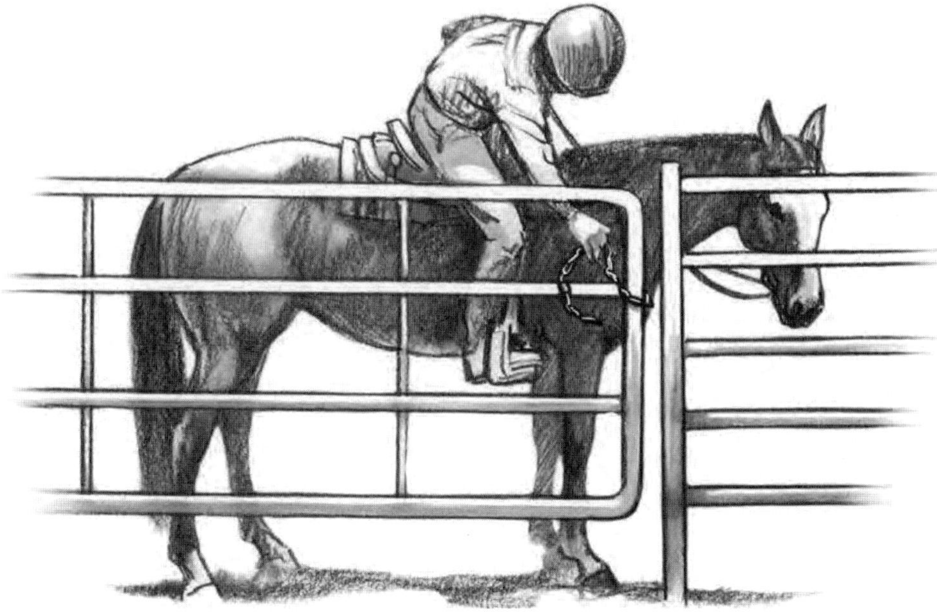

그림 13.2 각 단계별로 학습(훈련)합니다. 문 여닫기는 각 단계별로 말에게 아주 훌륭한 정신 운동입니다.

어 주는 것입니다. 인간은 종종 말의 뇌에 비해 너무나 커다란 과제를 덩어리 채로 주는 경우가 있습니다. 예를 들면, 우리가 말에게 기승한 상태로 문을 여닫는 것을 가르치는 경우를 보면, 우린 그저 단순히 문 앞으로 당당히 걸어가서 "열려라, 참깨" 라고 말에게 외치지는 않습니다. 먼저, 말에게 멈춰서 가만히 서있는 것을 가르칩니다. 그런 다음 문에 달린 체인의 찰랑거리는 소리와 기승자가 잠금 장치에 닿도록 허리를 굽히는 동작을 받아들이도록 가르칩니다. 그 후에 옆으로 살짝 비켜서서 앞발과 엉덩이 방향을 살짝 틀고, 그리고 나서 기승자가 한 손을 자유롭게 사용할 수 있도록 고삐를 다른 한 손으로 옮겨 조금 당겨 잡는 것을 받아들이도록 배웁니다. 이제야 비로소 말은 실제적으로 문을 열 수 있는 과제를 수행할 수 있는 준비가 되는 것입니다(**그림 13.2**).

이처럼 과제를 나누는 것의 한가지 유쾌한 부작용은 각 구성요소가 성공과 연이은 성공 기회를 제공하며 보상 또한 잇따를 수 있다는 것입니다. 앞서 말한 문 여닫기 과제에서 저는 한 번의 보상 대신 8번의 보상 기회를 만들었습니다. "옳지, 착하다(굿보이)."라는 말을 8번이나 들을 수 있는 기회를 가진 말이 배움에 더욱 큰 동기부여를 받을 수 있다는 점은 놀라운 일이 아닙니다.

말과 추측 게임하기

여러 가지 행동으로 칭찬을 받은 말들은 때때로 보상을 받고 싶어서 당신이 무엇을 원하는지 '추측'합니다. 친구가 실내 마장 바깥 쪽에 의자를 놓자 기겁을 하고 놀란 경주퇴역마인 더러브렛 코리 기억하시죠? 그는 몇 년 전에 큰 수술을 받았는데, 전신마취에 앞서 12시간 동안 금식을 해야 했습니다. 자, 이 억세고 건장한, 편자를 하지 않은 상태로도 170cm나 되고, 엄청난 신진대사를 가져 아무리 먹어도 살도 찌지 않는 녀석은, 12시간의 단식 후에, 말 그대로 완전히 굶주려 있었습니다! 제가 수술 당일 아침에 도착했을 때, 그는 먹을 것을 갈구하며, 자신의 모든 보상 레퍼토리를 하나씩 차례로 연이어 보여주었습니다. 아시다시피 저는 먹을 것을 보상으로 주는 것을 최소화하는 사람이라, 십 년 전의 기억까지 거슬러 올라가면서까지 그는 몇 안 되는 동작 중에 선택해야 했습니다.

코리는 먼저 앞다리를 쭉 펴고 무릎 사이에 코를 넣고 엉덩이는 번쩍 든 커다란 '엎드린 개(다운 독)' 요가 동작으로 시작했습니다. 어때? 그는 제 눈을 응시하며, 다시 한 번 그 동작을 시도했죠. 이번에는 다리를 바닥에 거의 평행이 되도록 쭉 뻗은 채 자세를 유지하며 고개를 들어 저를 빤히 쳐다보았습니다. 저는 죄책감이 들기 시작했습니다. 다음은 수년 전 앞발 긁기에 대한 반대 조건 부여에 대해 적당한 행동이라고 보상을 받았던 입술을 마주치면 텁텁거리는 행동으로 바꿨습니다. 그 역시 효과가 없었습니다. 코리는 제 팔을 건드리고 나서는, 텅 빈 먹이통으로 다가가 저를 향해 바라보았습니다. 그리고는 앞 발굽으로 먹이통을 건드렸죠. 아니야. 그는 고개를 들어 복도 건너편에 건초더미가 있는 마구간의 문 위를 바라보기 시작했습니다. 그러고는 그 커다란 눈으로 건초와 저를 번갈아 바라보기 시작했죠. 어떤 것도 먹히지 않았습니다. 먹을 것은 수술 중 생명을 위태롭게 할 수도 있기에 저는 그저 코리를 칭찬하고 쓰다듬어 주었습니다. 맹세코 동물들이 인간과 같은 특징을 가지고 있다는 것을 봤을 때, 코리는 저의 다소 느린 이해 능력에 상당히 실망했음이 분명해 보였습니다.

말들이 의사소통을 하지 않는다고 말하는 사람들은 말과 함께 충분히 많은 시간을 보내지 않은 것입니다. 그들은 인간들 사이의 의사소통 방식이 아닌 다른 방법으로 우리와 항상 의사소통을 합니다. 여러분 말들의 추측하기를 살펴보세요. 말이 여러분에게 연속적으로 다양한 행동을 한다면, 이는 당신이 무엇을 원하는지를 알아내기 위해 노력하는 것일 수 있습니다. 그가 우연히 바른 행동을 한다면, 그에게 알려주세요! 부드럽게 토닥여 주거나 마방으로 들여 보내줘서 그가 성공했음을 알게 해주세요.

말을 성공하는 방향으로 이끌어 주기

말과 함께 일할 때, 칭찬할 거리가 있는지를 찾아야 합니다. 필요하다면, 말이 하게 될 과제를 정리해둔 뒤, 당신은 말을 칭찬하기만 하면 됩니다. 당신 뇌는 부재에 반하여 작용하는 편향성이 있기에 오늘 말이 전형적으로 해오던 잘못된 행동을 하지 않는 것을 발견하기 위해서는 훨씬 더 많은 노력을 기울여야 합니다. 물론 그의 행동이 나타나지 않은 몇 초 안에 일반적인 실수를 하지 않는 것을 칭찬해야 합니다. 말이 하는 무언의 질문 "이게 네가 바라는 거야?"를 지켜보고 대답해주세요. 이제 당신의 말은 늘 하던 잘못된 행동을 하지 않는 것으로 당신에게 보상하게 될 것입니다.

말의 행동을 향상시키는 또 다른 방법은 나쁜 행동에 대한 유혹을 없애주고, 좋은 행동에 대한 끌림을 증가시키는 것입니다. 예를 들면, 수장대에 서있는 말이 복대를 조이는 동안 아무런 이유 없이 습관적으로 입질을 하며 당신을 물려고 고개를 돌린다면, 수장대의 줄을 짧게 조정합니다. 안장패드를 무서워한다면, 그가 풀을 먹는 푸른 풀밭

근처에 두거나, 보충제를 먹을 동안 통 근처에 놓아두세요. 때때로 당신은 그저 말의 끌림을 관리하는 것만으로도 말의 행동을 자연스럽게 바꿀 수 있습니다.

역조건 형성(반대 조건 부여, 자극에 대한 좋지 않은 반응을 좋은 것으로 대치하기)

많은 승마인이 말의 오래된 나쁜 습관은 처벌이나 부적 강화를 통해서만 제거하는 훈련을 할 수 있다고 믿습니다. 하지만 그 조합에 보상을 넣는 방법이 있는데 이를 역조건화(Counter conditioning)라고 합니다. 어떤 행동이 나쁜 버릇을 동반하는지 말을 잘 지켜보세요. 예를 들면, 앞발긁기, 입술 푸르르 떨기, 고개 흔들기, 몸좌우로흔들기는 모두 긴장감의 표현으로 흔히 동시에 나타납니다. 아직 고착되지 않은 표현은 때가 되면 쉽게 사라지게 됩니다. 따라서 앞발 긁기에 대한 역조건화를 위해서 대체 행동으로 일어나는 것 중 하나를 보상해주세요. 걱정 마세요. 앞발 긁기의 달인인 녀석이 평생 동안 입술 푸르르 떨기의 달인이 되진 않을 겁니다. 나쁜 습관이 사라지면, 대체 행동을 보상하는 것을 멈추면 됩니다.

좋은 점도 나쁜 점도 훈련된다

앞선 몇 장을 거치는 동안, 제 사무실 뒤에서 작은 도깨비가 제 뒤에서 부드럽게 소곤거리는 소리가 들려왔습니다, "다 좋아요, 하지만 음…저는 제 말을 훈련시키고 싶지 않아요. 저는 그냥 타는 게 좋아요!" 그래서 제가 그 점에 대해 이야기하고 싶습니다. 많은 사람들이 즐거운 승마를 위해 말을 소유하고 있지만 새로운 것을 가르치는 것에 대한 필요성이나 욕구를 느끼지 못하고 있습니다. 그리고 많은 이들이 경기용 말을 가지고 학습적인 요소를 돌보기 위해서 전문 트레이너를 고용합니다. 저는 두 그룹 모두를 이해하며 소중하게 생각합니다.

하지만 한가지 중요한 점은 말의 뇌는 배우도록 만들어져 있다는 것입니다. 이는 말이 자연적인 이유로 배움의 능력이 매우 뛰어나며 이는 단순하게 없애 버릴 수 있는 능력이 아니라는 것입니다. 말이 인간 가까이 있을 때마다, 그들은 자신의 행동과 사람의 반응 간의 연합을 형성해내고, 뉘앙스를 알아차리려고 하며, 정보를 찾으려고 합니다. 따라서 매우 실제적인 의미로 말은 항상 배우고 있습니다. 이것은 인간인 우리가 원하든 원치 않든 항상 가르치고 있다는 것을 의미합니다.

말과 상호작용을 할 때마다 당신은 좋든 나쁘든 말에게 무엇인가를 가르치고 있습니다. 말이 우연히 꼬리를 흔들 때, 먹을 것을 한 줌 주세요. 그럼 방금 당신은 가르침을 주었습니다. 말이 앞발로 긁을 때 말을 마방에 돌려보내세요. 당신은 '앞발 긁기의 달인'이 되도록 가르치고 있는 것입니다. 잘못된 다리로 신호를 줘서 플라잉 체인지(답보 변환)를 시도해 보면, 말이 매우 혼돈스러워할 것입니다. 그 말의 트레이너 역시 당신이 그녀의 일을 망치고 있기 때문에 좋아하지 않을 것입니다. 뭐 여러 가지 이유가 있겠지요.

우리는 앞선 세 장에서 연합, 결과, 그리고 시험을 통한 학습의 세부적인 사항들에 대해 살펴보았습니다. 이 중 어느 것도 모든 말에게, 모든 상황에서, 항상 최선의 방법으로 적합하다는 것은 아닙니다. 대신, 당신과 당신의 말에게 가장 효과적으로 적용할 수 있는 방법을 혼합해서 훈련에 활용해 보십시오. 일반적으로 말에게 같은 것을 가르치는 다양한 다른 방법들이 있습니다. 당신에게는 선택권이 있습니다!

어떤 사람들은 다른 이들보다 한 가지 훈련법을 더 잘 사용합니다. 즉, 이것은 대부분의 시간을 이 방법에 의지해야 한다는 것입니다. 반면에, 어떤 말들은 그들의 기질과 과거의 경험에 기대어 특정한 학습 형태를 받아들이게 됩니다. 어떤 과제는 한가지 이상의 훈련 방법을 필요로 하기도 합니다. 학습의 다양한 형태가 어떻게 작용하는지에 대해 이해하도록 애써보세요. 그리고 나서 각 팀에게 필요에 맞게 다양한 방법을 혼합하고 맞춰 사용하도록 하십시오.

말은 리더십과 배움을 기대하며 우리를 바라봅니다. 우리가 이끌어 주어야 할 책임을 저버릴 때, 우리는 인간 세계에 안전장치 하나 없이 말을 방치해 버리는 것과 같습니다. 말들은 안심과 교육을 필요로 합니다. 따라서 우리는 그 역할을 해야만 합니다.

말은 우리의 친구나 동등한 입장이 되기 위해 사람을 필요로 하는 것이 아닙니다. 말들의 무리 안에 이미 그들의 친구가 있으니까요. 말은 자신의 눈높이에서 돌아다니고 있는 관람석의 끈이 안 묶인 개에 대처하는 법, 수의사들이 그들의 몸에서 아픈 부분을 잘 살펴볼 수 있도록 허락하는 법을 가르치고 보살펴주는 리더로서, 우리를 필요로 합니다.

말이 어떻게 배우고 여러분에게 협력할 수 있도록 훈련시키는지에 대한 어느 정도의 지식을 가지고 있다면, 당신은 말을 안전하고 좋은 행동으로 이끌 수 있습니다. 그것이 바로 말-인간 팀이 어때야 하는지를 보여주는 전부입니다.

제 14 장

간접훈련

우리 모두는 우리가 원하는 행동과 말이 보여주는 행동의 기로에 서 보았던 경험이 있습니다. 말은 대부분 협조적이고 심지어 관대합니다. 하지만 때때로 말은 싫다고 할 때도 있습니다. 반 톤이나 나가는 동물이 "No"라고 할 때, 우리는 무엇을 해야 할지 항상 확신할 수만은 없습니다. 사람은 주장하고, 말은 저항합니다. 사람은 요구하고, 그들은 부인합니다. 마치 십대들을 키우는 것과 비슷하지요. 사실 비슷한 이유가 있습니다. 그리고 이것은 인간 뇌와 말의 뇌, 둘 간의 차이점에 숨겨져 있습니다.

우리의 눈 바로 위에는 전전두엽피질이라고 불리는 한 덩어리의 뇌세포가 있습니다. 이 영역은 계획, 조직, 평가를 포함하는 실행기능(executive function)을 담당합니다. 이를 통해 현실적인 목표를 확인하고, 목표를 성취하기 위한 단계별 계획을 수립할 수 있습니다. 실행기능이 없다면 사전 숙고(forethought), 시간 관리, 의사결정 또는 위험 확인을 거의 할 수 없습니다. 여러분의 주의 지속 시간은 짧을 것이고, 새로운 요구를 충족하기 위해 여러분의 행동을 바꾸는 데 어려움을 겪을 것입니다.

십대 아이들의 전전두엽피질은 미성숙하고, 말은 전전두엽피질이 전혀 없습니다. 절망하지 마세요. 아이들의 뇌는 약 25세까지 발달하며 성숙해집니다(이것은 농담이 아닙니다. 인간의 뇌는 그때까지 완전히 발달하지 않기 때문에 십대들의 뇌가 성숙하게 기능할 것을 기대하기는 어렵습니다). 말의 뇌 앞부분에는 약간의 세포들이 있지만, 그 빈약한 뉴런들은 실행기능에 전념하지 않습니다. 대신, 말의 뇌는 지각, 두려움, 민첩성, 그리고 학습 영역으로 구성되어 있습니다.

우리는 말이 실행기능을 필요로 하는 방식으로 학습할 것을 기대할 수 없습니다. 왜냐하면 말의 뇌에는 그러한 능력이 없기 때문입니다. 하지만 말이 버릇없이 굴면 우리는 강요하고 명령하는 경향이 있습니다. 왜일까요? 인간의 뇌는 목표 달성을 위해 만들어졌기 때문입니다. 훈련사들의 경우 부조가 명확하며, 밸런스도 정확하고, 잘 발달된 근육과 정신적 전략이 조화를 이루고 있기 때문에 그들의 직접적인 명령이 말에게 잘 통합니다. 하지만 대부분의 아마추어는 문제 있는 말을 수년간 다루어 본 경험이 없습니다. 많은 경우 말은 자신의 뇌 시스템과 잘 매치되는 간접적인 기법을 사용할 때 더 쉽게 신뢰를 형성합니다.

직접훈련

스카우트(Scout)는 마장에서는 침착하지만 목장과 멀어질수록 긴장을 합니다. 평상시 이용하는 길은 약 6m 정도 너비의 길로 이 경로는 근처 공터에 비해 좁은 편입니다. 스카우트의 오른쪽으로는 3단을 쌓아 올린 건초 무더기가 거대한 그늘을 드리우고 있습니다. 왼쪽 중장비 주차장에는 제설기, 밭 가는 장비, 약 4m짜리 바퀴가 달린 갈퀴들, 제설용 대형 송풍기, 그리고 가장자리가 햇빛에 반사되어 칼처럼 빛나는 낫 모양의 건초기가 있습니다. 두 개의 강철 견인기는 흙빛으로 위장한 채 땅에 엎드려 말발굽을 낚아채기에 아주 이상적인 구멍을 벌리고 있습니다.

그리고 이 혹독한 구역의 입구를 지키는 '괴물'이 있습니다. 아, 사실은 풀을 말리는 회전하는 기계입니다. 2m 높이의 직립 자세로 서있는 기계는 팔을 뻗으면서 밭에서 말라가는 건초를 자릅니다. 약 50개의 강철 줄들이 수직 몸체에서 바깥쪽으로 30cm 돌출되어 있습니다. 회피반응을 보이는 말은 옆으로 뛰어올라 괴물의 돌출된 부분에 찔려 깜짝 놀라 도망치려고 할 수 있습니다. 뒷발질을 하는 말은 당신을 위로 날려보낼 수 있고, 당신은 20개의 강철 줄에 얽힌 채 꼭대기에 매달려 있을 수도 있을 겁니다(그

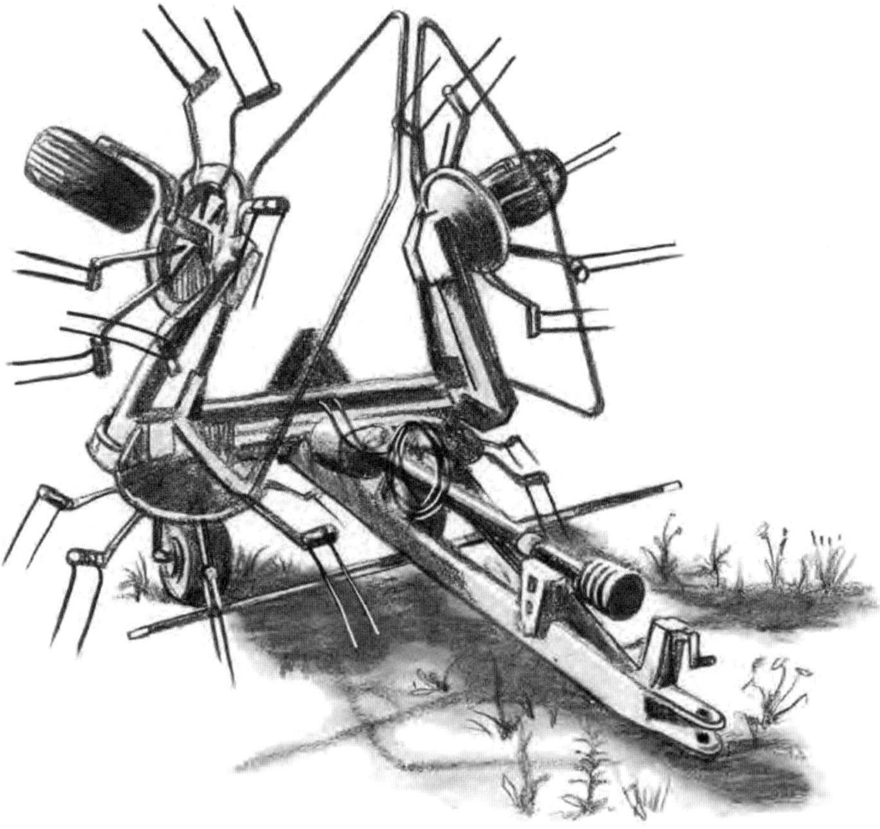

그림 14.1 괴물을 단순화시킨 그림입니다. 실제로는 2m 높이에 뾰족한 침 모양의 스파이크가 더 많이 달려 있습니다.

림 14.1). 무척 공포스럽지요!

많은 말들은 이와 같은 도전적인 광경이 시야에 들어오면 주저합니다. 그들은 근육을 긴장시키고, 목을 위로 치켜 올리고, 우뚝 솟은 건초더미에 눈이 휘둥그레집니다. 핫블러드 품종의 말은 마을까지 들릴 정도로 크게 울부짖습니다. 폭발이 임박했습니다. 우리의 문제는 이 상황을 어떻게 가장 효과적으로 처리할 것인가입니다.

스카우트의 트레이너는 직접적인 방법을 선호합니다. 그녀는 말이 멈추도록 놔두지 않고 앞으로 나아가게 합니다. 말이 저항할 때, 그녀는 더 크게 혓소리 내며 더 강하게 요구하다 결국 박차를 주고 채찍을 사용합니다. 말이 고개를 돌리려 하면 그녀는 고삐를 반대방향으로 당깁니다. 종종 이런 직접적인 기법은 말이 도망가려고 발버둥치고 훈련사가 자신의 결심을 굽히지 않기 때문에 주변인들에게 커다란 구경거리가 되곤 합니다.

한달 후 스카우트는 트레이너를 신뢰하기 때문이 아니라 그녀를 두려워하기 때문에 혹독한 장소를 지나갑니다. 그는 허리 근육을 긴장시키고, 입을 꼭 다물고, 목을 위아래로 흔들며, 떨리는 발을 움직이며 짧은 보폭으로 걷습니다.

스카우트는 혹독한 구역뿐만 아니라 여기에 더해 이제 그의 기승자도 두려워합니다. 추가된 두려움은 다음 번에 무서운 장소에 갔을 때 그를 두 배로 긴장시킬 것입니다. 이런 일이 반복되면서 그는 빙글빙글 돌기, 갑자기 튀어 나가기, 뒷발질 그리고 앞발 들기도 더 자주하게 되었습니다. 나쁜 경험은 좁은 곳에서 일어난다는 것을 배워버렸고, 그것을 극복하기 위해서는 재훈련이 필요할 것입니다. 하지만 그는 혹독한 장소를 지나갈 수 있었고, 그래서 훈련사는 자신이 성공했다고 믿습니다.

간접훈련

어느 날 리코(Rico)의 훈련사는 그의 말이 혹독한 구역 근처로 다가갈 때 마체가 뻣뻣해지는 것을 느낍니다. 그녀는 별다른 내색 없이 말을 약간 옆으로 향하게 하고 다른 활동으로 세션을 마칩니다. 그녀는 자신의 전전두엽피질을 말의 뇌에 맞춘 전략으로 전환할 수 있는 시간을 필요로 합니다.

다음 기승에서 훈련사는 리코를 12km 떨어진 곳으로 데려가는데, 거기엔 예전에 발견한 길이 하나 있었는데, 이 길은 혹독한 구역의 반대편에서 그 구역을 향해 접근할 수 있습니다. 다른 말들은 근처에서 풀을 뜯고 있었고, 불길해 보이는 건초 창고나 중

장비는 없습니다.

모든 방향으로 멀리까지 내다볼 수 있는 곳이고, 이쪽 편 끝에서 혹독한 구역에 들어서면, 리코는 그가 살고 있는 목장을 볼 수 있고, 친구들과 친숙한 장소들을 향해 나아갈 것입니다. 훈련사는 이 외곽 길을 학습용으로 일시적으로만 사용할 계획이지만 말은 이것을 알지 못합니다.

리코가 아직 편안함을 느끼는 혹독한 구역의 끄트머리에 있을 때, 훈련사는 하마하여 말을 그곳으로 이끕니다. 말은 기승자를 태우지 않은 채 이 작업에 더 효과적으로 집중할 수 있습니다. 훈련사는 리코의 목을 쓰다듬으며 10-20걸음 걸을 때마다 칭찬을 해주는데, 말이 여전히 침착함을 유지하고 훈련의 목표를 달성할 때면 칭찬을 해줍니다. 그들은 말이 잘못 행동하기 전에, 그리고 말의 요청이 아닌 훈련사의 요청에 따라 되돌아 갑니다. 훈련사는 매일 몇 걸음씩 추가하였고, 그가 긴장하기 전에 뒤로 돌아섭니다. 만약 훈련사가 잘못 판단해서 리코가 갑자기 멈추면, 말에게 앞으로 두세 걸음 나아가라고 격려하고 말이 순응하면 그를 칭찬한 다음 돌아섭니다.

가끔 리코는 무엇인가에 두려움을 느낍니다. 새가 날아오르거나, 멀리서 이웃이 쏜 총소리가 들립니다. 훈련사는 그가 두려워하는 현장 근처에서 하루나 이틀 정도 손으로 말을 이끌며 풀을 뜯게 합니다. 신선한 풀이 말의 두려움을 잦아들게 한다는 것은 정말 놀라운 일이죠! 리코가 다시 배울 준비가 되었을 때, 훈련사는 말이 가장 저항이 적은 상태로 이 길을 끝까지 걸을 수 있을 때까지 단계적인 과정을 계속 되풀이합니다. 이제 훈련사는 기승해서 이 길을 따라 내려올 수 있습니다. 곧 리코는 어느 방향에서든 침착하게 혹독한 구역을 향해 걸어갈 수 있을 것입니다.

한 달간의 편안한 연습 후, 리코는 '괴물'을 지나 건초 창고의 그늘을 지나 한가롭게 걸어갑니다. 그는 아무 걱정 없이 그렇게 합니다. 말 머리는 아래로 내려오고 자연스러운 리듬에 맞추어 까닥거립니다. 마체는 유연하고 발은 안정적이며 귀는 이완되어 앞쪽을 향해 있습니다. 말은 훈련사에 대한 신뢰를 쌓았고, 훈련사가 그의 모든 두려움을 단숨에 극복하라고 요구하지 않을 것이라는 것을 알게 되었습니다. 앞으로 주변 환경이

의심스러워 보일지라도 그는 기승자가 원하는 곳으로 갈 가능성이 더 높아졌습니다.

왜 간접훈련이 효과적인가?

우리 뇌의 전두엽 생리학에 의해 직접적인 방식으로 생각하는 것은 쉽지만 이를 다른 것으로 대체하는 것은 어렵습니다. 전두엽피질은 인간의 뇌의 41%를 차지하며, 다른 어떤 영역보다도 많습니다. 우리가 그것을 붙잡고 억제하지 않는 한, 전전두엽 부분은 자동적으로 뇌를 장악하고 맙니다. 즉, 인간에게 적절한 목표를 설정하고, 인간 방식의 전략을 만들고, 목표 달성을 위해 인간에게 맞는 단계를 계획합니다. 이것은 직접적인 방식으로 직접적인 결과를 요구합니다.

불행하게도, 우리는 배고프거나, 피곤하거나, 짜증이 나거나, 겁이 나거나, 산만할 때, 즉 정확히 최악의 시기에 말에게(혹은 사춘기 자녀들에게) 뇌의 기본값으로 설정된 이러한 직접적인 사고 기능에 의존하는 경향이 있습니다. 이 순간에는 뇌의 기본 상태에서 벗어나 성공할 가능성이 더 높은 간접적인 기법으로 전환하는 것은 두 배로 어렵습니다.

새로운 정보를 평가하고 어떻게 반응할지 결정하기 위해 인간의 전전두엽피질과 함께 일하는 두 개의 추가적인 뇌 영역이 있습니다. 해부학적 명칭을 사용하겠지만, 제가 주목하고 싶은 것은 바로 과정입니다. 첫째, 시상(T)은 들어오는 정보, 즉 풍경, 소리, 냄새, 맛, 감촉, 언어적 신호, 비언어적 신호를 수집합니다. 둘째, 기저신경절(B)은 그 정보에 반응하여 몸이 움직일 수 있도록 준비합니다. 이 때, 전전두엽피질(P)이 개입하여 새로운 데이터를 고려하여 행동 여부와 방법을 결정합니다(그림 14.2 A).

말의 뇌에서 시상(T)은 정보를 수집하고, 기저신경절(B)은 몸이 순간적으로 움직일 수 있도록 준비시킵니다. 그러나 반응을 억제할 전전두엽피질(P)은 없습니다. 그래서 말은 무언가를 인지하면 사고 작용 없이 즉각적으로 반응합니다(그림 14.2 B). 이 능력 덕분에 지난 5백만 년 동안 에쿠스 카발러스는 생존할 수 있었습니다. 말 훈련은 당

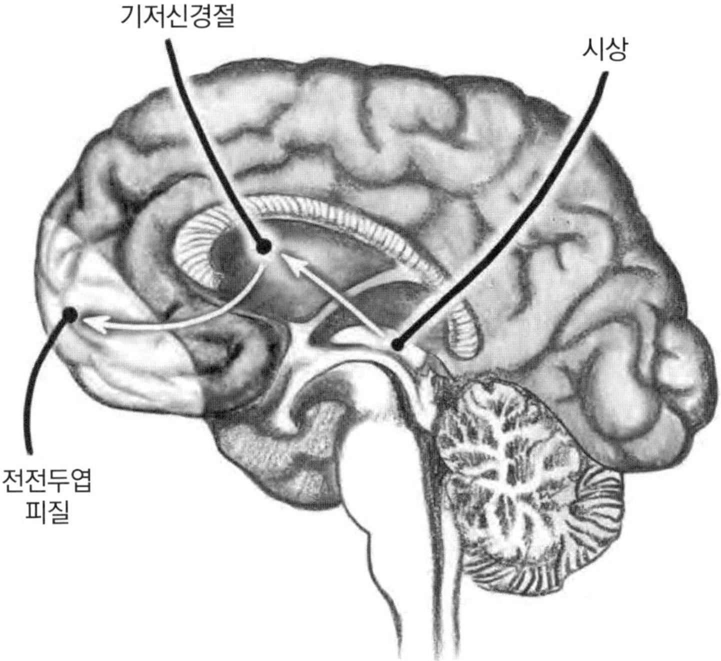

그림 14.2 A 인간의 뇌는 감각정보를 수집하고(시상) 몸이 움직이도록 준비시키지만(기저신경절), 움직임을 결정하는 것은 전전두엽피질이다.

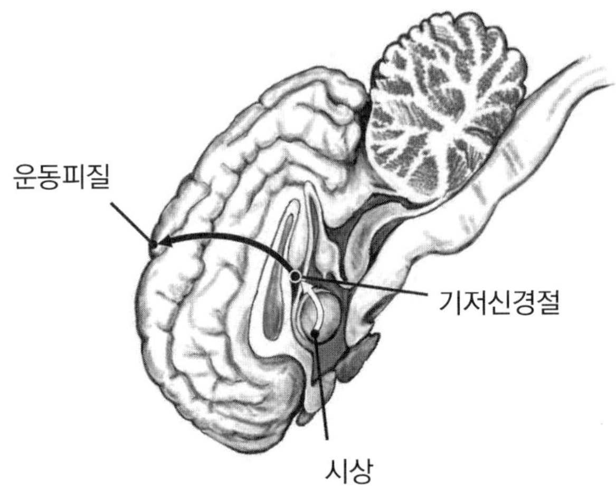

그림 14.2 B 말의 뇌는 감각 정보를 수집하고(시상), 몸을 움직일 준비를 하고(기저신경절), 운동피질로 직접 이동 명령을 보냅니다. 움직임을 평가할 수 있는 전전두엽피질은 없습니다.

신의 전전두엽 결정에 따르도록 가르치는 과정의 일부라 할 수 있습니다.

전전두엽피질의 성장이 끝나지 않은 10대 청소년에게도 비슷한 과정이 나타납니다. 십대의 뇌는 실행기능을 위한 능력을 어느 정도는 가지고 있지만, 느리고 일관성이 없습니다. 그래서, 시상(T)은 정보를 수집하고, 기저신경절(B)은 청소년이 반응할 수 있도록 준비하지만, 전전두엽피질(P)은 평가할 수도 있고, 아닐 수도 있습니다. 그래서 이들은 우발적으로 하우스 파티에 가서 음주 실험에 참가하는 것이죠.

인간의 실행기능 장애

전두엽이 잘 작동하지 않는 성인은 실행기능에 있어서 말과 같은 문제를 가지게 됩니다. 이것은 뇌 손상이나 자연적인 노화로 인해 발생할 수 있습니다. 전두측두엽 치매가 좋은 예입니다. 알츠하이머와 구별되는 노인 질환인 이 유형의 치매는 뇌의 전두엽과 측두엽이 수축하면서 발생합니다. 기억력, 언어, 그리고 지능은 마지막 단계까지 정상적으로 유지되지만 발병 초기단계부터 실행기능은 심각하게 손상됩니다.

전두측두엽 치매를 앓는 사람은 목표를 세우고, 시간을 관리하고, 행동을 미리 계획하며, 새로운 요구에 유연하게 적응하고, 합리적인 결정을 내리고, 자신의 행동을 정리하거나 행동의 결과를 예측할 수 없습니다. 뇌의 손상은 이러한 어려움에 대한 인식을 방해하고, 그들은 자신이 그저 괜찮다고 생각합니다. 환자들은 쉽게 좌절하고 부적절하게 행동하거나 공격적이거나 심각하게는 폭력적으로 변해갑니다. 기억력, 언어능력 또는 지능이 유지되는 사람은 마치 뇌 전체의 기능이 손상된 것처럼 취급받는 것을 싫어합니다.

또한 실행기능 장애의 피해자들은 일의 단계를 순서화하고, 순서대로 이야기를 서술하는 일에 어려움을 겪습니다. 초보자에게 마의를 입히는 방법을 설명하는 것을 생각해보세요: "마의를 말 목의 중앙 지점에서 잡고, 갈기 위에 놓으세요. 마의를 말의 둔부까지 펼치세요. 그런 다음 앞쪽의 버클을 잠그고, 복부 끈, 뒷다리 끈을 착용합니다."

하나 둘 셋. 정상적인 인간의 뇌는 자동적으로 그 과정을 순차적으로 생각합니다. 우리의 전전두엽피질이 손상되지 않는 한 마의를 말의 등에 두라고 말하기 전에 "복부 끈을 묶어라"고는 하지 않습니다.

말의 뇌는 한 번에 한 가지 일에 집중하는데, 예를 들면 풀 한 입 등과 같은 것이고, 장기적인 목표를 향해 나아가는 일련의 단계들은 아닙니다. 게다가, 사람의 뇌가 실행기능을 위해 만들어졌듯이, 말의 뇌는 두려움에 특별한 주의를 기울이도록 설계되었습니다. 간접훈련 기법은 한 번에 하나의 과업을 확인하도록 하기 때문에 부분적으로 작동하며, 말이 두려움을 극복하도록 돕습니다.

같은 기법이 전두측두엽 치매 환자들에게 효과가 있습니다. 즉, 그들에게 적합한 현실적인 목표를 세우고, 전략을 개발하고, 계획을 작은 단계로 세분화하며, 환자의 지적 능력을 존중하고, 명확하게 의사소통하는 것입니다. 자존심과 인지적 능력으로 인해 자신을 직면하는 것을 어려워하는 십대들에게도 비슷한 기법을 시도해 보십시오. 그들은 세상에서 가장 똑똑한 아이일 수도 있지만, 그들의 전두엽과 실행기능은 아직 다 자라지 않았습니다.

간접훈련의 적용 사례들

간접적인 기법은 인간의 정신에는 이질적인 것이기 때문에, 이것이 어떻게 여러분과 여러분의 말에 도움이 될 수 있는지에 대한 몇 가지 사례들을 더 탐구해 봅시다. 만약 말의 저항하는 행동이 통증이나 질병과 관련되어 있다면, 수의사에게 먼저 말의 건강 상태를 확인받도록 하세요.

- 레프티(Lefty)가 올바른 구보 리드를 하지 않는다구요? 구보로 나가게 한 다음, 말이 선택한 리드에 따라 방향을 바꾸십시오. 저도 알지만 이건 트릭에 불과하죠! 이러한 간접적인 방법은 일시적인 도구일 뿐이라는 것을 기억하세요. 만약

레프티가 당신이 각 방향에 맞는 적절한 리드를 구사하길 원한다는 것을 알게 되면, 당신의 바깥쪽 다리에 맞춰 출발하도록 훈련시킬 수 있습니다.

- 포키(Pokey)가 마장에서 다리를 질질 끌며 어슬렁 거리기만 하나요? 더 빠른 친구 말 또는 암말을 두세 마리 말 거리만큼 앞에 가게 배치해 보세요. 그는 속도를 더 내고 싶어할 것입니다. 일단 말이 적절한 속도를 내면, 그를 친구 말로부터 떨어지게 하고 칭찬해주세요. 필요에 따라 친구를 다시 쫓아가게 합니다. 느릿느릿 움직이는 말에게는 속도를 내게 하는 것보다 속도를 일정하게 유지하게 하는 것이 훨씬 쉽습니다. 몇 주 후에는 다른 말을 따라갈 필요가 없게 될 것입니다.
- 당신이 말에 오르려 할 때 스마티(Smarty)가 기승대에서 둔부를 돌리거나 앞으로 걸어 나가나요? 말이 세션 초반에 걷고 싶어할 때는 기승 훈련을 하지 않고, 세션 후반에 가만히 있고 싶어할 때 훈련을 해보세요. 말이 뒷다리를 움직이지 못하도록 펜스 옆에서 시도해 보시고, 코너 쪽을 바라보게 해서 당신으로부터 벗어나 걸어가지 못하게 시도해보세요. 나중에는 세션 초반이나 개방된 공간에서도 가능할 것입니다.
- 스토미(Stormy)가 60초 만에 폭발했다고요? 하마하여 잠시 말을 리드 줄로 끌며 걷게 하거나, 조마삭에 연결하여 진정시킵니다. 아니면 속보 등과 같은 쉬운 작업을 지속하게 하여 말을 놀라게 하는 소란거리를 무시하도록 합니다. 다시 말해서, 한 발 물러서는 것입니다. 스트레스를 가중하는 것은 긴장을 완화시키지 못합니다. 지금 마장이 너무 소란스럽다면 조용한 때로 기승 시간을 조정합니다. 말을 탈 수 있을 정도까지 '진을 빼면 된다'고 생각하기보다는 대신 차분하게 움직일 수 있도록 격려해 주어야 합니다. 스토미가 잘 할 수 있는 일을 주면, 매일 작은 성취를 경험할 기회를 얻게 될 것입니다. 말이 안정되어 배울 준비가 되면 훈련을 다시 시작하세요.

지상활동(groundwork)에서 간접적인 기법

간접적인 기법은 지상에서도 잘 작동합니다. 어떤 말도 'A 유형 성격', 즉 저돌적으로 정면으로 진격하는 접근방식을 좋아하지 않습니다. 대신 굴레를 씌울 때, 편안한 발걸음으로 말의 어깨 쪽으로 다가가십시오. 투약할 때는 말의 정면이 아닌 측면에서 접근하도록 합니다. 이 방법은 덜 대립적이고, 더 안전하며, 말도 그 위치에서 당신을 더 잘 볼 수 있습니다. 조마삭 운동을 하거나, 라운드펜 운동 시, 소리를 지르는 대신에, "워~"라고 10회 정도 말하고, 눈맞춤을 피하며, 몸을 구부정하게 하거나, 무릎을 살짝 굽혀 몸의 높이를 낮추어서 말의 움직임을 늦춥니다. 그리고 다시 눈을 맞추고, 바른 자세로 서서 속도를 높이게 합니다.

직접적이든 간접적이든 모든 훈련에서 말이 좋은 행동을 하면 칭찬하십시오. 그러면 말도 당신이 원하는 것을 알게 될 것입니다. 각 훈련의 기본 규칙을 알게 되면 매우 다양한 방법으로 적용할 수 있습니다.

직접훈련의 원칙

직접훈련의 방법은 매우 인간적인 방법이어서 우리는 본능적으로 그것을 압니다. 우리는 새로운 작업을 수행하도록 말에게 요청합니다. 말이 잘 해낸다면 완벽할 것입니다! 직접훈련이 효과가 있었습니다. 말을 칭찬해주고 계속해서 그 작업을 연습하고 말을 쓰다듬어 주세요.

하지만 말이 직접훈련에 저항을 한다면 어떻게 할까요? 직접적인 기법에서는 말이 목표를 회피하는 것을 허용하지 않습니다. 우리는 사람이 원하는 것을 말이 할 때까지 끈질기게 요구합니다. 말의 두려움을 인정하지 않습니다. 그러한 세션은 대개 오랜 시간이 걸리고, 많은 땀을 쏟아야 하고, 종종 위험하기도 합니다. 왜냐하면 말과 사람 모두 각각이 원하는 '그 이하'로는 만족하지 못하기 때문입니다.

낮은 목표치에 만족하고 그만둔다는 것은 '말이 그 일을 피하게 두는 것' 일 수도 있습니다. 어떤 독자들은 이 챕터 내내 이것에 대해 생각하고 있을 것이기 때문에 잠시 멈추고 그 의미를 풀어보겠습니다. 우리는 말이 대체 '무엇을 피하게' 한 것일까요?

- 주변을 살피는 시간?
- 본능적인 공포 극복?
- 과제를 수행하는 방법 학습?
- 신뢰 쌓기?

네! 맞습니다. 이러한 자질들이 바로 유능한 훈련사가 가르치려고 하는 것입니다.

직접훈련은 자주 말의 두려움보다 인간의 명령을 우선시합니다. 말은 우리가 요구하는 대로 해야 합니다. 왜냐구요? 우리가 요구하니까요. 음, 저는 여러분에 대해 잘 모르지만, 제가 "시키는 대로 해"와 같은 행동을 요구할 때마다 결과는 매우 나빴습니다. 어린이, 청소년, 성인, 말 등 누구에게도 효과가 없습니다. 심지어 개조차도 토라집니다. 이러한 태도가 문제를 해결하는 것처럼 보이는 매우 드문 경우가 있지만, 결국 다른 많은 새로운 문제가 발생합니다.

제가 직접훈련법을 버리자고 제안하는 것은 아닙니다. 간단하고 직접적인 요구에 말이 즉각적으로 순응해야 하는 경우들이 있습니다. 승마를 할 때 문제를 일으키는 말은 복종하는 법을 배워야 할 것입니다. 마방에서 당신을 제압하려 하거나, 당신이 안장에 위태롭게 매달려 있는데 질주하려 하거나, 전진하도록 명령하였지만 앞발이나 뒷발을 들려고 할 때, 당신의 주의나 간식을 얻기 위해 물으려 할 때 등 힘이 센 동물을 즉각적으로 멈추게 해야 합니다. 이러한 말들은 전문적인 훈련을 필요로 하고, 때로는 직접훈련법을 적용해야 할 것입니다.

간접훈련의 원칙

간접훈련법은 인간 뇌의 자동적인 작동 방식에 맞섭니다. 만약 말의 행동이 위험하지 않고, 그것을 바로잡는 데 필요한 조련 기술이 있다면, 간접적인 기술을 고려하도록 여러분의 마음을 훈련하십시오. 여러분의 민감성을 정교하게 다듬는 것으로 시작하는데, 문제가 일어나기 전에 뭔가 잘못된 일이 시작될 것 같다는 느낌을 알아차릴 수 있을 때까지 노력하십시오. 말의 근육 상태의 변화, 머리 위치, 눈과 귀, 꼬리 등에 주목하세요. 호흡에 변화가 있는지 들어보세요. 말이 불안해하는 것으로부터 몸을 멀리하려 마체가 살짝 휘어지는 미약한 움직임을 당신의 다리가 초기에 감지할 수 있게 하십시오. 당신의 기좌를 통해 말의 등이 뻣뻣해지는 것을 감지할 수 있게 노력합니다.

초기 불안을 감지하면 문제가 발생하기 전에 말을 다른 경로로 부드럽게 이동시키십시오. 이러한 간접적인 방법은 말의 두려움이 폭발한 후에는 효과적이지 않습니다. 만약 불안의 시작점을 외면한다면 문제행동으로 인한 값을 치르게 될 것입니다. 대신에 말이 잘 수행하는 활동으로 바꾼 후, 칭찬해주고 불안을 유발하는 원인으로부터 그를 멀리 이동시킵니다.

자, 이제 어려운 부분이 있습니다. 잠시 앉아서 생각해 보십시오. 왜 말이 이 일을 꺼리는 걸까? 말이 건강하고 고통이 없는가? 말은 무엇을 두려워하는가? 말은 그 상황을 어떻게 인식하고 있는가? 어떻게 하면 말에게 더 쉬운 작은 단계로 일을 세분화할 수 있는가? 여러분이 말의 입장이 되어 보세요. 만약 여러분을 두렵게 하는 일을 시도하도록 강요받는다면 어떻게 느껴질지 상상해 보세요.

여러분이 말의 관점에서 상황을 분석했다면, 목표를 세우고 그것을 달성하는 데 필요한 순서를 계획하십시오. 말에게는 작은 목표가 가장 좋습니다. 두려움은 훈련의 적입니다. 여러분의 계획은 한번에 작은 단계를 하나씩 제시함으로써 말의 두려움을 감소시켜야 합니다. 간접훈련에서 가장 흔한 오류는 단계를 너무 크게 만드는 것입니다.

말의 시간표에 맞춰 여러분의 계획을 세우십시오. 3단계는 말이 2단계에 숙달될 때 시작되는데, 여러분은 그것이 언제가 될지 알 방법이 없습니다. 만약 어느 하루 동안 말에게 너무 많은 것을 요구하고 있는 여러분 자신을 발견하게 된다면, 이전 단계로 돌아가십시오. 말이 이미 배운 것을 하게 하여 성공할 기회를 주시고, 천천히 진행해야 함을 여러분 스스로 상기하십시오. 이건 경주가 아닙니다.

당신의 계획을 자유롭게 수정하되, 말이 저항하는 순간에는 수정하지 마세요. 알버트 아인슈타인이 "광기란 같은 일을 반복해서 하면서 다른 결과를 기대하는 것"이라고 말한 것을 기억하십시오. 여러분의 시도에 대한 말의 반응을 기록하고, 그 시도를 재고해야 할 것 같다면 필요에 따라 접근을 바꾸세요. 여러분이 경청한다면 말은 당신이 알아야 할 것을 말해 줄 것입니다.

간접훈련의 단계

1. 다가올 문제를 예상합니다.
2. 다른 작업을 주어 말의 주의를 전환시킨 후 마방에 돌려보냅니다.
3. 문제를 분석하고 계획을 수립합니다.
4. 작은 목표부터 시작합니다.
5. 말의 시간표에 맞춰 훈련합니다.

어떤 방법이나 수단을 사용하든 말을 잘 훈련하려면 말의 뇌를 존중해야 합니다. 우리의 말들에게 사람처럼 생각하라고 요구해도 소용이 없습니다. 말들은 그렇게 할 수가 없습니다. 다음에 당신의 말이 "No"라고 할 때, 간접적인 해결법을 시도해보고 그것이 어떻게 작용하는지 보십시오.

효과적인 훈련은 오랜 시간이 걸리며, 하루하루, 조금씩 진행하는 것입니다. 매번 성공할 때마다 느끼는 즐거움이 있지만, 훈련의 모든 과정은 최종 결과물을 얻었을 때만큼 즐거워야 합니다. 여러분이 좋은 행동과 문제 행동 사이, 판단의 기로에 있을 때,

여러분의 말이 최선을 다하고 있다는 생각을 가져보세요. 좋은 행동에 대해 칭찬하고, 각 단계에서 조금만 더 해보도록 하고, 필요한 시간을 주면 말은 그가 할 수 있는 것을 우리에게 줄 것입니다. 아마도 다음 달쯤에 그는 당신이 원하는 것을 줄 수 있을 것입니다.

제 15 장

과하지 않게 하기

휴! 저는 지금까지 과업, 레슨, 연습, 목표, 프로젝트, 미션 등과 같은 많은 활동에 대해 말하고 있습니다. 엄청난 양의 일이 비좁은 공간에 쌓여있는 것 같군요. 여러분의 말은 눈이 휘둥그레져서 "아, 아니, 이거 클리닉보다 더하잖아. 사람들이 새로운 장을 읽을 때마다, 난 더 많은 일을 해야하는구나!" 자, 잠시 멈추고 이것에 대해 생각해 봅시다. 말과 사람을 포함한 모든 살아있는 존재들은 약간의 휴식 시간을 필요로 하지요.

마리(Marie)와 미스티(Misty)를 소개합니다. 많은 기승자들처럼 마리는 매일 마장에 갈 수 없습니다. 하지만 상호작용하는 것이 말에게 중요하다는 것을 알고 있기에 주말에는 미스티와 많은 시간을 보냅니다. 마리는 친절하고 똑똑한 사람이고, 실력 있는 승마인입니다. 그녀는 마장에서의 시간이 너무 빨리 가는 것에 놀랐지만, 해야 할 일은 너무 많습니다.

마리는 마장에서 보내는 하루를 즐기려고 토요일 아침 일찍 도착합니다. 가장 먼저 그루밍을 하고 장안을 합니다. 미스티는 꼼꼼한 그루밍을 받는 동안 서있고, 마리가 핸드폰으로 통화하고, 현장에 있는 사람들과 이야기를 나누는 동안 긴장을 풉니다. 이야기를 나누느라 분주한 마리는 미스티가 사람들이 장구실로 가기 위해 자신의 뒷다리 근처를 혼잡스럽게 오가는 것에 조바심을 느끼고 있다는 것을 알아차리지 못합니다. 그녀는 개들이 그루밍 하는 곳을 뛰어다니고, 유아들이 마방 통로를 왔다갔다하는 동안 미스티가 침착히 있을 것으로 예상하고 있습니다.

한 시간 동안 준비를 하고 나면, 기승할 시간입니다. 미스티는 마리가 제공하는 모든 신호를 감지하기 위해 노력하는데, 이것은 부드러운 압력과 작은 체중 변화들로 이루어진 이해하기 힘든 오케스트라의 연주 같습니다. 마리가 손가락을 꼼지락거리자 미스티는 입을 부드럽게 하거나 머리의 방향을 바꿉니다. 마리가 한쪽 다리를 1.27cm 뒤로 옮기자 미스티는 발걸음을 바꿉니다. 미스티의 몸의 모든 부분이 마리가 지시하는 자세를 취하고 있지만, 여전히 마리는 미스티가 유연하게 움직이길 바랍니다.

우리 대부분과 마찬가지로 마리도 그녀의 말이 항상 기승자에게 주의를 기울이고 순종해야 한다는 입장입니다. 한 시간 동안 마장에서 기승을 마친 후 땀을 흘리며, 두 사람은 근처 산책로를 따라 8km를 걸으며, 이따금씩 멈춰 서서 경치를 감상합니다. 돌아온 후에는 샤워를 해볼까요? 이제 인간과의 교류의 네 시간 째에 접어든 미스티는 마리가 온 몸에 물을 붓고 비누칠을 하는 동안 꼼짝 않고 서 있습니다. 샤워장에 아무도 없으니, 갈기, 꼬리, 얼굴까지 여유롭게 씻겨봅시다. 그리고 발목의 흰 양말(흰 털로 덮인 발목 부위)은 어쩜 그렇게 더러워졌을까요? 잘 헹구어 줍니다. 작은 상처 부위에는 소독용 비누를 사용하구요. 말이 움직일 때면 혼을 냅니다. 주변의 마장 친구들과 좀 더 수다를 떨고 문자를 확인하구요. 발굽 상처에 항염 연고를 바르고, 말 귀 안쪽의 털을 다듬어 줍니다. 음, 우선 건조를 시켜야 하네요. 이런, 구충제를 잊을 뻔했군요!

우리 모두는 사랑을 듬뿍 표현하는 것을 멈출 수 없는 마리와 같은 사람을 알고 있습니다. 우리 중 누구라도 같은 패턴에 빠질 수 있는데, 인간의 뇌가 그렇게 만들어져 있기 때문입니다. 하지만 이쯤이면 말은 피곤하고 배가 고프고 목이 마릅니다. 소변이 마려워요. 말은 참을성 있게 "오늘은 이것으로 충분하지 않나요?"라고 말하려고 합니다. 하지만 우리 사람은 즐거웠던 오늘 아침의 일을 생각하느라 바쁩니다. 우리의 전두엽은 최고 속도로 작동하며 행복해합니다. 오늘 오후에는 말 수송용 트레일러에 타는 연습을 하거나 친구가 진행하는 지상활동 레슨에 참여해 볼까? 어쩌면 둘 다 참여할 수도! 날씨 참 끝내주네, 말의 털을 다듬기에도 좋은 날씨고...

만약 우리가 인간 친구들에게 이렇게 많이 요구한다면, 그들은 결코 참지 못할 것입니다. 몇 시간 동안 계속해서 말을 다루면서, 갈등이나 부상을 초래할 수 있는 신체적, 정신적 스트레스를 말에게 주고 있습니다. 결국 말이 나쁜 행동을 하는 것 외에 선택의 여지가 거의 없을 때까지 말의 시계를 무시합니다.

인간의 목표 지향적인 뇌

내일 당신이 계획하고 있는 것은 무엇인가요? 저는 집필 중인 이 장의 전반부를 수정하고, 슈퍼스트라이드(Superstide)의 우구보를 훈련하고, 그리고 나서는 어김없이 해야 하는 말 용품 세탁을 하려고 합니다. 심지어 가장 야심이 없는 사람들조차도 주어진 하루 동안 해야 할 어떤 종류의 목표를 가지고 있습니다. 비록 그 계획이 쿠키 박스를 들고 소파에 털썩 주저앉는 것에 지나지 않더라도, 인간의 뇌는 목표를 세우고 계획대로 실행하도록 견고하게 배선되어 있습니다. 인간에게 계획하기란 물고기가 헤엄치는 것처럼 당연한 것입니다.

우리는 인간 뇌의 전전두엽피질이 목표 지향적인 행동을 계획하고 조직하는 것을 보았습니다. 가능한 옵션들을 확인하고 분류하고, 목표를 우선시하며, 목표를 달성하기 위한 전략을 수립하고, 행동을 개시하고, 성과를 모니터링하며, 상황이 전환되면 행동을 바꿉니다. 전전두엽피질은 뇌의 전두엽에 위치해 있는데 우리는 전두엽이 얼마나 우리의 행동을 강하게 추동(drive)하고 있는지 알지 못합니다. 이것을 잘 인식하지 못하기 때문에 일을 무리하게 합니다. 인간의 뇌에서 목표 지향적인 계획을 멈추는 유일한 방법은 전전두엽피질을 손상시키는 것입니다만, 추천하지 않는 방법입니다.

인간은 모든 포유류 중에서 가장 고도로 발달된 전두엽을 가지고 있는데, 전두엽이 뇌의 외부 표면을 얼마나 구성하고 있는지 아십니까? 네, 41% 입니다. 반면에 피질의 18%만이 시력을 위해 사용되고, 오직 19%만이 움직임과 촉각을 위해 사용됩니다. 그래서 전두엽피질(frontal cortex)은 우리에겐 골리앗입니다. 가만히 앉아있거나 조용히 했으면 할 때도 우리의 힘을 소모합니다. 그래서 때로는 우리가 하루 동안 말에게 너무 많은 것을 기대한다는 것을 잊어버립니다. 비록 완전히 알지 못하더라도 우리에게는 달성해야 할 목표가 있는 것이지요.

뇌의 엽

뇌의 피질 또는 표면은 과학자들이 쉽게 위치를 참조할 수 있도록 엽으로 나뉩니다. 인간의 뇌는 관례에 따라 양쪽에 4개씩 총 8개의 엽이 있습니다(그림 15.1). 왼쪽과 오른쪽 전두엽은 눈에서 머리 꼭대기까지 뻗어 있습니다. 매우 대략적으로 말하자면, 전두엽은 말하기, 움직임, 성격, 그리고 실행기능을 관장합니다. 정수리 뒤쪽에서 몇 cm 떨어진 곳에 두 개의 두정엽이 있는데, 이는 몸의 감각 및 공간 정보에 매우 중요합니다. 양쪽 귀 바로 위 안쪽으로는 측두엽이 있습니다. 이곳은 청력, 언어 지각, 음악 처리를 담당합니다. 좌우 후두엽은 시력을 담당하며 두개골의 맨 뒤에 있습니다.

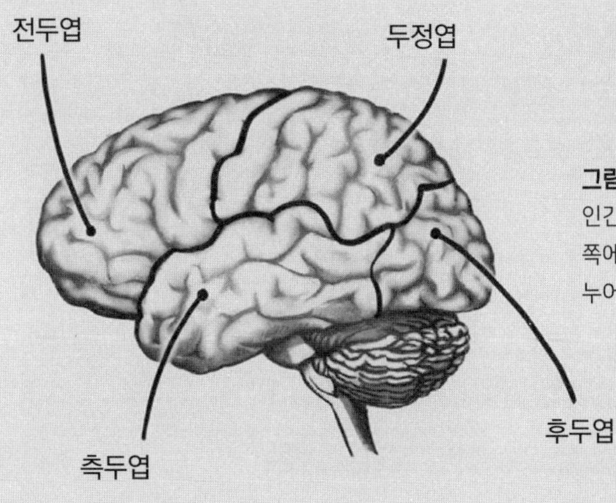

그림 15.1
인간 뇌의 피질 또는 표면은 양쪽에 4개씩 총 8개의 엽으로 나누어져 있습니다.

목표 지향적인 행동은 사회적으로 용인되고, 칭찬받을 만하며, 개인적으로나 직업적으로나 성공으로 이어지기 때문에 기분을 좋게 합니다. 또한 뇌의 가장 보상적인 신경전달물질인 도파민은 우리가 목표를 달성했을 때 방출되고 흡수되기 때문에 기분을 좋게 합니다. 도파민은 아편이나 코카인처럼 기분을 북돋우는 화학적 약물과 비슷하며 뇌에 거의 같은 영향을 미칩니다. 우리가 계획을 세우고 원하는 목표를 위해 실행할 때, 우리의 뉴런은 도파민의 바다를 유영하며 기쁨의 물을 후루룩 들이킵니다.

자극으로 추동되는 말의 뇌

우리의 말 친구들은 목표 지향적인 뇌를 가지고 있지 않습니다. 말의 뇌는 자극에 의해 움직입니다. 즉, 말은 내적 계획과 목표에 의해 동기부여가 되는 대신 가까운 외부 환경의 광경, 소리, 냄새에 의해 동기부여가 됩니다.

말 뇌와 인간의 뇌 사이의 몇 가지 차이는 이것과 관련되어 있습니다. 첫째, 몸무게가 동일하다고 가정하면 말의 뇌는 인간의 뇌보다 훨씬 작습니다. 평균적으로 말 뇌는 말 몸무게의 0.1%를 차지하는 반면 인간의 뇌는 우리 몸무게의 약 2%를 차지합니다. 크기가 전부는 아니지만, 20배 차이는 의미가 있을 것입니다.

둘째, 우리 피질의 거의 절반은 목표 지향적인 두 개의 전두엽에 위치해 있고, 나머지 여섯 개의 엽은 상대적으로 지원이 부족하여 시들시들합니다. 대조적으로, 말들은 뇌의 전두엽에 조직이 거의 없고 전두엽이라고 기술할 만큼도 아닙니다. 말 뇌의 피질은 주로 감각과 움직임에 집중되어 있습니다. 말은 전두엽을 필요로 하지 않습니다. 포식 동물을 따돌릴 만큼 빠르다면 포식동물에 대해 굳이 깊이 생각할 필요가 없겠지요?

셋째, 인간의 뇌는 전두엽과 측두엽이라는 두 가지 다른 위치에서 목표 추동적 동기와 자극 추동적 동기를 각각 처리합니다. 추측해보자면 말이 자극에 의한 동기 부여에 의존하는 것은 말의 뇌가 전두엽을 포함하지 않기 때문일 가능성이 높습니다. 만약 그렇다면, 말이 계획된 장기 목표를 통해 활동에 동기를 부여하는 것은 물리적으로 불가능할 것입니다.

넷째, 말과 사람의 뇌 크기를 동일하게 가정하더라도 말의 뇌는 인간의 뇌보다 더 적은 도파민을 생산할 가능성이 매우 높습니다. 이 주장은 침팬지와 마카크 원숭이의 뇌가 인간보다 더 적은 도파민과 도파민 회로를 포함하고 있다는 사실에 근거하고 있습니다. 게다가, 인간 뇌의 도파민은 인지, 주의 등의 고차원적 기능을 작동시키는데, 이 같은 기능은 말에게서는 나타나지 않습니다.

말의 뇌가 도파민에 덜 의존하는 것은 말에게 좋은 소식이 될 것입니다. 왜냐하면 도파민의 많은 강점은 동시에 약점을 수반하기 때문입니다. 그것은 인식으로 들어오는 감각 정보의 양을 제한합니다. 도파민은 전두엽이 우리의 계획을 방해하는 외부자극을 무시하도록 돕습니다. 그러나 말의 뇌는 사자의 접근 등의 외부 자극을 인식하도록 설계되었습니다. 생존을 위해 말은 가질 수 있는 모든 감각이 필요한 것이지요.

도파민의 분비량이 많을 때와 적을 때

말의 뇌에는 도파민의 양에 대한 정상적인 범위가 있지만, 각각의 말들은 그 범위의 안팎으로 다양한 수준의 도파민을 보유합니다. 일반적으로 정상 범위 내의 높은 도파민은 불안과 관련이 있으며 정상 범위 내의 낮은 도파민은 유순성과 관련이 있습니다. 도파민 수치가 정상 범위보다 높은 말은 공기흡입, 몸좌우로흔들기 등 전형적인 악벽을 보일 가능성이 높습니다. 인간의 높은 도파민 수치는 조현병과 관련이 있습니다. 반면에, 도파민 수치가 특별히 낮은 말은 쿠싱병을 앓는 경향이 있고, 사람의 경우는 우울증이나 파킨슨병을 앓을 가능성이 높습니다.

우리 모두는 어느 정도 우리의 뇌에 사로잡혀 있지만, 말들은 그 문제에 있어서 선택의 여지가 거의 없습니다. 인간의 전두엽피질은 다양한 옵션을 상상하고 현재 조건에서 가장 좋은 것을 선택할 수 있게 해줍니다. 우리의 뇌는 '오늘 이 말과 충분히 일을 한 것 같아'라고 생각할 수 있습니다. 그런 다음 우리는 남겨진 과제를 곰곰이 생각해보고 그들 중 일부를 미루거나 뺄 수 있는지 스스로에게 질문해 볼 수 있습니다. 그러나 우리의 말은 이것을 할 수 없습니다. 그들의 뇌가 이것을 허락하지 않는 것이죠. 그런데 사람도 허락하지 않기는 마찬가지입니다.

과도한 다루기

가장 좋은 말과 사람 팀은 주말의 폭발적인 일정보다 매일의 일상적인 상호작용을 즐깁니다. 매일매일의 상호작용은 다음과 같은 많은 목표를 달성할 수 있습니다.

- 유대감 쌓기
- 사람과 말 모두 양방향 의사소통을 향상시키는 미묘한 신호 배우기
- 말의 복지 상태를 자주 점검하기
- 한 번에 한 걸음씩 새로운 기술 익히기

말에 대한 지식이 풍부하고 말을 배려하는 사람과 함께 보낸다고 가정할 때, 대부분의 말들은 하루 한 두 시간 정도를 사람과 보내는 것이 유익합니다.

그러나 최근의 말 문화는 만약 다루는 방법이 좋다면, 더 많이 할수록 더 낫다는 것을 제안하고 있습니다. 여러 훈련 웹사이트에서는 말과 인간이 공유할 수 있는 수천 가지 활동을 제공하며, 많은 온라인 토론 포럼은 '과잉 다루기 같은 것은 없다'고 주장합니다. 일부 승마 훈련은 말과 함께 보내는 시간이 많을수록 좋다고 합니다.

대부분의 조련사와 말 연구가들은 여기에 동의하지 않습니다. 동물 과학자 템플 그랜딘(Temple Grandin)은 "겁에 질리거나 흥분하기 쉬운 기질을 가진 동물들을 훈련하는 기본 원칙은 많은 나날 동안 작은 단계로 나누어 천천히 훈련하고 길들여야 한다는 것입니다."라고 말합니다. 말 과학자인 제인 마이어스(Jane Myers)는 "어린 말이나 나이 든 말이 오랫동안 일하기를 기대해서는 안 된다."고 지적합니다. 마틴 하우스버거(Martine Hausberger) 행동학 교수는 " '지나치게' 동물을 다루는 것은 부정적인 반응을 유발한다."는 여러 말 관련 연구 결과를 제시합니다.

과학적 데이터는 이러한 진술들을 뒷받침합니다. 가장 규모가 큰 연구 중 하나에서, 170마리의 어린 말을 21개의 번식 목장에서 실험하였습니다. 일부 목장은 6개월

령에서 18개월령까지 짧은 기간 동안만 망아지를 가끔씩 다루었습니다. 망아지들은 자라나면서 사람에게 선뜻 다가가고, 새로운 상황을 수용하고, 두려움 없이 빠르게 학습하였습니다.

다른 목장들은 말을 훨씬 더 많이 다루었습니다. 말들은 태어나서 바로 각인되었고, 매일 굴레를 받아들이고, 리드 줄에 이끌려 목장 주변을 걷고, 발굽을 관리 받고, 그루밍 때 가만히 서 있는 것도 훈련받았습니다. 과하게 다루어진 어린 말들은 배우는 속도가 느렸고, 새로운 자극에 대한 두려움을 보여주었으며, 심지어 세 살 무렵에도 인간에 대한 경계심을 유지했습니다. 전반적으로 그들은 사람의 상호작용을 덜 받은 말들보다 훨씬 더 두려워했습니다. 그러므로 너무 적게 다루는 것과 너무 많이 다루는 것 사이에 균형이 필요합니다.

말들은 또한 과도하게 다루어짐으로 인해 겪게 되는 좌절감 때문에 불안 행동을 발달시킬 수 있습니다. 말이 끊임없이 좌우로 몸을 흔드는 웅벽 행동은 한 주 동안의 일하는 시간에 비례해 늘어납니다. 어딘가에 묶인 채 서 있어야 하는 시간이 늘어남에 따라 앞발로 쿵쿵 구르는 행동이 심해집니다. 심리적 스트레스는 심지어 두드러기와 같은 신체적 문제를 유발할 수 있습니다.

보통 우리는 '일'을 신체를 사용하는 노동으로 정의하고, 말이 마방 통로에 묶여있는 것은 일이 아닌 것으로 봅니다. 하지만 정신적인 노동 역시 부담이 됩니다. 특히 말들에게는 그렇습니다. 우리는 우리가 무엇을 기대하는지 알고 있지만, 우리의 말들은 그렇지 않습니다. 서 있는 것만으로도, 그들은 우리의 신호를 해독하고, 우리의 요구를 해석하고, 그들 스스로의 욕구를 무시하고, 묵인해야 합니다. 게다가 그들은 도망가도록 설계된 뇌로 이 모든 것을 해야 합니다.

기질이 기대에 영향을 미치는 방식

모든 말은 독특한 성격을 가지고 있을 뿐만 아니라 좀 더 일반적인 기질 범주로 구분됩니다. 기질은 선천적으로 타고나는 것으로 공포심, 사회성, 인간에 대한 반응성, 촉각 민감성, 운동 활동 수준의 차원을 포함합니다. 우리는 특정한 기질을 특정한 훈련 기법에 맞출 수 있습니다. 예를 들어, 사회 지향적이고 두려움이 적은 말은 보상에 매우 민감한 경향이 있습니다. 그들은 보상이 주어질 가능성이 있다면 수행할 때 위험을 감수할 것입니다. 이 그룹에 속한 말은 보상에 의한 훈련을 잘 합니다(12장 참조).

불안한 기질의 말은 보통 보상을 받는 것보다 부정적인 사건을 피하는 것에 더 집중합니다. 이러한 기질 때문에 그들은 보통 부적 강화에 가장 잘 반응합니다(11장 참조). 위험한 일에 덜 참여하는 것입니다. 그렇다고 해서 우리가 항상 이 방법을 사용해야 한다는 것은 아니고, 단지 힘든 일이 있을 때 이러한 접근 방법이 그들에게 좋은 베이스캠프가 되어 준다는 것을 알아둘 필요가 있습니다.

인간의 간섭에 매우 반응이 강한 두려움이 많은 말에게는 기대치를 낮추고 사람이 핸들링하는 일을 줄이면 특히 도움이 될 수 있습니다. 조니(Zoni)는 이 경우의 완벽한 예입니다. 그는 체구가 작고, 중년의 나이에 이른 아팔루사이며, 앞다리는 흰 털이 섞인 붉은 색이지만, 뒷다리 위로는 점박이 무늬가 있었습니다. 훈련을 받으러 왔을 당시 그의 뇌는 당신의 팔에 있는 털의 아주 희미한 움직임에도 반응할 정도였고, 사람이 접촉할 때마다 움찔거렸습니다. 과잉반응이 뭔지를 보여주었지요.

조니는 그의 주인이 그를 처음 구매하였을 때는 기초 수준의 마장마술, 낮은 높이의 점핑, 그리고 외승 등에 좋은 말이었습니다. 그는 자신의 훈련을 잘 받아들이고, 정확한 부조를 따르고, 그 외 시간에는 혼자 있었습니다. 하지만, 전형적인 신경증적 기질을 가진 조니를 조련사들은 더 강한 요구, 더 힘든 일, 더 많은 활동, 그리고 매일의 둔감화 훈련이 필요하다고 믿었고, 이로 인해 조니는 과잉 자극되었습니다. 조련사의 과한 훈련이 계속되면서 조니는 점점 더 겁이 많아졌습니다.

둔감화는 전문가들에 의해, 필요할 때만, 그리고 적합한 기질을 가진 말에게만 주의해서 사용해야 합니다. 조니는 그 범주들 중 어느 것에도 해당되지 않았습니다. 조련사들이 그에게 새로운 자극들을 계속해서 넘칠 정도로 제시하자 그의 두려움이 피부에서 모락모락 피어나는 것을 볼 수 있었습니다. 그리고 대부분의 세션은 몇 시간 동안 지속되었습니다. 그 결과 그는 모든 것에 지나치게 민감해져 버리고 말았습니다.

조니가 필요로 했던 것은 '줄이기'였습니다. 저는 그가 수장대에서 5분 동안 가만히 서 있게 하는 것으로 시작했습니다. 그게 다였습니다. 가만히 서있게 하고, 목을 쓰다듬어 주고, 마방으로 들여보냈습니다. 내가 원하는 것을 조금씩 그에게 보여주면서 힘을 북돋울 수 있었습니다. 조니는 지나친 훈련으로 인한 두려움을 겪고 있긴 했지만 똑똑한 말이었습니다. 그는 부조에 지나치게 민감했고 비위를 맞추려고 애썼습니다. 아이러니하게도 이것은 그를 무너뜨렸습니다. 그는 너무 열심히 노력했고 기승자에게 너무 집중하였기 때문에 인간의 기대를 과대평가했습니다. 그의 기승자의 부조는 너무 부정확했고 이것 또한 그를 혼란스럽게 했습니다. 완벽해지려고 노력하는 동물은 완벽한 신호를 받아야 합니다. 그리고 신호가 완벽할 수 없다면, 그것을 최소화시켜야 합니다. 그렇지 않으면 예민한 말은 스트레스로 인해 소진되어 버립니다.

조니는 매일 한 시간의 간접적인 훈련으로 안정을 되찾아 갔습니다. 동시에 그의 주인은 저의 레슨용 말과 함께 부조를 정교화하기 위해 열심히 연습했습니다. 몇 달 후 그녀와 조니가 다시 팀을 이루었을 때, 그들은 훨씬 더 평온한 팀이 되었습니다.

인간의 목표와 말의 욕구를 맞추기

말을 과도하게 다루는 것은 수행 문제를 일으킬 뿐만 아니라 말의 기본 욕구 해결을 위한 시간을 빼앗습니다. 잘 적응한 건강한 말은 하루의 70%를 사료를 우적우적 씹고 물을 홀짝이며 보냅니다. 이러한 시간이 줄어들게 되면 만성적인 낮은 수준의 스트레스 상태가 유발되고, 위궤양, 석벽, 그리고 산통의 가능성이 높아집니다. 말의 위장은 몇 시간 동안 먹이가 공급되지 않으면 탈이 날 수 있습니다.

말은 사료를 먹으면서도 깜빡깜빡 조는데, 보통 밤낮으로 수시로 잠을 자는 편입니다. 말은 누워서 잠시 발을 쉬게 하거나, 햇빛이나 그늘 아래서 쉬거나, 잠자코 서서 생각에 잠길 필요가 있습니다. 그들은 자신의 속도에 맞춰 편히 움직이기를 갈망합니다. 건강한 말은 호기심뿐만 아니라 소화에 좋은 편한 움직임이 필요하기 때문에 방목장을 배회합니다. 자연 상태에서 말들은 풀을 뜯고 어슬렁거리며 대부분의 시간을 보냅니다.

우리의 말들은 풀을 뜯으며 어쩌면 중요해질지도 모르는 주변 사건들을 주시하거나 귀 기울입니다, "저기 잘생긴 거세마는 방목장에서 뭘 하고 있지?" "이봐, 트레일러가 내려오고 있네. 안에 누가 있어?" 말은 각각의 작은 사건들에 주의를 기울이며 자신의 평온함을 조절합니다. 너무 많은 자극이 한꺼번에 다가오면 말은 어쩔 줄 몰라 합니다.

만약 큰 마구간을 가득 채운 말들에게 평소보다 30분 늦게 사료를 배급한다면, 말이 원자시계만큼 정확한 시간에 사료가 배급되길 기대한다는 것을 알게 될 것입니다. 말의 정신 건강을 위해 규칙적인 루틴이 필요합니다. 식사 시간은 일정해야 합니다. 방목지로 내보내는 시간도 날마다 대략 동일해야 합니다. 경기용 말은 일정한 스케줄로 규칙적으로 운동해야 합니다. 근육, 인대, 힘줄이 잘 발달된 말은 부상을 덜 입고, 부상이 생겼을 때 더 빨리 회복될 가능성이 있습니다. 운동은 정신건강에도 좋습니다.

마지막으로, 말은 친구와의 사회적인 교류가 필요하고, 여기에 인간의 개입은 포함되지 않습니다. 자기중심적인 우리 호모 사피엔스는 사람이 말 무리 사이를 돌아다니면서 사회적 상호작용을 촉진하고 있다고 생각하며, 어떤 말을 다른 말들에게 '소개한다'고 여깁니다. 보통은 사람은 말들 간의 의사소통과 교제를 방해합니다. 저는 제한된 공간에서 생활하는 기존 무리에 새로운 말을 집어넣는 것을 제안하지도 않지만, 칵테일 파티에 아이를 초대한 사람처럼 행동할 필요도 없습니다.

말이 하루 종일 사람들과의 활동으로 바쁘면 기본적인 욕구를 충족할 수 없습니다. 그들의 욕구가 충족되지 않을 때, 우리의 말들은 피곤하고, 불편하고, 불안해지는데, 이것은 악벽을 만드는 완벽한 정서입니다. 어떤 말들은 괴로워합니다. 아무리 귀여운 아동이 기승했더라도 말은 무기력해 보이다가도 순식간에 공포스럽게 변할 수 있고,

이로 인해 말 자신, 그의 주인 또는 기승자, 마장, 그리고 지켜보던 이들에게 피해를 줄 수 있습니다. 이러한 폭발은 우리가 미리 말에게 관심을 기울이지 않고, 우리의 기대를 성급히 쫓았기 때문에 예상치 못한 것으로 보입니다. 말들이 마침내 폭발하면 그들이 '악하다' 고 비난하지만, 실상은 말에게 인간의 완벽함을 요구한 것은 우리 자신이라는 것입니다.

마라톤처럼 달리지 않기

자극에 의해 움직이는 말 뇌는 마라톤처럼 하루 종일 계속되는 목표 지향적인 인간의 기대를 위해 만들어지지 않았습니다(그림 15.2 A & B). 무엇을 해야 할까요? 가능하다면 일주일에 5, 6일 정도 하루에 한 두 시간 동안 말과 함께 상호작용을 해보십시오. 만약 이것이 불가능해서 주말에만 방문하고 있다면, 상황을 개선하기 위해 주중 시간대를 하나 마련해 보십시오. 매일 하는 그루밍 시간을 줄이기 위해서는 매주 전문적으로 꼼꼼한 그루밍을 해줄 유능한 도우미를 고용하세요. 일주일에 한 번 말 운동을 시킬 수 있는 좋은 기승자를 찾으세요. 또는 마장을 방문하는 날이 다른 믿을만한 친구와 번갈아 타는 것도 가능합니다. 하루는 당신이 당신의 말과 친구의 말을, 다른 날은 친구가 같은 일을 해 줄 수 있습니다.

여러분의 말에게 특별히 스트레스를 주는 것을 찾아보십시오. 어떤 말은 비록 그것이 여러분을 편안하게 하는 활동일지라도 말은 손질 받는 것을 좋아하지 않습니다. 다른 말들은 단지 조급하기 때문에 기승 후에 그루밍을 받고 싶어하고, 기승 전에는 원치 않을 수 있습니다. 매우 순종적이어서 거부하지 않는 말에게도 털을 깎는 일은 불안감을 준다는 것을 기억하십시오. 벌레를 제거하거나 목욕하는 것을 싫어할 수도 있습니다. 그것이 무엇이든 간에, 이 작업들을 짧게 하세요. 털을 깎는 일을 며칠에 걸쳐 조금씩 하고, 운송용 트레일러에 탑승하는 연습을 한 번에 몇 분씩 짧게 가르치는 것입니다.

단순화하거나 생략할 수 있는 일을 찾아보십시오. 말의 목에 2시간 동안 공을 들이

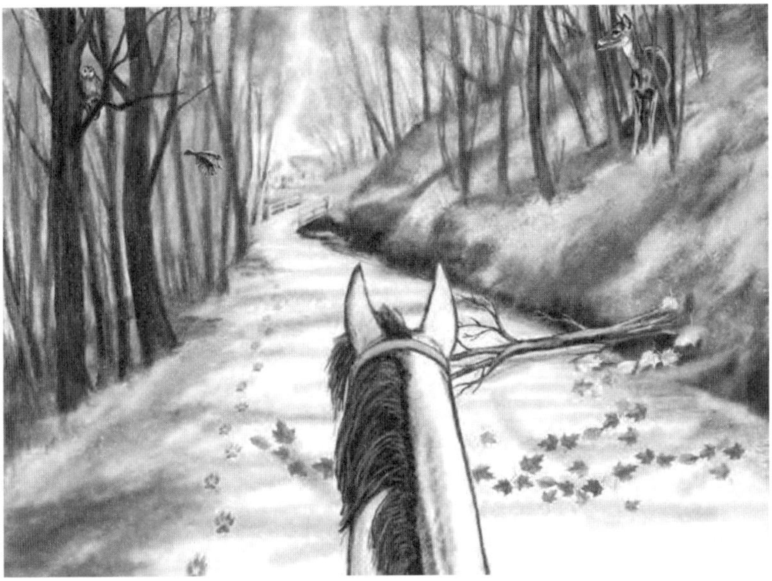

그림 15.2 A 말의 뇌는 자극에 의해 움직이기 때문에 외부 환경에 있는 물체들은 일차적인 관심 대상이 됩니다. 이 그림 속의 올빼미, 새, 가지, 잎, 사슴이 말의 마음을 차지하고 있습니다.

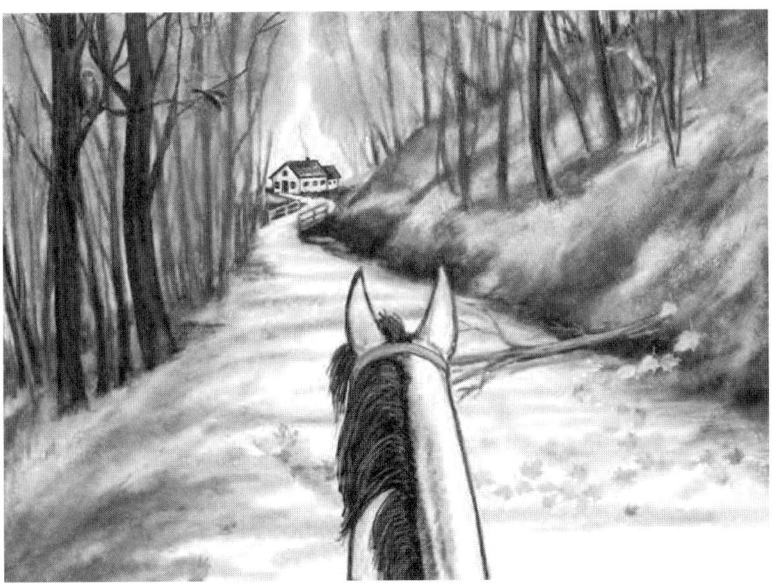

그림 15.2 B 인간의 주의는 집으로 돌아가기 등과 같은 내적인 정신 목표에 의해 영향을 받습니다. 기승자의 뇌는 말의 뇌가 놓칠 수 없는 물체에 거의 신경을 못쓰며, 그 반대도 마찬가지입니다.

는 것보다 털을 다듬는 도구와 지식을 활용해서 15분 안에 다듬으세요. 필요한 샴푸 목욕 횟수를 다시 한번 생각해 보시구요. 당신의 말이 여분의 시간을 갖도록 여러분의 욕구를 누그러뜨리고, 주인이 방문하지 못한 말을 그루밍해주거나 손평보로 기승을 대신해 걷게 해주세요.

만약 당신이 말과 인간의 상호작용을 3시간 이상 연장해야 한다면, 시간을 나누어 배정하세요. 먹고 마시고 쉬기 위해 말을 들여보냈다가 대여섯 시간 후에 돌아와 내일까지 기다릴 수 없는 일을 마무리하세요. 말의 관대함과 인내심을 생각하시구요. 말과 작업 중 전화 통화는 나중으로 미루시고, 차분한 톤으로 말하고, 애완동물과 아이들을 접근하게 하지 말고, 시간을 지키세요. 말에 집중하고 그가 충분히 참았다는 신호에 주의하세요.

가볍게 하기!

- 특정 말과 보내는 시간을 하루 두 시간 정도로 제한하기
- 특정 말과 일주일에 5~6일 만나는 것을 목표로 하기
- 스트레스가 많은 작업의 빈도를 줄이거나 생략하기
- 스트레스가 많은 작업은 며칠에 걸쳐 나누어 하기
- 관심 어린 손길이 필요한 다른 말 대신 돌봐주기
- 필수적인 일을 하는 동안 충분한 휴식 시간 제공하기

외승하는 사람들은 짧은 일정 안에 어떻게 말을 관리해야 하는지에 대해 자주 묻습니다. 만약 당신이 외승용 말을 멀리 떨어진 외승지로 운반해야 한다면, 하룻밤 묵을 마방을 준비하고 기승 하루 전에 출발해서 1박을 하고, 이튿날 기승을 하고, 그 다음날에 돌아올 수 있도록 조절하는 것이 좋습니다. 기승 일정을 중간중간 나누어 말이 먹고, 마시고, 어슬렁거리며 돌아다니거나 잠시 졸 수 있도록 하세요. 외승로의 바닥 재

질, 고도 및 경사에 주의하십시오. 해발 3000m에서 12%의 경사면을 오르는 것은 오래 지속할 수 없습니다. 여러분의 말이 계획한 기승 일정을 소화할 수 있도록 완전히 컨디션을 확보했는지 체크하십시오. 말의 크기와 당신의 체중을 맞추세요. 하루 8시간이나 기승하는 일정을 잡지 마십시오. 그건 너무 많은 시간입니다. ATV 사륜 바이크는 그렇게 할 수 있지만, 말은 피곤과 아픔을 느끼는 살아있는 동물입니다. 이러한 보살핌으로 여러분의 말은 미래에도 건강할 것이고 동기부여도 더 오래 지속될 것입니다. 그리고 그가 당신을 태우고 다니는 동안 훨씬 더 안전해질 것입니다.

인간의 계획을 말의 뇌에 맞추는 것은 소통을 향상시키고 말의 신체적, 정신적 건강을 개선합니다. 그러니, 꼭, 여러분의 다리가 네 개인 친구와 교류하십시오! 그럼 이제, 말에게 일찍 작별 인사를 하시고, 내일 다시 돌아오세요.

제 4 부

주의, 정서, 그리고 사전 숙고

제 16 장

말에게 집중: 주의를 사로잡기

말은 때때로 이리저리 날아다니는 나비처럼 산만합니다.

"오, 저게 뭐지?"

"이것 봐! 트레일러야!"

"정말 아름다우시군요…"

"이봐, 사료오오오오 트러어어억~~~"

말과 사람이 함께 일하는 중에 이러한 산만함이 발생하면 분명 방해가 됩니다. 말이 무엇인가를 배우기 위해서는 주의를 기울여야 합니다. 사람이 목적하는 일을 하기 위해서는 단지 말의 관심을 얻는 것을 넘어, 말의 주의(attention)를 사로잡아야 합니다.

뇌 과학자는 꿀벌에서 인간에 이르기까지 여러 종의 주의력을 연구합니다. 우리는 대부분의 포유동물에서 뇌가 유사한 과정을 거쳐 시선을 응시하게 하거나, 코를 바람 쪽으로 향하게 한다는 것을 발견했습니다. 이러한 유사점을 통해 주의력을 실험하기 어려운 말에 대해 추정할 수 있습니다. 여러 명의 포식동물(인간 연구자)이 있는 검사실에서, 쿵쿵 소리가 나는 뇌 영상 촬영 장비에 진정제를 맞지 않은 말을 달콤한 말로 달래며 집어넣는 것을 상상해 보시기 바랍니다. 실험하기 어렵다는 말이 무슨 말인지 아시겠지요?

말과 인간에게 '주의'란 여러 가지 다른 기술을 가리킵니다. 말 두뇌는 경계하도록 설계되어 있습니다. 그들은 새로운 광경, 소리, 냄새, 촉감을 알아차리고, 대부분의 사람들이 움직일 때 만들어내는 공기의 움직임을 식별하며, 한 가지 사물에서 다른 사물로 순서대로 초점을 전환합니다. 모두 번개 같은 속도로 말입니다. 인간의 뇌는 경계하는 것에 훨씬 덜 민감하지만, 산만한 요소를 차단하고 오랜 시간을 요하는 일에 더 잘 집중(concentrating)합니다.

우리는 말들이 잘하지 못하는 유형의 주의력에 탁월하기 때문에(그리고 그 반대도 마찬가지), 말과 인간은 단독으로 있을 때보다 함께 할 때 훨씬 더 큰 힘을 갖게 됩니다. 만약 당신이 기승할 때 요구되는 주의력에 대해 이해하고, 주의력을 더욱 개발하고, 사람의 뇌와 말의 뇌 사이의 소통방법을 발전시키게 되면, 사람과 말은 통합된 인식 능력을 확장할 수 있게 됩니다. 그렇게 되면 양쪽 모두 더 많은 것을 배울 수 있게 됩니다.

본 장에서는 인간과 말의 뇌가 어떻게 경계(vigilance)를 발동하고, 위험 신호를 의식하며, 정신적 능력을 잠재적인 위험으로 향하게 하는지에 대해 설명할 것입니다. 저는 이 지식을 말의 주의를 끄는 일에 적용하여 말이 더 쉽고 능숙하게 배울 수 있도록 할 것입니다. 그럼 시작해봅시다. "말에게 집중! 말, 입장!"

부주의 맹시

우리 인간은 자기중심적인 존재이기 때문에 인지능력에 있어서는 인간이 가장 정점에 있다고 생각하는 경향이 있습니다. 말은 정말로 사람보다 더 경계심이 강할까요? 1999년에 인지과학자들은 6명의 선수들이 두 개의 농구공을 주고받는 짧은 비디오를 만들었습니다. 관찰자들은 빠르게 움직이는 선수들 사이에서 공이 전달된 횟수를 세어보라는 지시를 받았습니다. 각 관찰자가 패스를 세고 있는 동안, 고릴라 의상을 착용한 사람이 실험이 진행되는 중에 들어와 선수들 사이에 5초 동안 서 있었습니다.

고릴라는 놓칠 수 없습니다, 그렇겠죠? 고릴라는 새롭고, 예상치 못한 것이고, 큰 체구에 두툼한 검은 털옷을 입고 있었습니다. 그러나 거의 절반의 관찰자들이 고릴라를 보지 못했습니다. 그 결과를 믿지 못한 연구자들은 고릴라 옷을 입은 남자가 중앙에서 5초 동안 가슴을 두들기는 후속 실험을 진행했습니다. 이번에도 관찰자의 절반이 고릴라를 놓쳤습니다. 인간은 일의 한 측면에 너무 집중해서 그보다 명백해 보이는 부분을 못 볼 수 있습니다. 말은 어떨까요? 말도 안 되는 일입니다.

이와 연관된 연구에서 실험참여자들은 두 사람이 식사를 하면서 수다를 떨고 있는 짧은 비디오를 보았습니다. 영상의 세부 요소가 이유 없이 변경되었는데, 한 사람이 하고 있던 스카프가 갑자기 사라졌다가 다시 나타났고, 탁자 위의 접시들은 붉은색에서 흰색으로 바뀌었습니다. 그런데 90%의 참여자들이 이러한 변화를 알아차리지 못했습니다. 두 번째 참여자들은 영상에 '물체, 신체 위치 또는 옷'의 변화가 포함되어 있다는 안내를 사전에 받았습니다. 이 사실을 알렸음에도 불구하고, 참여한 사람들의 25% 미만만이 스카프와 접시의 변화를 알아차렸습니다.

아마도 부주의 맹시(inattentional blindness)의 가장 흥미로운 측면은 우리의 실수에도 불구하고 우리의 자신감이 여전히 강하다는 것입니다. 스카프가 사라지거나 접시 색깔이 변하는 것을 알아챌 수 있겠느냐는 실험 전 질문에 83%가 그렇다고 답했습니다. 그러나 자신만만한 시청자들 중 11%만이 실제 변화를 알아차릴 수 있었습니다. 사람은 집중적인 업무 수행 시 중요하지 않은 방해요인을 놓칠 가능성이 높습니다. 하지만 말들은 고릴라를 놓치지 않을 것입니다! 그들은 흰색 플라스틱 점프 폴(pole) 또는 울타리가 갈색 나무재질로 바뀐 갑작스러운 변화를 무시하지 않을 것입니다. 말은 사람이 인식하지 못하는 작은 변화들을 끊임없이 알아차립니다.

정보를 받아들이기

모든 종은 주의를 사용해 입력되는 데이터를 분류합니다. 정보로 가득한 외부 환경의 맹렬한 공격을 받는 동안, 우리는 어떤 항목이 중요하고 어떤 항목이 중요하지 않은지 알아야 합니다. 말의 감각 기관은 많은 데이터를 받아들이고, 뇌는 위험에 대비해 그것을 자동으로 분류합니다.

이 방대한 데이터가 말의 뇌로 들어오는 동안 그것은 전문화된 뉴런에 의해 여과됩니다. 음식, 물, 위험인가? 여과를 통과해 지나갑니다. 그러나 그렇지 않다면 차단합니다. 이러한 결정은 무의식적이며, 사전에 계획된 사고라기보다는 정상적인 주의 기능입니다. 살아남기 위해서 말들은 즉시 경고 신호를 받고 그 지역을 탈출해야 합니다. 실수는 오히려 괜찮습니다. 포식동물이 숨어있지 않은 움직이는 풀밭으로부터 도망치는 것이 퓨마가 추격을 시작하였는데도 더 많은 정보를 얻기 위해 기다리고 있는 것보다 낫습니다.

실수를 선호하는 이러한 성향으로 인해 말의 뉴런은 외부 세계의 아주 작은 변화에 맞춰 조정됩니다. 말의 뇌는 모든 방해요인을 잠재적으로 중요하게 여깁니다. 인간의 뇌는 선택적으로 더 강하게 집중하기 위해 몇몇 방해요인을 무시할 수 있습니다.

신경 동조

주의력은 천연 화학 물질의 도움으로 뇌의 어디에서나 일어날 수 있는 과정인 신경 동조(neural tuning)[1)]에 달려있습니다. 우리의 뇌는 유전자에 기록된 조리법대로 이러한 화학물질을 혼합합니다. 주의력은 잘 알려져 있는 도파민뿐만 아니라 아세틸콜린, 노르에피네프린, 코르티솔, 그리고 니코틴의 영향을 받습니다. 네, 맞습니다. 인간과 말의 뇌는 담배에서 발견되는 니코틴을 만듭니다. 뇌는 경계를 유발하기 위해 니코틴을 사용하고 있습니다.

당신과 당신의 말 스타(Star)가 산길에 있다고 가정해봅시다. 좁고 숲이 우거진 바위투성이 길인데, 한쪽은 15m 높이의 깎아지른 듯한 비탈 면이고, 다른 한쪽은 경사

1) 신경 동조(neural tuning): 신경세포가 감각, 운동, 인지 정보 등 외부 자극의 특정 요소에만 선택적으로 반응하는 것

진 절벽입니다. 당신과 말은 조심하면서 길에 주의를 기울이고 있습니다. 당신의 뇌에서 천연 니코틴이 분비되고, 말은 더 큰 경계심을 가지고 있기 때문에 그의 뇌에서는 니코틴 분비가 더욱 활성화됩니다. 이 니코틴은 위험 요인들을 나타내는 뉴런의 발화 가능성을 극대화합니다.

긴장이 감도는 침묵 속에서 갑자기 다람쥐가 찍찍 소리를 냅니다. 위험을 경고하는 스위치가 켜지며 도파민이 스타와 당신의 뇌의 여러 부분에서 홍수처럼 방출됩니다. 도파민에 민감한 뉴런은 점화율이 올라가는데, 사실상 작동하기 위해 치솟는 것입니다. 노르에피네프린과 코르티솔은 당신의 몸을 뛰어나갈 수 있게 준비시키고, 아세틸콜린은 팀이 특정 위치로 주의를 전환하도록 유도합니다. 스타는 그 장소를 피해서 도망치려 하는데, 말의 뇌는 빠른 움직임에 작용하는 세포와 직접 연결되어 있기 때문입니다. 당신은 욕을 저장해 놓은 뇌의 어휘 영역을 활성화시키며 욕설을 내뱉습니다. 그런 다음 당신의 뇌는 여러 단계의 인지 처리 과정을 거친 후 "뛰어"라는 명령을 내리게 됩니다.

보조 운동 영역(supplementary motor area)

인간의 두뇌는 정말 특별한 욕설 저장소를 가지고 있습니다. 뇌 손상이 표준 언어 영역을 손상시켰을 때에도 이 저장소와 물리적 거리가 떨어져 있기 때문에 저속한 욕설들은 종종 살아남습니다. 이러한 이유로 인해 뇌 손상으로 정상적으로 말하는 것에 지장이 있는 사람들도 여전히 얼굴이 붉어진 채 거칠게 화를 내는 훈련사일 수도 있습니다. 통제 불가능한 욕설이 하나의 증상인 투렛 증후군도 동일한 영역이 관여합니다. 말도 이에 상응하는 보조 운동 영역을 가지고 있을까요? 상스러운 욕설이 저장되어 있는 곳? 저도 잘 모르겠지만, 만약 그들에게 있다면 아마 저에게 한두 번쯤 사용한 적이 있을 겁니다.

회피하고 욕을 하는 이 순간, 지각 정보에 관여하는 영역의 뉴런들은 선택을 시작합니다. 이제 모든 '회색' 종류의 색깔 신호는 회색 다람쥐에서 봤던 특정한 색깔로 보이게 되고 경계심은 줄어듭니다. 다른 색조에 민감한 뉴런들은 아마 소파에서 코를 골며 골아 떨어져 있을 것입니다. 형체를 감별하는 뇌세포는 구부러진 꼬리와 불룩한 눈에 집중할 것입니다. 청각 뇌세포는 다람쥐가 빠르게 재잘거리는 소리를 향합니다. 개념 영역의 뉴런은 재잘거리는 다람쥐 소리의 의미를 파악하는데 열중합니다. 이렇게 고도로 전문화된 모든 뇌세포는 특정한 정보를 열심히 찾으며, 그것을 발견했을 때 정상보다 훨씬 더 강하고 빠르게 활동합니다(그림 16.1 A & B).

이 '다람쥐 뉴런'이 점화 강도를 높이기 때문에 근처에 있는 관련 없는 뉴런의 강도를 억제하기도 합니다. 다람쥐 회색 뉴런은 군함 회색 뉴런에게 자네 일에나 신경 쓰라고 말합니다. 솜털이 보송보송난 꼬리는 짧은 털 꼬리에게 물러나라고 합니다. 20명의 동료들이 지나치게 흥분한 불량배 한 명에게 저지당해 입을 다물고 있는 것을 상상

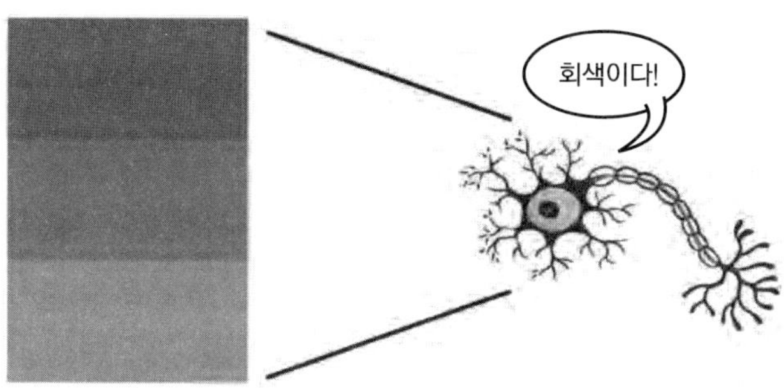

그림 16.1 A
아직 선택되지 않은 이 뉴런은 회색 종류의 색깔을 감지하는데 특화되어 있습니다.

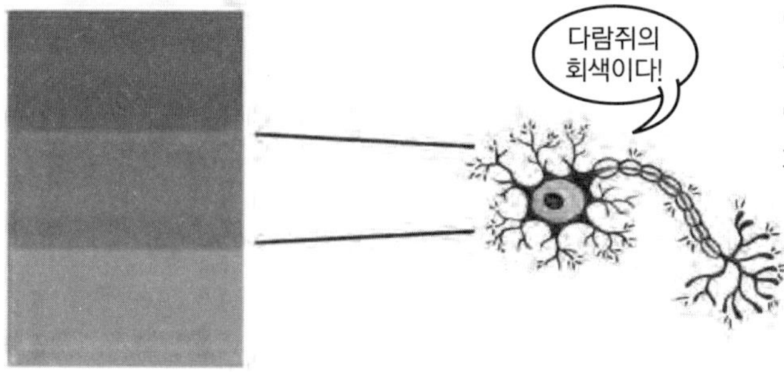

그림 16.1 B
주의에 의해 선택된 회색 색깔 뉴런은 이제 가장 관련있는 회색을 감지합니다. 관련있는 특정 회색이 나타나면 더 강하고 빠르게 점화됩니다.

해 보십시오. "다들 조용히 해, 내가 중요하게 할 말이 있거든!" 이라고 외치며. 보통 우리는 이런 상황을 모른 채 하거나 무시하거나 차단합니다. 그러나 만약 그 메시지가 실재적인 또는 진화적인 의미에서 죽음을 방지할 수 있다면, 모든 사람들은 귀를 기울일 것입니다.

다람쥐가 소리를 내기 직전부터 다람쥐를 알아보는 순간까지 스타와 당신의 뇌는 다음과 같은 상태였습니다.

- 경계를 위한 니코틴 분비
- 경고의 도파민 분비
- 행동의 노르에피네프린 및 코르티솔 분비
- 위험 위치 확인을 위한 아세틸콜린 분비
- 정확도에 따라 선택적으로 조정
- 관련 없는 소리에 억제됨

그리고 이 모든 것이 1~2초 안에 이뤄집니다.

자, 만약 여러분과 스타가 아직 절벽에서 떨어지지 않았다면, 여러분의 전두엽피질은 두려움을 진정시키기 시작할 것입니다. "오, 그건 다람쥐였을 뿐이야. 난 괜찮아, 스타도 괜찮아, 계속 가자." 아니면, 당신의 뇌는 "이런 젠장, 밖은 무서워. 집에 가자!" 라고 말할지도 모릅니다. 어느 쪽이든 정보에 근거한 결정을 내릴 수 있습니다. 스타의 뇌에는 전전두엽피질이 없습니다. 말의 뇌는 생각이 아닌 행동을 위해 만들어진 것입니다. 스타는 당신의 전전두엽피질을 잠시 빌려 결정을 내리고, 마음을 안정시키고, 근육을 이완시키면서 평정심을 되찾아야 합니다.

말의 주의력의 장점은 다르거나, 특이하거나, 익숙하지 않은 대부분의 것들을 알아차린다는 것입니다. 말의 뇌는 미세한 변화를 포착하도록 설계되었습니다. 사람의 뇌는 차이가 아닌 유사성으로 물체를 분류합니다. 말의 주의력의 단점은 주의가 쉽게 분산되고 해부학적으로 즉각적으로 반응한다는 것입니다. 두려움이 사고가 부재한 행동과 연결되어 있는, 산만한 말을 훈련하기란 거의 불가능합니다. 그러므로 여러분이 원하는 방식으로 말이 행동하도록 가르치기 위해서, 여러분은 그의 관심을 사로잡아야 합니다. 산만한 말들은 분주한 유형과 몽상적인 유형 두 종류 중 하나로 분류되는 경향이 있습니다.

분주한 유형의 말

분주한 말은 보통 앞쪽을 제외한 모든 방향을 바라보며 긴장합니다. 눈과 귀는 끊임없이 움직이고, 갑자기 머리를 들고 자주 두리번거리고, 근육은 경직되고, 속도도 자주 바뀌며, 예기치 않게 몹시 경계한 상태로 멈추어 버립니다. 마치 문자를 하다가 가로등에 부딪히는 10대 소년처럼, 바쁜 말은 너무 산만하기 때문에 발걸음이 꼬이기 쉽습니다. 말의 초점이 어디에 있는지 알아차리고, 이러한 신호들에 주의함으로써 산만한 상태와 집중하는 상태를 구별할 수 있습니다.

당신의 목표는 분주한 말의 경계심을 줄이는 것입니다. 또한 외부에 대해 경계하고, 외부로 향하는 말의 주의를 말을 다루는 사람, 바로 당신에게로 향하게 하는 것입니다. 그의 과도한 반응은 타고난 것이기 때문에 분주한 말에게는 시간, 노력, 인내심이 필요합니다. 천천히 침착하게 작업하고, 작은 단계로 나누어 진행합니다. 분주한 말의 뇌는 모든 천연 화학물질, 특히 스트레스 호르몬인 노르에피네프린과 코르티솔의 분비를 바꾸기 위해 많은 연습을 필요로 합니다.

우선 주의를 방해하는 요인이 적은 곳에서 훈련을 시작합니다. 마방굴레와 리드줄만 사용한 지상 훈련 중에 잠시 주의를 기울이도록 요청합니다. 말이 차차 댄서처럼 빙빙 돌고 있나요? 그렇다면 말을 가만히 서 있게 하기보다 평보로 걷게 합니다. 그의 주의가 밖의 상황이나 물체로 이동하면, 마방굴레로 부드럽게 툭 치며 당신 쪽으로 당긴 후 계속 걷게 합니다. 이것은 벌은 아니고, 걷는 중임을 상기시키는 것입니다. 필요한 경우 반복해서 가볍게 툭툭 쳐 주세요. 말이 여러분에게로 관심을 돌리면, 쓰다듬기나 감사의 말로 보상을 제공하십시오.

분주한 말이 평보에서 덜 산만해지면 몇 초 동안 정지하도록 하고, 당신에게 주의를 기울이는 동안 쓰다듬어 주세요. 시간이 지남에 따라, 리드줄을 가볍게 당겼다 놓았다 하면서 앞이나 뒤로 걷게 하고, 멈추고, 오른쪽이나 왼쪽으로 돌게 합니다. 이후 좀 더 주의가 흐트러지는 분주한 장소로 이동하여 훈련을 이어나갑니다. 말이 믿을만한 수준으로 주의를 재조정할 수 있게 될 때까지 하루에 15분 정도 집중적으로 훈련에 전념하십시오. 아직 주의를 지속적으로 유지할 것을 기대하는 것은 아니며, 주의의 방향을 잠시 재조정하는 것입니다.

이제 기승하여 훈련을 해봅시다. 기승 중에도 당신의 분주한 말의 눈, 귀, 머리는 온갖 종류의 외부 자극으로 향할 것입니다. 그것들에 신경을 쓰지 마시고, 당신과 말은 서로 뇌와 뇌로 소통하고 있다는 것을 기억하십시오. 그래서 여러분이 주의를 기울이는 것은 무엇이든, 여러분의 말도 주의를 기울일 것입니다. 웨스턴 플레져 활동을 위해 훈련된 암말인 빈카(Vinca)는 주인이 바뀐 후 처음 몇 주 동안 마장 안팎의 모든 것에 반응했습니다. 그녀의 걸음걸이의 속도는 몇 초마다 바뀌었고, 모든 차와 지나가는 모든 사람을 향해 주의가 분산되었습니다. 빈카가 무시할 만큼 사소한 사건은 하나도 없었습니다. 하지만 그녀는 수 개월간의 훈련 기간 동안 저에게 이런 행동을 보인 적이 없었습니다.

빈카에게 새로 나타난 산만함은 그녀의 새 기승자로 인한 것이었습니다. 수(Sue)는 외향적이고 사교성이 좋고, 평생을 함께할만한 친구이며, 정말 좋은 사람입니다. 사람 간의 소통에서는 모든 미묘한 차이를 간파해내는 사회성 천재이지요. 수는 다가오는 차 안에 누가 있는지를 꼭 살폈고, 길 옆에 있는 사람을 매번 아는 척하느라 빈카의 발걸음 리듬을 유지하는 것이 어려웠습니다. 아니나 다를까, 수가 그녀의 말에 집중하자마자, 그들 둘은 주의가 분산되는 것을 멈출 수 있었습니다. 빈카는 산만하지 않았지만 팀 동료인 수는 산만했습니다.

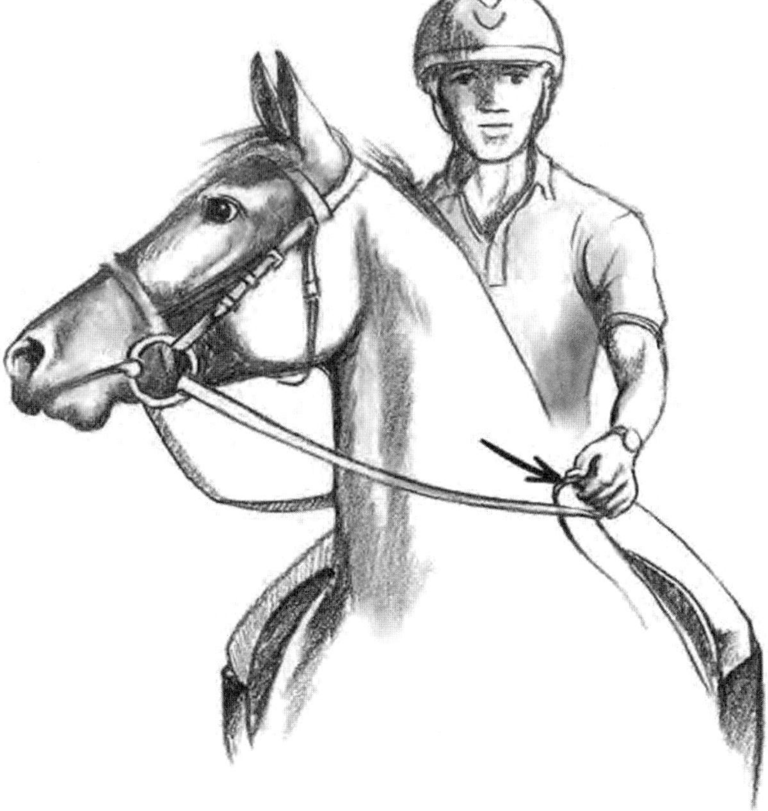

그림 16.2 말의 관심이 향하는 반대쪽 고삐를 당겨 주의를 이동시키기.

그러므로 분주한 말을 기승할 때는 외부의 자극을 무시하십시오. 양손에 하나씩 가볍게 고삐를 잡고 평보로 진행합니다. 말의 집중이 흐려질 때, 말의 관심 방향의 반대쪽 고삐를 잡아당겨 말의 주의를 다시 전환하십시오(**그림 16.2**). 왼쪽을 보면 오른쪽으로 터치합니다. 만약 말이 당신을 무시한다면, 다시 한번 터치하고, 좀 더 강하게 터치한 다음, 마치 마방굴레로 했던 것 같이 느슨하게 놓아주세요. 효과가 없으시다고요? 주의를 기울이는 것으로부터 말의 머리를 돌리고 원을 그리며 걷게 합니다. 말은 원을 그리는 동안 발이 걸리고 비틀거리면서 주의를 기울여야 한다는 것을 스스로 깨닫게 될 것입니다. 집중이 나아지면, 다른 보법으로 연습하십시오.

그런데도 당신의 말이 반응하지 않는다면 다음의 팁을 시도해 보십시오. 첫째, 어떤 훈련에서도 당신은 항상 이전 단계로 돌아갈 수 있습니다. 이전 단계란 지상훈련, 더 느린 보법, 더 조용한 장소 등입니다. 둘째, 산만함을 통제하기 위해 라운드펜(round pen)을 사용하세요. 옆면이 높게 가림막이 처진 라운드 펜은 말의 시야를 감소시켜 줍니다. 하지만 완전히 가려지지 않는 울타리만으로도 어느 정도 심리적인 효과가 있습니다. 라운드 펜을 사용하는 목적은 분주한 말을 차분하게 하려는 것이고, 그저 말을 빙빙 돌리려는 것은 아닙니다. 세 번째로 마방굴레나 고삐로 살짝 치면서 산만한 말에게 한 두 마디 말을 합니다. 평소 말에게 자주 말을 하지 않는다면 목소리가 특히 효과적입니다. 말은 당신의 음성에 놀라워하며 주의를 기울이게 됩니다.

몽상가 유형의 말

몽상가 유형의 말은 외부 세계에 거의 관심을 기울이지 않고 터벅터벅 걸어갑니다. 그들은 특히 당신의 기승 부조 즉, 다리, 손, 기좌, 체중 분포 등에 무관심하고 오랜 시간 꾸벅꾸벅 조는 것을 좋아합니다. 무언가가 그들의 흥미를 사로잡을 때 수동적으로 접근하는데, 마장 게이트 쪽으로 몸을 구부리거나, 마방을 지날 때 속도를 늦추고, 한 입 분량의 풀을 향해 몸을 기울이는 등의 행동들이 있습니다.

이런 유형의 말이 있다면, 여러분의 목표는 두려움을 유발하지 않으면서 관심을 자극하는 것이 될 것입니다. 몽상가형 말의 관심을 끄는 한 가지 방법은 빠른 전진을 요구하는 것입니다. 만약 말이 약간 놀라며 당신의 요구를 알아차린다면, 훨씬 더 잘 반응할 것입니다.

몽상가 유형의 말을 라운드 펜에서 리드줄이 없는 상태로 걷게 하거나 또는 조마삭으로 큰 원을 그리며 걷는 것으로 시작하십시오. 간식을 주는 복도로 향하듯이 활기찬 발걸음으로 걸으면 즉시 칭찬해 주십시오. 그러나 발걸음이 처지면 조마용 채찍으로 후구를 살짝 칩니다. 말에게 '평보'라는 명령이 계속 걷는 것임을 가르치십시오. 어깨와 엉덩이를 율동감 있게 흔들며, 머리를 까닥이며 걷는 빠른 4박자 걸음이 바로 평보라는 것을요. 빠른 평보, 속보, 회전, 정지, 후퇴를 라운드 펜이나 조마삭, 리드줄을 한 상태에서 연습합니다. 말이 뭔가 새로운 일이 일어나고 있다는 것을 깨닫도록 하는 것입니다. 아, 우리는 더 이상 감자칩 봉지를 끼고 리클라이너에 늘어져 있지 않구나!

승마를 할 때 몽상가 유형의 말은 보통은 손 부조보다는 다리 부조를 더 많이 필요로 합니다. 외부로 향해 있는 말의 주의를 바꾸기 위해 고삐를 사용하는 대신에 기승자의 다리로 지긋이 누르거나 톡톡 두드립니다. 확실한 부조를 제공하고 말이 즉시 부조에 복종하도록 하십시오. 만약 그런데도 말이 반응을 충분히 하지 않는다면 박차나 채찍으로 좀 더 강한 부조를 주세요. 그리고 말이 잠깐씩 집중할 때면 말에게 보상을 반드시 제공합니다.

몽상가 유형의 말을 깨우는 또 다른 기술은 그들을 바쁜 상황에 두는 것입니다. 말이 근처에서 벌어지고 있는 일에 관심을 주면, 분주한 말에게 사용하는 기술과 같이 관심을 끄는 쪽 반대편 목을 고삐로 살짝 칩니다. 외부 자극에 관심이 쏠린 말의 주의를 얻는 것은 내부 세계에 골몰한 말의 주의를 얻는 것보다 더 쉽습니다.

말의 주의를 확보하는 방법

- 분주한 말을 차분하게 하기, 또는 몽상가형의 말을 깨우기
- 적당한 수준의 자극이 있는 장소를 찾음
- 지상훈련으로 시작하기
- 분주한 말은 손을 활용해 주의 확보하기
- 몽상가형 말은 다리 부조를 사용해 몽상에서 깨우기
- 굴레, 리드줄로 가볍게 터치하고, 느슨하게 하고, 필요하다면 반복해서 살짝 툭툭 치기
- 원 그리기, 라운드 펜을 사용하고 필요한 경우 음성을 활용
- 다양한 발걸음과 다양한 장소에서 연습
- 말이 당신에게 집중할 때 보상하기

기억할 점

몽상가형의 말의 주의를 집중시키기 위해 초기 단계에서는 보조적 부조(채찍, 박차)가 때때로 사용되어야 합니다. 이 부조들은 사용하는데 기술이 필요하며, 처벌의 도구보다는 기승자의 손이나 다리의 연장으로써 쓰여야 합니다. 보조적 부조를 사용할 때는 명확히 사용하되 자주 사용하지는 말아야 하며, 말이 채찍이나 박차에 둔감화되지 않게 하는 것이 중요합니다.

분주한 말은 제트기 같은 반사반응과 날렵한 몸을 가지고 있으면서 긴장도가 매우 높을 수 있습니다. 예기치 않은 곳에서 바스락거릴 때, 말이 뛸 수 있습니다. 그러한 말들은 훈련받는 초기 몇 년 동안은 전문적인 훈련과 고급 기술을 가진 기승자를 필요로 합니다. 어떤 말은 자격이 있는 트레이너의 도움이 필요할 수도 있는데, 특정한 문제에 대해 단기간 동안 전문적인 트레이너를 고용하는 것입니다. 훈련은 병원비보다 돈이 적게 들고, 병상에서 요양하는 것 보다 훨씬 재미있습니다.

여러분이 집중하는 법을 가르칠 때, 분주한 말은 덜 산만해지고 몽상가형의 말은 몽상에서 깨어날 것입니다. 말은 당신과 함께 학습할 수 있고, 당신은 말에게 주의를 기울이게 됩니다. 이것은 말이 더 긴 시간 동안 당신에게 집중하도록 가르칠 수 있는 기초가 될 것입니다. 그러니, 마방으로 나가서 말의 흥미를 끄는 연습을 하세요! 그러면 말의 집중력 뉴런을 개발하고, 주의 지속 시간을 연장할 수 있을 것입니다.

제 17 장
주의 유지하기

"랄랄랄라~!" 말이 발굽으로 귀를 막고, 여러분이 가르치려는 것을 듣지 않기 위해 큰 소리로 노래한다고 상상해 보세요. 말의 자발적인 참여가 없으면 최고의 훈련도 헛수고일 뿐입니다. 말이 참여하지 않으면 사람이 가르쳐 줄 수 있는 것은 아무것도 없습니다. 그런데 말들에게 가르쳐야 할 것이 많습니다. 양쪽 모두의 학습을 장려하기 위해 우리는 말과 인간 팀 내에서 주의를 잘 유지해야 합니다.

인간의 '주의'는 보통 정신적 능력을 한 가지 일에 집중하는 것을 의미합니다. 이것은 뇌과학에서 정확한 정의이지만, 대중적으로 통용되는 함축적 의미를 따져보는 것도 중요합니다. 유의어 사전은 다음과 같은 동의어를 알려줍니다: 보살핌, 예의, 배려, 친절, 헌신, 도움, 사려 깊음, 민감하게 반응함. 말에게 집중할 것을 요청할 때 이러한 개념을 명심해 봅시다. 피식동물이 당신을 신뢰하길 바란다면, 그들의 관심을 무턱대고 요구만 할 수 없습니다. 우리는 말이 집중할만한 대상이 되어 말의 주의를 얻어내야 합니다.

일상에서의 실천과 과학적 연구 모두 주의집중이 동물 훈련의 기본이라는 것에 의견이 일치합니다. 심지어 초파리도 집중할 때 더 빨리 배웁니다. 효과적으로 수행하는 법을 배우려면, 여러분과 여러분의 말은 서로에게 집중해야 합니다. 각각은 상대가 식별해야 하는 단서를 제공합니다. 말과 여러분 모두 기대하는 바와 실행하고자 하는 힘을 가지고 있습니다.

상호 간 주의

말을 다루는 사람의 주의는 몇 가지 이유로 매우 중요합니다. 우선, 다른 종과의 양방향 의사소통은 노력이 필요합니다(혹시 의심이 되시나요? 한번 여러분의 개에게 조마삭을 해보거나, 명령에 따라 다른 박자로 걷게 해보십시오!). 말을 잘 다루는 것은 쉬워 보일 수 있지만, 사실 매우 복잡한 일이고 여러 말을 대상으로 수년간의 연습이 필요합니다. 이것은 마치 어려운 일을 무척 쉬운 것처럼 해내는 이탈리아의 스프레차투라(sprezzatura)[1]의 예술적 경지에 비길 만합니다. 피겨 스케이팅 선수는 눈부신 얼음을 가로질러 날아가 0.63cm 칼날 끝으로 공중으로 점프한 뒤 1초도 안 돼 4바퀴를 돌다가 부드럽게 착륙합니다. 마치 우리 중 누구라도 그렇게 우아할 수 있는 것처럼 보기에는 쉬워 보입니다.

스프레차투라는 승마를 잘 모르는 사람들이 기승자들은 그저 '말 위에 앉아 있고 멋있어 보이는' 것뿐이고, 실은 '말이 모든 일을 다 한다'고 추측하게 만드는 분명한 이유입니다. 어떤 사람들은 그들이 단숨에 달려들어 가장 빠른 소를 무리에서 빼내거나, 등자 없이 한 시간 동안 전경자세를 유지하거나, 트리플 크라운(Triple Crown) 우승자와 경주를 할 수 있다고 생각하는 것 같습니다. 숙달에 이르기 위해서는 말과 기수 모두에게 훈련, 노력, 힘, 지식, 기술, 지구력, 끝없는 동기 부여는 말할 것도 없고 무엇보다 집중이 필요합니다.

말의 뇌는 집중하는 능력보다는 경계를 위해 만들어진다는 점도 주목해야 하는 이유입니다. 우리는 말이 한 방해물에서 다른 방해물로 휙휙 주의를 옮기는 본성을 극복하도록 가르쳐야 합니다. 마치 아동들이 사람의 신호에 일정시간 주의를 유지하는 것이 어른이 되면서 발달적으로 정교해지듯이 말들도 시간과 훈련을 통해 학습해야 합

1) 스프레차투라(sprezzatura): 어려운 일을 쉬운 것처럼 해내고, 세련되고 우아하게 다루는 능력. 이탈리아 르네상스 예술가들의 재능을 묘사하는 말

니다. 말은 결코 사람만큼의 집중력을 가질 수는 없겠지만 교육을 통해서 개선할 수 있습니다.

또 말은 자신을 다루는 사람의 기분과 신체의 긴장도를 거울처럼 반영합니다. 만약 여러분이 산만하거나 참을성이 없다면, 여러분의 말도 산만하거나 참을성이 없을 것입니다. 많은 뛰어난 실력을 가진 기승자들도 자신이 침착하지 못할 때에는 말을 차분히 속보하게 하거나 장애물 비월을 하게 하는데 어려움을 겪습니다. 만약 여러분이 긴장하거나, 근육을 조이거나, 다리나 손으로 움켜 잡는다면, 여러분의 말 역시 긴장된 모습을 보일 것입니다. 경기에 출전하는 말과 기승자는 긴장을 이완하면서도 세심한 주의를 유지해야 제 기능을 할 수 있습니다.

어디에 주의를 기울이고 있습니까?

제가 어떻게 이것을 부드럽게 말할 수 있을까요? 말과 함께 일할 때 얼마나 자주 말에게 당신의 모든 주의를 기울이시나요? 그리고 그 순간은 얼마나 오래 지속될까요? 말이 당신의 신호를 듣기를 바란다면, 당신은 그의 신호를 들어야 합니다. 예를 들어 10분 워밍업과 10분 쿨다운을 포함하여 한 시간 동안 기승한다고 합시다. 물론, 세션 중에 짧은 휴식 시간이 포함되어 있을 것입니다. 하지만 당신과 말이 서로에게 집중할 필요가 있는 10분 정도의 시간이 있을 것이라고 생각하는 것은 무리가 아닐 것입니다.

한 번에 10분 동안 말에 집중하는 사람은 거의 없습니다. 많은 기승자들은 안장 위에서 몽상에 빠져 있거나 직장 내 정치나 TV 드라마를 생각하고 있습니다. 외부로부터의 방해가 발생합니다. 바람이 불고, 요란한 오토바이 소리가 울려 퍼지며, 다른 기승자의 음성 부조 소리가 멈추지 않습니다. 당신이 힘들게 방향 전환을 시도할 때 휴대폰이 울리고, 친구들이 손을 흔들고, 마장 관리인이 질문을 합니다. 외부의 방해는 당신과 말 모두의 주의를 산만하게 합니다. 승마는 양방향 도로와 같습니다. 만약 당신이 말의 주의를 얻는 것을 기대한다면, 그에게 당신의 주의를 주어야 합니다. 그는 마치 그가 당신의 두려움, 조급함, 또는 관대함을 반영하는 것처럼 당신의 주의를 다시 반영할 것입니다.

멀티태스킹

이런 소식을 전하기는 싫지만, 멀티태스킹은 신화일 뿐입니다. 인간의 뇌는 동시에 일어나는 일에 대해 주의를 균등하게 나눌 수 없지만, 심리적인 환상은 우리가 그렇게 한다는 것을 상상할 수 있게 해줍니다. 우리의 뇌는 두 가지 작업 사이에서 주의를 빠르게 전환할 수 있지만, 그렇게 하면 수행이 저하됩니다. 그리고 아주 조금이 아닙니다. 평균적으로, 인간의 뇌는 작업을 전환할 때 일을 완료하는 데 비해 50% 더 많은 시간이 필요하고, 50% 더 많은 실수가 결과물에 나타납니다. 이러한 속도와 정확도 감소로 인해 멀티태스킹은 전반적인 생산성을 약 40%까지 감소시킵니다.

이러한 시간적 경과와 오류율을 말 스포츠에 적용해봅시다. 평균적인 말의 무게는 540kg이고 번개처럼 움직입니다. 그는 순식간에 당신을 실수로 죽일 수 있습니다. 사실, 미국에서 동물에 의한 인간 사망 통계에서 말과 소는 매년 가장 많은 수의 사망자를 내는 동물입니다. 말을 다루는 사람은 한 번에 두 가지 일을 시도함으로써 발생하는 50%의 오류율의 위험을 감수할 수 없습니다. 이것은 말 그대로 우리를 사망에 이르게 할 수도 있습니다.

이 통계를 들은 대부분의 사람들은 그들은 괜찮다고 주장합니다. 그 이유는 우리의 뇌는 멀티태스킹을 하는 동안, 우리가 시간을 낭비하고 엉망으로 만들고 있다는 것을 알아차리기 위한 충분한 여분의 주의력이 없기 때문입니다. 게다가, 모든 정상적인 인간의 뇌는 뇌의 주인이 천재라고 믿는 편견이 있습니다. 만약 그럴 수만 있다면요! 이 잘못된 믿음은 아무리 똑똑해도 우리가 한 번에 많은 것을 할 수 없다는 현실의 평범함에 저항하게 합니다. 뇌의 주의력은 물리적인 한계가 있습니다.

주의력이 발생하는 부위

주의력의 인지적 하부 구조를 찾는 일은 오랜 역사를 가지고 있습니다. 인지심리학자들은 우리가 문제 해결에 집중할 때 발생하는 정신적 과정을 규명하는 것부터 시작했습니다. 뇌 영상술의 출현은 집중력이 마치 연고처럼 휘저어져서 버터를 바르듯 외부 작업에 발라지는 장소를 찾도록 이끌었습니다. 그리고 답이 도착했습니다. 주의력의 과정은 뇌의 전두엽과 중두엽에서 관찰되었습니다. 아, 그리고 복부전두정, 상두정, 측두정, 중선, 전측대상회, 뇌섬엽 우뇌, 전두정피질에서도 관찰되었습니다. 시상, 중뇌, 전뇌, 기저핵, 전두안운동야, 측두엽 접합부, 해마, 가쪽무릎핵, 상구는 말씀을 안 드렸나요? 뇌의 청반 부위는요? 망상 활성계는요?

걱정 마십시오. 쪽지시험은 안 볼 것입니다. 요점은 주의력 처리는 뇌의 거의 모든 곳에서 발견되었다는 것입니다. 그리고 과학적 연구에서, 모든 곳에서 발견됐다는 것은 아무 곳에서도 발견되지 않았다는 것과 같은 의미입니다. 우리는 이미 주의력이 머리에서 일어나는 것임을 알고 있습니다. 사랑과 두려움의 감정처럼, 주의를 집중하는 것 역시 거의 모든 뇌의 부위에서 나타납니다.

역설적이게도, 배제될 수 있는 유일한 위치는 임상가들이 때때로 말 주의력의 중심이라고 언급하는 곳입니다. 망상활성계는 뇌간 기저부에 있는 세포의 핵이고, 이것은 포유류를 깨어있게 하지만 반드시 각성상태를 의미하는 것은 아닙니다. 이 부위가 손상되었을 때, 우리는 주의를 집중하는 능력을 잃을 뿐만 아니라 의식을 잃거나, 혼수상태에 빠지거나, 죽을 수도 있습니다. 주의집중을 한다는 것은 단지 깨어있는 것 이상입니다. 우리는 승마 장구를 닦거나, 마분을 삽으로 퍼내거나, 실낙원 같은 소설을 읽는 동안 깨어 있습니다. 하지만 정신을 바짝 차리고 있나요? 아니면 지나치게 경계를 하거나, 완전히 몰두하고 있지는 않습니다. 망상활성계는 주의력에 관한 교과서에서 언급조차 되지 않을 정도로 최소한의 역할을 합니다.

폰 이코노모 뉴런

뇌의 '주의력 센터'의 신성한 성배를 찾는 불가능한 여정을 떠나기보다, 이제 우리는 주의력을 촉진하는 특정한 뉴런을 공부해 보겠습니다. 폰 이코노모 뉴런(Von Economo neurons, VENs)은 뇌 전체에 퍼져 있습니다. 훨씬 더 흔한 다극성 뉴런보다 약 4배 더 큰 VENs는 양 끝에 하나의 연결만 있는 길고 독특한 모양을 가지고 있습니다. 그 이름은 1926년에 이것을 처음 관찰한 루마니아 신경학자 콘스탄틴 폰 이코노모(Constantin von Economo)의 이름을 따서 지어졌는데, 그는 평생 동안 이 연구를 하였습니다.

뉴런의 유형

포유류의 뇌는 많은 다양한 종류의 뉴런을 가지고 있습니다. 다극성 뉴런은 가장 일반적인 뉴런 중 하나이며, 많은 수의 연결된 세포를 사용하여 다양한 방향으로 전기 자극을 수신하고 전달할 수 있습니다. Von Economo 뉴런은 단극 뉴런의 한 유형입니다(그림 17.1). 그들은 뇌의 넓은 부분과 소통하기 위해 멀리 뻗어나가 있고, 한 방향으로만 자극을 받고 전달합니다.

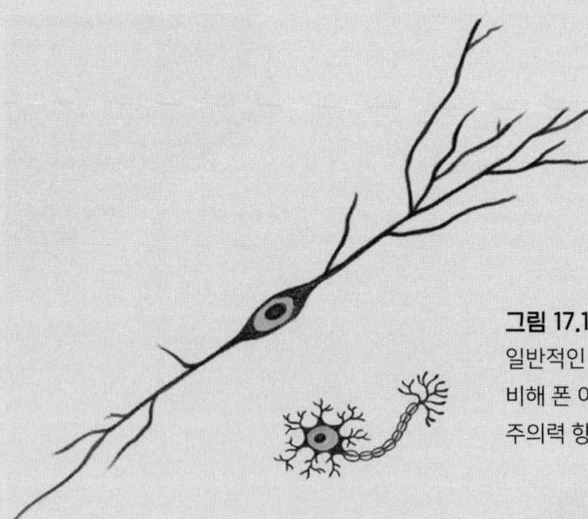

그림 17.1
일반적인 다극성 뉴런(아래)에 비해 폰 이코노모 뉴런(위)은 주의력 향상을 위해 사용됩니다.

VENs가 활성화되면 다른 영역을 자극하는 메시지를 보내 특히 주의를 각성시킵니다. 이것은 각 영역의 다극성 뉴런을 주어진 작업과 관련된 정보를 위해 강하고 빠르게 발사하도록 준비시킵니다. 예를 들어, 여러분이 홀스맨십의 뇌과학에 관한 책을 읽고 있다고 가정해 봅시다. 여러분의 흥미가 커지면, 폰 이코노모 뉴런에 의해 뇌가 활성화되기 시작하고, 다극성 세포의 신경 동조에 의해 정교화됩니다.

이제, 다시 말에게로 돌아가보겠습니다. 수십 년 동안, VENs는 큰 두뇌를 가지고 있고, 풍부한 사회생활을 하는 영장류에만 존재하는 것으로 생각되었습니다. 하지만 과학은 정체해 있지 않습니다. 연구가 진행되면서, 우리는 돌고래, 고래, 코끼리, 원숭이, 돼지, 양, 소, 그리고 사슴에서 VENs을 발견했습니다. 2015년, 연구자들은 진화론적인 관점에서 뇌의 계통발생학적으로 오래된 부분인 말의 전대상피질에서 그것들을 발견했습니다. 사람의 경우 이 위치에는 주의를 매개하는 VENs가 많이 분포합니다.

잠시 후에, 이 주의력 세포가 당신과 말이 서로에게 집중할 수 있도록 어떻게 돕는지 알게 될 것입니다. 하지만 무엇보다 먼저, 말이 당신과의 활동에 주의를 기울이며 진정으로 집중하고 있는 스포트라이트를 식별하는 방법을 알아야 할 것입니다. 그래야 이 비범한 행동을 보인 말을 칭찬해줄 수 있으니까요.

주의 확인하기

말이 당신에게 주의를 기울이고 있는지 어떻게 알 수 있습니까? 지상활동 중이라면 주의를 기울이고 있는 말은 지켜보고, 코를 킁킁거리고, 핥고, 혹은 머리를 당신 쪽으로 돌릴 것입니다. 새로운 일이 일어나면, 그의 발은 가만히 있을 것이지만, 그는 미스터리에 대한 단서를 찾기 위해 당신의 얼굴과 발을 탐색할 것입니다. 그리고 나서 그는 눈이나 코로 여러분의 몸을 탐색할 수도 있습니다. 이것은 배우고자 하는 학생의 완벽한 마음가짐과 다름없습니다.

안장 아래에서 집중하고 있는 말은 타는 사람의 신호에 즉시 반응합니다. 처음에는 반응이 정확하지 않을 수도 있지만 괜찮습니다. 여러분의 네 발 달린 친구는 신호가 무엇을 의미하는지 아직 배우고 있는 중이니까요. 먼저 말은 신호를 알아차려야 합니다. 여러분은 여기에서부터 말의 반응을 조정할 수 있습니다. 하지만 알 만한 말이 여러분의 다리, 손, 또는 기좌를 무시하고 있다면 그 말은 여러분에게 주의를 기울이고 있지 않다는 것입니다. 그가 당신을 거부하는 것이죠.

귀의 움직임도 말의 주의가 어디에 있는지 알려줍니다. 앞으로 향하고 있습니까? 말은 앞쪽에 있는 어떤 것에 관심이 있습니다. 아마 점프용 장애물이나 소일 수도 있지만, 그것은 또한 주의를 방해하는 것일 수도 있습니다. 당신이 말에게 신호를 보냈을 때 그의 귀가 부드럽게 당신에게 향합니까? 좋습니다, 말이 신호를 듣고 있는 것입니다.

말은 친숙한 사람과 낯선 사람을 구별하며, 사람들이 자신에게 주의를 기울이고 있는지 알고 있습니다. 그들은 어떤 사람이 자신들의 주의를 필요로 하고 어떤 사람이 주의를 필요로 하지 않는지 빨리 습득합니다. 이것은 많은 말들이 조련사에게는 집중하지만, 그들의 주인 앞에선 나태해 보이는 이유입니다.

주의 유지하기

잠시 동안 말의 주의를 확보할 수 있는 몇 가지 방법을 알아보았습니다. 이러한 주의 확보는 다극성 뉴런을 조정하여 작업과 관련된 정보를 찾으면서 말의 두뇌의 많은 부분을 대비시키도록 VENs를 점화합니다. 일단 당신이 말의 흥미를 끌게 되면 집중 시간을 늘릴 수 있습니다.

말의 주의를 당신에게 돌린 다음, 즉시 평소와는 조금 다른 일을 주십시오. 이 작업은 VENs를 생성하는 것입니다. 어떤 것이 될지는 여러분의 말에게 달려 있습니다: 초급 말은 8자 그리기, 중급 말은 가벼운 사승이나 구보-정지-구보 전환하기, 고급 수준의 말은 하프 패스(half-passes)를 하거나 턴온더포어핸드(turns-on-the-forehand)가 될 수 있습니다. 장애물 말에게는 방목장 문 열기(일반적으로 목장용 말에게 하는 훈련), 외승용 말에게는 속보로 폴대를 넘게 할 수도 있습니다. 여러분의 말이 이전에 해 본 적이 있지만 자주 하지 않는 것을 고르십시오. 말이 당신의 부조와 그것이 무엇을 의미하는지 생각하기를 원합니다. 마치 여러분이 수업시간에 조는 학생 혹은 말 머리 속에서 졸고 있는 본 이코노 신경세포 무리를 큰 목소리로 부르는 선생님이라고 상상해 보십시오.

말이 더 오래 집중한 것을 칭찬해주고, 간단한 지시들을 잘 이행하면 중간중간 말을 쉬게 해주십시오. 집중 시간을 점진적으로 늘려 나갑니다. 오늘은 10초간 집중했더라도 괜찮습니다. 내일은 15초가 될 것이고, 한달 후면 1분 정도까지 늘어날 것입니다. 말을 차분한 상태로 유지시키고, 필요에 따라 지시를 바꿉니다.

주의를 지속하는 것을 가르치는 또 다른 방법은 말이 다음 움직임을 예측하는 것을 막는 것입니다. 미리 계획을 세우는 대신, 잘 훈련된 말은 그의 기승자의 지시를 따릅니다. 이러한 과정은 주기적으로 말의 VENs를 되살리고 다극성 뉴런을 자주 조정할 수 있게 합니다. 제7장의 신경 피로를 기억하십니까? 여러분은 세포가 번아웃되어 기능을 멈추는 것을 원하지 않을 것이고, 깨어 있기를 원할 것입니다.

주의집중 훈련을 위한 장소 선택

말에게 주의 집중하는 법을 가르치기 위해서는, 적절한 양의 산만함을 제공하는 훈련 장소를 선택하는 것이 중요합니다. 주의집중을 목표로 할 때 산만함이 필요하긴 하지만, 여러분의 말이 압도될 정도의 산만함은 아닙니다. 그가 로데오의 소란함 중에도 당신에게 집중할 때가 오겠지만, 당신은 그 능력을 키워가야 합니다. 기억하십시오. 여러분의 말은 그의 본능을 거스를 전전두엽피질이 없고, 그의 뇌 화학물질은 아직 충분한 집중력을 발휘하도록 변화되지 않았습니다.

예측하는 것을 방지하려면 기승 중에 예기치 않은 정지, 시작, 회전, 속도의 변화,

걸음걸이, 보폭 등의 변화를 무작위로 전환해 보십시오. 말이 패턴을 알아내고 주의가 해이해지기 시작하면, 다시 전환하십시오. 마치 마장 바닥에 글을 쓰는 것처럼 계속해서 전환합니다. 말에서 내린 후 리드줄을 끌면서 훈련을 계속합니다. 말이 예상하지 못하는 것은 무엇이든지 하십시오. 장애물 비월(jumping), 레이닝(reining), 배럴 레이싱(barrel racing)을 하는 동안 코스를 평소처럼 설정해두되 기승은 새로운 패턴으로 하십시오. 마장마술(dressage) 동작들도 순서를 랜덤으로 뒤바꾸어 연습합니다. 모든 훈련에서 주의를 기반으로 훈련하는 것은 기계적으로 반복하는 훈련보다 훨씬 효과적이고 지루하지 않습니다! 여러분의 말은 다음에 무슨 일이 일어날지를 알기 위해 주의 깊게 들을 것입니다.

임의의 원과 회전을 여러 번 하는데, 어떤 것은 작게 어떤 것은 크게 합니다. 모든 방향으로 시도하고, 때로 멈추거나 뒤로 물러나게 합니다. 땅에 복잡한 무늬를 수놓았다고 상상해 보십시오. 어떤 트레이너들은 마체를 유연하게 만들기 위해 이 기술을 사용하지만, 다음 동작을 예측할 수 없기 때문에 집중을 향상시키는데도 도움이 됩니다. 평보에서 시작하여 어떤 걸음걸이에서든 주의집중 운동을 수행할 수 있도록 하고, 이동하면서 방향 전환과 답보 변환을 추가합니다(그림 17.2).

말이 자신의 주의를 산만하게 하는 것을 발견하면, 그것을 향하게 하지 말고 다양한 방식으로 방해물을 지나쳐 가게 하십시오. 당신의 시선을 돌리거나 방해물 방향으로 몸을 향하지 말고 계속해서 작업에 집중하세요. 당신의 몸으로 그 물체는 무의미하고 주의를 기울일 가치가 없다고 알려주는 것입니다. 말이 방해물을 쳐다볼 수 있게 멈추지 말아야 합니다. 휴식은 큰 보상이니까요. 예를 들어, 쓰레기 트럭 위에 쓰레기통이 뒤집어진 채 매달려 흔들리고 있는 것과 같은 말이 당신에게 초점을 전혀 맞출 수 없을 정도의 상황이라면, 그가 집중할 수 있도록 환경을 바꿔야 합니다. 일시적으로 다른 곳으로 이동하거나 새로운 장소로 가서 지상훈련을 하십시오. 환경을 바꾸지만 작업은 변경하지 않습니다.

말의 신경 동조를 개선하려면 신호에 민감히 반응하는 신호 민감성(cue sensitivity)

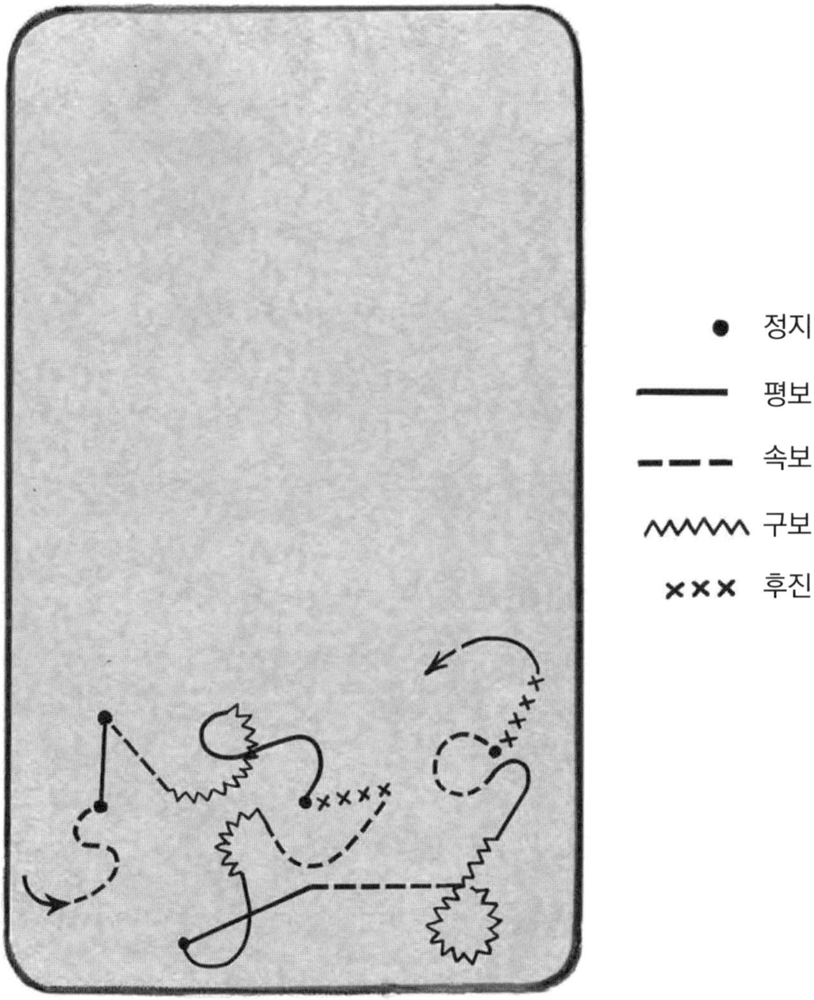

그림 17.2 자수 패턴은 임의적이고, 계획되지 않은 활동으로 이 그림은 움직임의 패턴이 어떻게 보일 수 있는지에 대한 예시입니다. 이 운동은 말의 몸을 부드럽게 해줄 뿐만 아니라 그의 정신을 활동에 집중하게 합니다.

을 가르치십시오. 몽상가 유형의 말에게 당신의 바깥쪽 다리를 지긋이 누르며 허리를 곧게 세우고 앉아 구보를 요청하는 상황을 가정해 보겠습니다. 아무런 반응이 없습니다. 꽝이네요. 그렇다면 말이 몽상에서 깨어 즉시 구보하도록 요청하십시오. 우리는 말이 아직 배우지 않은 일을 할 것이라고 기대하지 않습니다. 그러나 그가 신호를 알고 있고 당신이 그것을 명확하게 제공했다면 그가 즉시 반응하도록 해야 합니다.

운동 전환 시 더 약한 부조에 반응하도록 훈련하면 신경 동조를 더욱 정교화할 수 있습니다. 현재 당신의 말이 900g 정도의 바깥쪽 다리 압력과 손 안쪽으로 살짝 당김으로 구보를 시작할 수 있다고 가정해봅시다. 그렇다면 이제 700g의 다리 압력과 살짝 움켜쥐는 손의 압력만으로 출발할 수 있게 해봅니다. 신호 민감성을 향상시키려면 독립적인 기좌와 뛰어난 균형감이 필요합니다. 말이 작은 신호에 반응하길 원한다면, 여러분은 정확한 신호를 전달해야 합니다.

말이 집중하는 법을 배워가면서 주의를 방해하는 요인이 더 많은 환경으로 이동합니다. 모든 훈련은 조금씩 점진적으로 진행하여 말이 겁을 먹거나, 의욕이 약화되지 않도록 합니다.

말의 집중력 향상시키기

- 낯선 과제를 할당한다.
- 주의 지속 시간을 천천히 늘린다.
- 말이 예측할 수 없는 패턴으로 기승한다.
- 외부 방해요인을 지나치고 무시한다.
- 신호 민감성을 가르친다.
- 점진적으로 집중을 방해하는 요소를 늘려가며 연습한다.

주의력이 좋은 말은 한 번에 4~5분 동안 기승자와 수행 과제에 집중하는 것을 잘할 것입니다. 그가 30분 동안 주의를 유지하기를 기대하는 것은 잔인합니다. 짧은 휴식을 충분히 주고 좋은 행동에 대한 보상을 제공하면서 집중력을 향상시키되 말의 뇌가 할 수 있는 것만 요구하십시오.

개체 간의 차이

어떤 말과 어떤 사람은 서로에게 매우 주의를 잘 기울이고, 다른 말들은 매일 훈련을 받지 않는 한 분주한 유형이나 몽상가 유형의 말로 남아 있게 됩니다. 이 중 일부는 유전적 요인이 원인이 되기도 합니다. 예를 들어, 사람의 22번 염색체의 유전자가 없으면 특정 공간이나 특정 시간에 집중하는 기능이 손상됩니다. 간혹 뇌 손상은 발린트 증후군(Balint's Syndrome)이라는 매우 드문 장애를 유발할 수 있습니다. 이 장애가 있는 사람은 한 번에 하나의 대상에만 주의를 기울일 수 있습니다. 다른 물체로 주의를 전환하자마자 여전히 주변에 있는 대상은 사라져버리고 맙니다.

인간과 말의 뇌가 매일 생산하는 주의력과 관련된 화학 물질(도파민, 아세틸콜린, 노르에피네프린, 코티솔, 니코틴)의 양은 유전자에 따라 다릅니다. 당신의 말이 다른 말보다 조금 더 많은 니코틴을 생산한다면, 그는 조금 더 경계심이 높을 것입니다. 그 반대의 경우도 마찬가지입니다.

핫블러드 품종의 말은 일반적으로 웜블러드 품종이나 드래프트 품종보다 주의가 산만하고 민감합니다. 사람의 특성과 마찬가지로 가장 좋은 장점은 동시에 가장 강한 약점입니다. 당신의 부조와 의도에 대해 극도로 민감한 말은 작은 핀 하나가 떨어지면 옆으로 튀는 성향이 함께 있을 것입니다. 조금만 격려해도 즉각적으로 반응하지만, 작은 실수에도 몹시 당황합니다. 경기용 말을 선택할 때는 말의 타고난 민감성을 고려하여 적절한 종목에 맞추어야 합니다. 초보 기승자의 말은 그랑프리 점퍼보다 훨씬 덜 예민해야 합니다.

개인차도 환경의 영향을 받습니다. 주의 집중이 올바른 태도로 자주 본보기가 되는 가정에서 자랐다면 주의력이 더 커졌을 가능성이 큽니다. 마찬가지로 양질의 훈련을 받은 말은 고급 기수의 미묘한 신호에 주의를 기울입니다. 그는 사람에게 세심하게 주의를 기울이는 법을 배웠습니다. 우리는 이 말들을 잘 타야 할 책임이 있습니다. 그들은 인간 리더의 지시를 기대하고 그 리더십이 미약할 때 혼란스러워합니다.

말은 그럴만한 실력이 있는 사람들에게 주의를 기울입니다. 우리는 우리가 그러한 사람이라는 것을 말에게 상기시킬 수 있으며, 함께 일한 것에 대해 보상할 수 있습니다. 그 외에도 친절함과 동기부여를 통해 그들의 관심을 얻어야 합니다. 동의어를 기억하고 계시지요? 보살핌, 매너, 배려 등입니다.

제 18 장

말의 정서

우리 다섯 명이 남동쪽 캠프를 향해 말을 타고 가는 동안, 애리조나 사막에 야생화가 융단처럼 펼쳐져 있었습니다. 거기에는 오래된 오코틸로(ocotillo)[1]도 둥글게 무리지어 있었지요. 그곳은 거칠지만 안전했고 물도 충분해서 말들이 근처에서 잠을 자고, 둘째 날은 탐험을 하고, 셋째 날은 집으로 돌아올 수 있는 좋은 장소였습니다.

첫날 외승이 거의 끝날 무렵, 우리는 선인장 과의 일종인 촐라(cholla) 군집 지역에 들어갔습니다. 테디베어촐라(Teddy-bearcholla)는 키가 약 1.2m 정도 되는 거친 선인장으로, 2.5cm 길이의 가시덩어리로 덮여 있었습니다. 이 초미세 가시 덩어리는 제거하려면 펜치와 총알이 필요합니다(고통을 견디기 위해 총알을 문 채로 피부에서 가시침을 빼냅니다). 수백 개의 촐라가 빽빽이 들어찬 지역을 지나가는 것은 걸어서도 힘든 일이고 말을 타고는 더욱 까다로웠습니다. 하지만 다른 길은 울타리로 가로막혀있었기 때문에 선택의 여지가 없었고, 우리는 천천히 앞으로 나아갔습니다. 저는 헤미(Hemi)라는 말을 타고 있었는데 헤미는 일생의 대부분의 시간을 사막 외승을 하며 지내온 강인한 쿼터호스였습니다.

저는 선인장과 안장을 번갈아 보고 있었는데 갑자기 제 두 발이 땅에 닿았습니다. 촐라 아래의 땅은 겉으로는 단단해 보였지만 몇 미터 아래 설치류들이 파놓은 구멍 때

1) 오코틸로(ocotillo): 미국 서남부, 멕시코의 건조 지대에 야생하는 가시가 많은 낙엽 관목

문에 땅 속이 패여 있었고, 앞서 간 네 마리의 말의 무게로 인해 지반이 약화되어 무너진 것입니다. 헤미의 두 다리가 보이지 않는 웅덩이에 매달린 채로 그의 몸통은 양쪽의 좁은 단단한 지면으로 지탱되어 있었고, 우리는 촐라에 둘러 싸여 있었습니다.

헤미는 발버둥치지 않고 그저 땅속에 매달린 채 발을 허우적거릴 뿐이었습니다. 저는 폭탄을 해체하는 것과 같은 아주 느린 동작으로 말에서 내리면서 내 왼팔과 등에 있는 50개의 촐라 바늘을 신음소리조차 내지 못한 채 묵묵히 받아들여야 했습니다. 앞으로 나아가도록 도움을 받은 헤미는 약간 몸부림친 후 안전한 곳을 향해 마치 황소 개구리처럼 뛰어 올라 빠져나갔습니다.

여러분에게는 재미있는 이야기일 수 있겠습니다. 하지만 그 여파는 말에게 가혹했습니다. 다리는 멀쩡했고 제대로 서있었지만 온몸이 떨렸고, 아무리 진정시키려 해도 소용이 없었습니다. 돌아가는 것보다 목적지까지가 가까워서 5km 정도 몸을 떠는 헤미를 제가 리드했습니다. 말은 땅이 언제 다시 그를 집어삼킬지 몰랐기에 두려워했습니다. 그의 장비를 제거하고, 먹이와 물을 주고, 야외 마방에 방목할 때까지 몸을 떨었습니다. 다음날 아침, 우리는 말을 가장 가까운 전화기 근처로 끌고 갔고, 그곳에서 그는 트레일러로 집까지 이송되었습니다. 수의사는 헤미가 몸은 괜찮지만 심리적으로는 공포로 인한 충격을 받았다고 진단했습니다.

그렇다면, 말에게도 정서가 있을까요?

물론 그렇습니다! 하지만 몇 년 전까지만 해도, 그리고 요즘도 학계의 많은 이들이 동물들이 정서(emotion) 능력이 없다고 생각합니다. 그러나 말과 오래 지낸 사람일수록 더 잘 압니다. 그리고 연구자들이 동물의 정서를 탐구하기 시작하면서, 점점 더 많은 증거들이 이를 뒷받침하고 있습니다.

한 두 가지 정도만 설명해주면 우리 모두 동의할 수 있을 것입니다. 정서는 행동을 추동하는 관찰 가능한 상태입니다. 우리는 말의 얼굴 표정, 울음소리, 눈, 귀, 자세, 그리고 신체적인 움직임에서 그것을 감지합니다. 만약 사람이 코를 치켜들고 킁킁거릴 수 있다면, 우리는 많은 종들이 그렇듯이 동물의 체취에서 정서를 감별할 수 있을 것입니다. 사람들은 정서를 숨기거나 속이는 데 어려움이 있지만 말은 그럴 이유조차 없습니다.

정서는 행동을 촉진하지만 본능(instinct)이 하는 것과 같은 방식은 아닙니다. 본능은 반사작용과 같아서 매번 같은 방식으로 자동적으로 나타나며, 그것은 어떤 특정한 행동을 일으킵니다. 고양이 앞에 쥐를 놓으면 본능에 따라 고양이는 웅크리고, 추격하고, 덤벼들 것입니다. 반면에 정서는 많은 가능한 행동들을 위한 여지를 남깁니다. 슬픈 정서를 느끼는 사람들은 사람들 앞에서 흐느끼거나, 소리 없이 눈물을 흘리거나, 눈이 붉어지고 붓지만 눈물이 안 날 수도 있습니다. 또는 완전히 먹먹한 상태를 보이거나, 슬픔을 회피하기 위해 웃거나, 집에서 이불에 파묻힌 채로 있을 수도 있습니다. 우리는 정서가 야기하는 행동에 대해 어느 정도의 선택권을 가지고 있습니다. 마찬가지로, 두려워하는 말은 빙글빙글 돌거나, 제자리에서 얼어붙거나, 온몸을 떨거나, 완전한 경계상태로 다시 뛰어오르거나, 또는 인간의 지시를 찾으려 할 수 있습니다.

정서는 물리적이고 외적인 것이지만, 감정(feeling)은 밖으로 보여지지 않는 내면적인 정신 상태입니다. 감정은 사적이고 주관적입니다. 사람들은 우리가 그들에게 말을 할 때, 또는 그들이 학습되어 추측을 할 수 있는 충분한 경험이 있을 때에만 우리가 느끼는 것을 압니다. 사적인 감정은 관찰할 수 있는 정서에서 시작됩니다. 얼굴이 붉어지고 근육이 긴장되는 것을 볼 때 분노를 느낍니다. 하지만 사적인 감정이 정서와 똑같지는 않습니다.

동물에게 본능이 있다는 것에는 아무도 이의를 제기하지 않습니다. 이들이 정서를 경험하느냐는 논란은 여전하지만, 찬성하는 증거가 쌓여가고 있습니다. 그리고 소수의 사람은 동물도 감정이 있거나, 적어도 그들이 인간처럼 감정을 경험한다고 생각합니다. 이 세 가지 용어를 사용하는 데는 많은 오염 요소가 있습니다. 많은 사람들이 그것들을 부정확하게 사용하고 있는데, 종종 한가지 경험에 본능, 정서, 그리고 감정이 혼합되어 있습니다.

이 문제들에 대한 과학적 사실은 유동적이며 아직 시행되지 않은 많은 실험의 결과에 달려 있을 것입니다. 영장류에서 복잡한 정서가 존재한다는 확실한 증거가 있지만, 영장류는 전전두엽피질을 가진 잡식성 포식동물입니다. 반면, 말은 전전두엽피질이 없고 위험에 처했을 때 다른 동물들처럼 무리를 짓기보다는 도망가는 경향이 있는 초식성 피식동물입니다.

두려움

생존을 위한 진화적 필요 덕분에, 말의 뇌는 두려움에 의해 주로 추동됩니다. 두려움은 아마도 모든 포유류에게서 가장 강한 정서일 것입니다. 그런데 두려움은 정말 정서일까요? 말들은 두려움을 겉으로 표현하고, 두려움은 말의 행동을 유발합니다. 그리고 그 행동은 가능한 범주 내에서 다양하게 나타납니다.

진짜 정서를 확인하는 방법

- 관찰 가능한가?
- 말의 행동으로 이어지는가?
- 각각의 말에 따라 행동이 다르게 나타나는가?
- 상황들에 따라 행동이 다르게 나타나는가?

두려움이 없는 인생은 천국처럼 들리지 않습니까? 당신은 로데오 경기에서 가장 멋진 야생마를 타고, 수천 명의 청중 앞에서 걸죽한 농담을 하고, 낯선 십대들에게 행실을 바로 하라고 큰 소리 칠 수도 있습니다. 하지만 사실, 두려움이 없는 상태는 사람을 큰 위험에 처하게 합니다. S.M.은 희귀질환이 있는 여성입니다. 그녀의 뇌 깊은 곳에

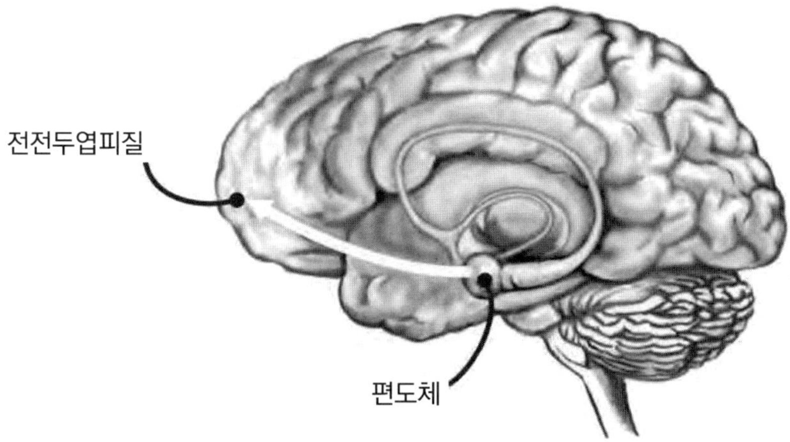

그림 18.1 A 두 개의 편도체는 인간의 뇌의 각 측면에 있고, 전전두엽피질에 연결되어 정서에서 평가까지의 내장된 경로를 형성한다.

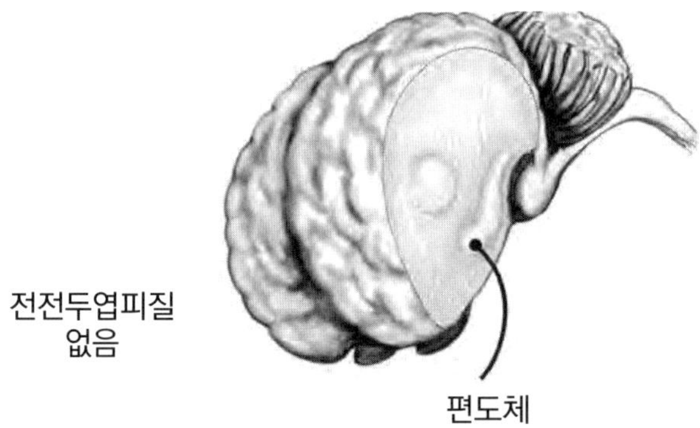

그림 18.1 B 말은 정서를 처리하는 두 개의 편도체를 가지고 있지만, 평가를 위한 전전두엽피질은 없다.

있는 감정을 매개하는 편도체에 칼슘 침전물이 형성되었습니다. 그녀는 두려움을 느낄 수 없고, 다른 사람들의 얼굴에 나타나는 두려운 표정의 의미를 알 수 없으며, 두려움을 나타내는 얼굴을 그림으로 그릴 수도 없으며, 그것이 어떤 느낌인지 상상할 수도 없었습니다. 그러한 중요한 정서가 가용하지 않은 상태에서, S.M.은 총과 칼을 각각 두

번씩이나 맞을 뻔하였습니다. 이것은 그녀의 뇌가 위험한 상황을 피하라고 경고할 수 없었기 때문이었습니다.

인간의 뇌에서, 편도체는 전전두엽피질과 연결되어 있어서 우리는 두려움을 평가하고 위험을 줄이는 결정을 내릴 수 있습니다. S.M.은 편도체가 손상되었기 때문에 위험을 평가할 수 없었습니다. 말은 다른 이유로 위험을 평가할 수 없습니다: 그들은 건장한 편도체를 가지고 있지만 연결할 전전두엽피질이 없습니다. 훈련, 기억, 관찰 및 신뢰를 통해 얻은 지식을 활용할 수 있지만, 현재 경험하고 있는 두려움을 평가할 수 있는 확실한 연결이 없는 것입니다.

두려움과 불안 다루기

불안은 두려움의 가장 가까운 사촌입니다. 불안은 아직 일어나지 않았지만 어쩌면 일어날지도 모를 일을 두려워할 때 생깁니다. 높은 불안감을 경험하는 사람과 말은 더 큰 편도체를 가지고 있습니다. 불안감은 말의 품종, 배경, 훈련에 따라 매우 다양합니다. 어떤 말은 평보나 속보를 하는 대신 자신의 그림자에 놀라 달아나거나 한 시간 동안 마치 피아페(piaffe) 동작을 하듯 겅충겅충 뛸 것입니다. 그들의 귀는 날카롭게 치켜올라 치즈를 벨 수 있을 정도이고, 눈의 흰자위가 다 드러나서 어느 기승자라도 말이 불안으로 곧 무너져 내릴 것을 느낄 수 있습니다. 다른 말들 역시 적절한 보살핌이 없다면 별반 다르지 않을 것입니다.

두려움과 불안을 줄이기 위한 가장 좋은 방법은 말이나 사람에게나 유사합니다. 핵심은 다음과 같습니다.

- 이완하기. 마체의 긴장을 풀어주면 말은 당신의 안내에 주의를 기울일 수 있도록 진정될 것입니다. 당신이 두려워하지 않는다는 것을 알게 되면, 그는 조금 덜 두려워할 것입니다.

- 일관성 유지하기. 말이 당신의 소매를 무는 행동이 오늘은 용납되지 않고, 내일은 귀여운 행동이 되는군요. 일관성은 배워야 할 것의 원칙을 제공합니다.
- 예측 가능하게 하기. 말이 무엇을 기대해야 하는지 알 때, 예측할 수 있습니다. 예측하는 것은 두려움을 낮출 수 있는 통제감을 형성합니다.

예측하기를 통한 불안 줄이기

불안이 많은 말의 생활에 반복되는 일과를 만들어 예측 가능성을 높입니다. 매일 거의 같은 시간에 먹이를 주고, 일하게 하고, 쉬게 하고, 방목시키고, 마의를 입혀주세요. 같은 이동로를 따라 수장대나 방목장으로 이끌고, 한 그룹 내에서 먹이를 먹게 하고, 방목장에 나가는 순서를 유지하며, 일관된 방식으로 그루밍 합니다. 여러분이 같은 순서와 같은 방향으로 우선 꼬리 빗질을 하고, 그 다음에 몸통 솔질을 하고, 마지막에 발굽을 파는 것을 말이 예측하게 될 때 최소 2주 이내에 수장대에서도 차분히 머물게 될 것입니다. 무엇을 앞서 하고 나중에 할지 정하는 순서보다, 한번 정해진 순서를 일관되게 유지하는 것이 중요합니다.

기승 상황에서도 걱정이 많은 말을 진정시키는 방법은 동일합니다. 순서의 습관을 만드는 것입니다. 마장을 평보로 세 바퀴 돌고, 사승이나 8자 그리기를 하고, 그 후 가벼운 속보로 진행하는 방법도 가능합니다. 그러나 이러한 일관성을 영원히 지속할 필요는 없습니다. 불안이 진정되고 말이 당신을 신뢰할 수 있게 될 때까지만입니다.

두려움에 대처하는 방법

더스티(Dusty)는 마장에 새로 와 적응 중인 12살의 아라비안 말이었습니다. 그녀는 우아한 다리와 빼어난 얼굴을 가졌으며, 씩씩한 성격이지만 핫블러드 종 특유의 경계심을 가지고 있었습니다. 우리가 서로를 알아가고 있던 어느 날 제가 마방의 뒤편(마방에 딸린 패독에서 마방으로 들어가는 방향)에서 더스티를 마방 안으로 이끌고 있었습니다.

우리가 마방 앞쪽을 향해 걸어갈 때, 더스티의 눈과 콧구멍이 커지고, 머리는 기린처럼 위로 솟아올랐고, 모든 근육이 긴장하기 시작했습니다. 그녀는 갑자기 멈춰선 뒤 깜짝 놀라며 네 발로 껑충 뛰어올랐습니다. 나는 그녀가 쳐다보고 있는 통로 건너편의 새로운 친구를 볼 수 있었습니다. 그것은 점박이 애팔루사(Appaloosa)였습니다. 얼룩덜룩 반점이! 사방에!

이런 갑작스런 공포 반응은 어떻게 다룰 수 있을까요? 존중과 침착함을 통해 다룰 수 있습니다. 얼룩무늬, 비닐봉지, 자전거 등 말이 무서워하는 것은 두려움의 대상으로서 존중해야 합니다. 당신의 인간적인 의견은 중요하지 않습니다. 여러분도 두려움을 느낀다면, 두려움을 조절하시기 바랍니다. 두려움을 대하는 가장 좋은 태도는 굳이 이름을 붙이자면 '병적인 침착함(pathological calmness)'입니다. 병적인 침착함은 지상에서, 기승 중에, 그리고 어떤 종류의 응급상황에서도 유용한 기술입니다. 이것을 익히려면, 잠시 눈을 감고, 숨을 깊게 들이쉬고 내쉬고, 여러분 자신에게 말이 나를 필요로 한다고 알려 주십시오. 말을 안심시키고, 말을 인도하세요. 신경 쇠약은 나중으로 미루고요. 두려워할 것이 없다는 것을 당신의 신체언어로 말에게 보여주시기 바랍니다.

때때로 말의 두려움은 여러분 자신의 두려움을 반영합니다. 여러분은 엄청난 소음을 발생시키는 낙엽 청소기에 전원을 연결하는 사람을 보면서 말이 회피반응을 보일 것을 예측합니다. 그러면 여러분의 불안감이 그의 뇌로 전달됩니다. 말 연구자들은 최근에 이 영향을 연구했습니다. 연구자들은 사람들에게 우산이 펼쳐질 것을 사람만이 알고 있게 한 채로 특정 장소를 말을 타거나 끌면서 지나가게 했습니다. 일어날 반응에 대한 불안은 당연히 사람의 심박수를 증가시켰습니다. 그리고 우산이 나타나기도 전부터 말들의 심박수도 증가했습니다. 따라서 두려움은 팀의 관점에서 받아들이는 것이 최선입니다. 만약 어느 한쪽이 겁을 먹는다면, 그 두려움을 함께 대처하십시오.

'병적인 침착함'은 말을 편안하게 하는 여러 활동을 포함합니다. 천천히 그리고 일정하게 숨을 쉬십시오. 대부분의 사람들은 인간의 호흡이 말의 심리에 미치는 영향을 과소평가합니다. 마장마술 기승자는 말을 멈추기 위해 숨을 내쉬고, 헌터 기승자는 말을 안정시키기 위해 리드미컬한 호흡을 사용하며, 경마 기수는 말을 출발시키기 위해 숨을 들이쉬고, 말 마사지 치료사는 부드러운 콧소리를 흉내냅니다. 그러므로 어떠한 기승자 또는 말을 다루는 사람은 말을 진정시키기 위해 호흡법을 사용할 수 있습니다. 그러나 과하게 호흡할 필요는 없습니다. 말은 인간의 정상적인 호흡을 듣고 느낍니다.

여러분의 근육을 부드럽게 하고 편안한 자세를 취하십시오. 네 발 달린 겁 많은 고양이 같은 말이 여러분의 몸짓을 반영할 것입니다. 말의 눈을 정면으로 응시하지 말고 약간 측면에서 바라봅니다. 직접 눈을 마주치는 것은 말에게 꾸짖거나 압력을 가하는 경고의 의미로 작용합니다. 기억하시나요? 우리는 말과 다른 포식동물입니다. 말이 원한다면 다른 풍경, 향기, 소리를 느낄 수 있도록 움직이게 하십시오. 말을 리드줄이나 고삐로 잡되 꽉 쥐지는 마십시오. 해병대 복장 검사 때하는 차렷 자세로 서있는 것이 아니라, 지금은 긴장을 이완하는 중입니다.

느린 저음의 목소리는 이완을 촉진하고 보상물로 기능하는 기적을 일으킬 수 있습니다. 내용은 크게 중요하지 않지만, 어조는 중요합니다. 말의 의욕을 북돋거나 활력을 불어넣기 위해 높은 음을 아껴 두십시오. 그리고 물론, 말의 불안이 잦아들기 시작할 때에는 보상하는 것을 기억하십시오. 말을 쓰다듬는 것은 팀의 심박수, 즉 말과 당신의 심박수를 감소시키는 데 도움이 됩니다.

말을 이완시키기

- '병적인 침착함' 태도를 적용하기
- 느리고 일정한 심호흡
- 당신의 근육과 자세를 부드럽게 하기
- 말을 정면으로 응시하지 않기
- 말이 원하는 위치를 선택하게 하기
- 리드줄이나 고삐를 너무 꽉 쥐지 않기
- 낮고 느린 음성을 사용하기
- 말이 이완하는 동안 어깨를 쓰다듬어주기

말의 긴장이 이완된 것을 어떻게 알 수 있을까요? 말의 머리가 숙여지고, 목이 길게 뻗어지고, 귀는 옆으로 약간 쳐지고, 근육이 이완되고, 꼬리가 늘어집니다. 그의 눈꺼풀은 공포에 질릴 때 나타나는 눈의 흰자위를 잘 덮고 있습니다. 이완의 명백한 사인은 호흡을 내쉴 때 길고 편안한 콧소리(snort)입니다. 여러분이 이러한 변화를 볼 수 있게 되면 두려움을 안정시킨 것에 대해 보상해 주십시오.

그 밖의 정서들

두려움과 불안은 흔히 나타나는 말의 정서이지만, 확실히 그것만 있는 것은 아닙니다. 말들은 슬픔, 행복, 자신감, 좌절, 질투, 그리고 놀람을 보여주고, 또한 혐오, 배신, 자부심 등을 경험할 수도 있습니다. 말들은 어쩌면 창피함을 모를 수 있지만, 그래도 혹시 모르니 성탄절용 사슴 뿔 모양 머리띠를 씌우지 않길 바랍니다.

슬픔은 장기간 마방에 갇혀 지내는 말들에게서 너무나 뚜렷하게 나타나는 정서이기에 요즘은 인간의 우울증 연구를 위한 동물 모델로 활용되고 있습니다. 처음에는 주의를 끌기 위해 지나가는 사람들에게 갑자기 엉뚱한 행동을 하기도 하지만 곧 그들은 마방의 뒤편으로 물러납니다. 머리는 벽을 향하고, 목은 평평하게 뻗은 채로 앞발에 체중을 싣고, 귀는 움직임 없이 뒤로 비스듬히 기울어져 있으며, 눈은 고정되어 있거나 멍한 상태로 거의 깜박이지 않습니다. 이 모습은 스트레스 문제가 없는 말이 평소에 잠자는 자세와는 다릅니다.

우울증에 걸린 동물들은 비정상적인 소음에 흥미를 잃고, 피부에 닿는 가벼운 접촉을 무시하고, 환경에 거의 신경을 쓰지 않지만, 무서운 상황에는 비정상적으로 반응합니다. 몇몇은 심지어 간식에 흥미를 잃기도 합니다. "왜 귀찮게 하지?"라고 말하는 것처럼요. 말은 인간과 동일한 방식으로 슬픔을 느끼지 않을 수도 있지만, 그들은 슬픔의 정서를 보여줍니다.

행복은 어떨까요? 말들이 활발히 노는 것을 본 적이 있으십니까? 심지어 나이가 많은 말들도 친구들과 함께 뒤섞여 목초지를 활보하며 뒷발을 차올립니다. 기승할 때에도 경쾌한 걸음으로 걷고, 머리를 부드럽게 흔듭니다. 우리는 그들의 발걸음에서 탄력을 볼 수 있습니다. 이 귀여운 말들이 행복을 느끼고 있다고 확언할 수는 없지만, 적어도 그렇게 보이기는 합니다.

말을 잘 모르는 사람도 어린 말과 경험 많은 말의 자신감의 차이를 알 수 있습니다. 두 말이 큰 원을 그리며 속보를 하고 있다고 상상해 보십시오. 어린 말의 원은 울퉁불퉁 굴곡이 있고, 자주 한눈을 팔며, 속도도 빨랐다가 느려지고, 근처의 말 때문에 주의가 흐트러지고, 파리를 쫓는 사람의 손짓에도 깜짝 놀랍니다. 저 멀리 유모차라도 나타난다면 여러분은 낙마를 면하기 위해 간절히 기도해야할 것입니다. 하나의 정서로서 자신감은 말 훈련의 기본 요소입니다. 이 어린 말은 사람과 그의 기대를 다루는 법을 배움으로써 자신감을 키워 나갑니다. 그 자신감으로 그는 훨씬 더 편안해지고 안정됩니다.

좌절감도 말에게 흔히 관찰할 수 있는 정서입니다. 결국에는 말이 사람의 기대에 맞춰야 합니다. 그리고 말에게 사람은 자신과 다른 언어를 쓰며, 뒤섞인 메시지로 가득 찬 일관성 없는 존재일 수 있습니다. 좌절감을 표현하기 위해 말들은 꼬리를 세차게 흔들고, 등과 콧잔등에 힘을 주고, 앞으로 가라고 하면 갑자기 멈추거나, 주름진 입술 아래에서 빠르게 이를 갈거나, 머리를 위로 홱 젖힙니다. 일부는 꽥 소리나 끙끙 소리를 내기도 하고, 일부는 전력을 다해 뒷발을 허공으로 차기까지 합니다. 제가 훈련시킨 말 중 한 마리가 마차에 올라타는 매우 힘든 훈련을 마치고 마방으로 돌아와 이 모든 행동을 보여주었습니다. 그리고 난 후 심술이 난 사람처럼 화를 내며 톱밥 위로 몸을 던졌습니다.

사람과 사람 외의 종들에서 제가 본 가장 심한 질투의 표현은 저의 두 말이 새로운 마사 친구를 만났을 때 일어났습니다. 이 책의 앞 부분에 소개한 짙은 암갈색의 서러브레드 코리와 팔로미노 강습용 말인 프린세스를 기억하시죠? 그들은 서로 몇 년 동안 알고 지냈지만, 한 방목지나 마방에서 함께 지낸 적도 없고, 서로를 향한 애착을 가지고 있는 것 같아 보이지도 않았습니다. 코리는 목을 움츠리고 커다란 강아지 눈으로 그들을 곁눈질하는 행동을 하며 암말의 관심을 사는 법을 알고 있었지만 프린세스에게는 그런 종류의 유혹하는 행동을 보인 적은 없었습니다. 그녀는 그런 행동을 좋아하지 않았을 것입니다.

셰익스피어 식의 질투 대회가 시작되었을 때, 프린세스와 코리는 같은 마사 내의 5개의 마방을 사이에 두고 있었지만, 그들의 마방 패독(각 마방에 딸려 있는 작은 야외 방목장)에서는 서로를 볼 수 있는 거리에 있었습니다. 새로운 아라비안 종의 거세마가 프린세스의 옆 마방으로 이사하게 되었습니다. 그는 말들 간의 위계질서를 파악하기 위해 뒤로 물러서서 할 수 있는 최선의 행동을 하고 있었습니다. 프린세스는 그를 거의 무시하고 있었지만, 아, 코리는 절대 무시할 수 없었습니다! 그는 즉시 호들갑을 떨며 프린세스를 향해 필사적으로 칭얼거렸고, 그의 눈은 신참 말을 쏘아보았고, 숨을 몰아쉬며 땀을 흘리고 펜스를 따라 이리저리 뛰어다녔습니다. 그는 끈질기게도 2주 동안 이것을 지속했습니다. 코리가 숫말의 질투의 힘에 대해 가르쳐 주는 것을 마장의 모든 여성들은 분명하게 목도하였습니다.

10년 전만 해도 과학자들은 이런 일화들이 전혀 가망이 없는 사람 중심적인 관점이라고 보았을 것입니다. 즉 사람들이 자신의 동물에게서 사람의 속성을 너무 보고 싶어해서 무의식적으로 말이 가질 수 없는 감정을 마치 있는 것처럼 여긴다는 것이죠. 말의 두려움과 질투는 본능으로 보여졌을 것입니다; 행복, 슬픔, 그리고 좌절감은 인간 정서의 투사(projection)에 지나지 않는다는 것입니다. 하지만 우리는 이제 많은 종류의 동물들 - 유인원, 새, 돌고래, 고래, 돼지, 염소 - 이 본능적이지 않은 방식으로 행동을 유발하는 정서를 표현한다는 증거를 점점 더 많이 확보하고 있습니다.

신뢰 쌓아가기

말의 정서 능력을 고려할 때, 말과 유대감을 형성하는 가장 좋은 방법은 무엇일까요? 첫 번째 단계는 올바른 순위를 정하는 것입니다. 모든 말은 그들의 집단 내의 위계 서열을 알고 있고, 사회적 순위에 대한 복잡한 표상을 마음속에 형성하고 있습니다. 사람의 이해를 돕기 위해 심플하게 설명하자면, 무리의 몇몇 동료들은 동등하고, 다른 몇몇은 종속적이며, 몇몇은 복종해야 하는 리더라고 말할 수 있습니다. 무리에서 한 두 마리의 말은 보통 말들 간의 연락을 담당합니다.

말은 과업을 안전하게 마무리 짓는 일관된 안내를 제공하는 사람이라면, 그게 누구이더라도 우월한 리더에 대한 존경심을 보일 것입니다. 대부분의 말은 사람이 그들과 동등하거나 부하가 되려고 할 때 잘못된 행동을 배우게 됩니다. 그들은 또한 자신보다 과도한 우월감을 가지고 있는 사람들에게 잘 반응하지 않습니다. 게다가 그들은 긍정적인 태도로 대하는 사람과 그와 반대인 부정적인 태도로 대하는 사람들을 구별해 냅니다. 말은 부모처럼 신뢰할 수 있는 가이드가 필요한데, 이 가이드는 인간세계와 합의를 보는데 도움을 줄 수 있는 친절한 리더십을 가진 사람입니다.

가이드로서 여러분은 수많은 말의 행동을 추동하게 만드는 두려움을 누그러뜨릴 수 있는 위치에 있습니다. 신뢰를 형성하고 있는 말은 그의 사람 가이드가 그 상황에 관여할 때까지 두려움으로 인한 자연스러운 반응을 억제할 것입니다. 그런 후에 그는 사람의 제안을 고려하여 보고, 보상을 받을 수 있는 행동을 선택하게 됩니다.

유대감은 말이 겁내지 않고 성공적으로 완수할 수 있을 만큼 충분히 쉬운 과제들로 구성된 수년간의 연속적인 단계를 통해 형성됩니다. 결국, 말은 당신이 그를 위험에 빠뜨리지 않을 것이라고 믿게 됩니다. 왜 저는 안 되냐고요? 아직 당신이 그렇게 하지 않았기 때문입니다. 우리는 신뢰를 쌓기 위해 1만 번의 긍정적인 경험을 말에게 제공함으로써 우리의 헌신을 증명할 수 있습니다.

아프거나 다친 말의 회복을 위해 돌보는 것 또한 신뢰를 쌓을 수 있습니다. 풀밭에 데리고 가서 풀을 뜯게하기, 가벼운 평보시키기, 친구 말을 방문해보기, 편안한 스크래칭, 그루밍을 좋아하는 말에게 그루밍 해주기, 따뜻한 물로 상처 부위를 진정시키기, 부드럽게 밴디지를 감아주기, 쓰다듬기, 말에게 부드럽게 말하기, 통증으로 인해 열감이 있는 다리에 호스로 차가운 물을 뿌려주기, 변화를 위해 아무것도 기대하지 않기 등. 이 모든 것들이 여러분이 말에게 그의 편안함과 복지에 관심이 있다는 것을 보여주는 방법입니다. 부상이 발생할 때까지 기다리지 마시고, 이러한 특별한 보살핌 중 일부를 여러분의 말 보살피기 주간 활동에 추가해보시면 어떨까요?

말의 신뢰가 깨어지는 것은 단 1분밖에 걸리지 않지만 신뢰를 회복하는 것은 수개월이 걸립니다. 말이 겁내는 일을 시키지 마십시오. 대신에 그 일을 간단한 부분으로 나누고, 말이 각 부분을 마스터하는 데 필요한 만큼 시간을 주십시오. 필요한 경우 일시적으로 더 느린 걸음 또는 더 쉬운 버전의 활동으로 되돌아갑니다. 지상활동은 되돌아가기 좋은 방법입니다. 때로는 최고의 기승자라도 말의 움직임이나 마음가짐을 방해할 수 있기 때문에 기승자가 없는 상태에서 말에게 동일한 기본적인 훈련을 시키는 것이 도움이 됩니다. 일단 말이 그 훈련을 마스터하면, 기승자를 데려옵니다.

일반적으로 말과의 유대감을 형성하는 일은 겁이 많은 아이의 신뢰를 얻는 것과 같습니다. 여러분은 이완을 권장하고, 리더십과 보살핌을 제공하고, 과업을 작은 단위로 나누고, 온화한 지도력으로 가르쳐야 하며 여러분이 겁이 많은 아이가 가장 관심 있어 하는 것을 알고 있다는 것을 증명해야 합니다. 시간과 일관성이 요구되는 수많은 경험을 거쳐 말은 여러분이 그를 해치지 않고, 항상 그의 편이라는 것을 배우게 됩니다.

종 간 의사소통에서 얼굴표정

좋은 팀을 만들기 위해서는 말과 인간이 서로의 정서를 읽을 수 있어야 합니다. 말은 가장 표현력이 뛰어난 얼굴을 가진 종들 중 하나인데, 이는 여러 가지 방식으로 조합될 수 있는 17가지의 뚜렷한 움직임에서 비롯됩니다(17개의 움직임이 만들어낼 수많은 조합을 상상해 보십시오!). 여기에 그들의 광범위한 바디 랭귀지를 더하면, 여러분은 왜 말들이 자신의 필요를 알리기 위해 언어를 필요로 하지 않는지 알 수 있을 것입니다. 심지어 사람들 사이에서도 바디랭귀지는 시선, 자세, 템포, 몸짓, 어조, 몸의 위치, 그리고 동공 크기를 통해 미묘한 의미를 전달하는 데 있어 언어보다 낫습니다.

말은 인간이 하는 것처럼 얼굴에 긍정적이고 부정적인 감정을 표현합니다. 이러한 얼굴 표정은 바디랭귀지의 주요한 전조입니다. 말의 얼굴 표정에 반응하는 것은 말이 나름의 메시지를 실어서 발길질을 하거나 물때까지 기다리는 것보다 훨씬 안전합니다. 얼굴표정에 대한 한 연구에서, 연구자는 표준 기법과 온화한 기법을 사용하여 어린 말들을 하루에 10분 동안 그루밍했습니다. 표준 기법은 말의 반응과 상관없이 머리부터 꼬리까지 꼬리빗 손질과 브러쉬를 하는 일상적인 손질과 비슷하였습니다. 이 집단에 속하는 말들은 눈을 크게 뜨고 흰자위를 보이며, 입술이 오므라들고, 귀 위치가 비대칭적이며, 머리를 높이 들었습니다. 이러한 표현이 무시되면 말들은 멀어지려 하였고, 귀를 뾰족하게 치켜 올리며, 뒷다리로 발길질하려는 자세를 취하거나, 손질하는 사람을 물려고 했습니다.

온화한 기법은 긁어주고 쓰다듬는 것을 포함하여 각각의 말들이 좋아하는 그루밍 위치를 찾는 것을 포함하였습니다. 각 말들의 몸 전체를 그루밍하면서 개별적인 호불호에 주의를 기울였습니다. 온화한 기법으로 손질된 말들은 눈을 반쯤 감고, 주둥이를 앞으로 내밀고, 윗입술을 이완시키고, 귀를 바깥이나 또는 뒤쪽으로 부드럽게 내리고, 머리는 중간 정도로 들어올리며 평온한 표정을 보였습니다. 이 연구에 참여한 모든 말은 긍정적 감정 및 부정적 감정과 관련하여 유의한 수준의 얼굴표정의 차이를 보였습니다.

1년 후, 연구자들은 같은 말들을 다시 손질했습니다. 이번에 그들은 표준 기법과 온화한 기법의 중간 정도에 해당하는 중립적인 기법을 사용했습니다. 말들은 바디랭귀지를 나타내지는 않았지만, 이전과 같은 표정을 보여주었습니다. 그들의 정서는 이제 얼굴표정을 통해 확실하게 표현되었습니다. 말의 얼굴에 주의를 기울이면 말이 무슨 생각을 하고 있는지를 훨씬 더 이해할 수 있을 것입니다.

또한 말은 다른 말의 얼굴에서 정서 표현을 읽습니다. 이것은 친근하던 그렇지 않던 간에 발생하며, 말 집단 내의 사회적 상호작용을 규제하는 데 도움이 됩니다. 어린 말이 알파 말의 먹이에 접근하는 것을 본 적이 있으신가요? 알파 말이 한쪽 귀를 뾰족하게 세우지만, 어린 말은 너무 순진해서 그 의미를 알아채지 못합니다. 어린 말에게 한번 더 경고 메시지가 주어질 때, 여러분은 알파 말이 귀를 납작하게 하고, 이를 드러내고, 콧구멍에 힘을 주고, 턱을 벌리고 있는 불쾌한 표정을 볼 수 있을 것입니다. 아무도 그것을 친절하고 사랑스런 표현으로 착각하지 않을 것입니다.

그러나 온화한 표정은 말들 사이에서 사회적 행동을 유발시키기도 합니다. 밝은 표정으로 주의를 기울이고 있는 부드럽게 이완된 말 얼굴 사진을 본 말들은 사진에 다가가서 더 오랫동안 바라봅니다. 그들의 심박수는 긴장이 풀린 듯 약간 느려졌지만 지체 없이 정상 수준으로 돌아옵니다. 이와는 대조적으로, 공격적인 말 얼굴의 사진에 접근하는 것을 꺼리고, 심장 박동수는 증가하며, 흥분된 상태가 더 오래 지속됩니다.

훨씬 더 놀라운 점은 말들이 실생활에서뿐만 아니라 사진에서도 인간의 표정을 읽을 수 있다는 것입니다. 말들은 화가 난 사람의 얼굴 사진을 피하고 그들을 보자마자 심박수가 급격히 늘어났습니다. 편안하고 웃는 얼굴의 사진은 회피를 유발하거나 심박수를 변화시키지 않았습니다. 그러니 다음에 여러분이 마방에서 얼굴을 찡그릴 때,

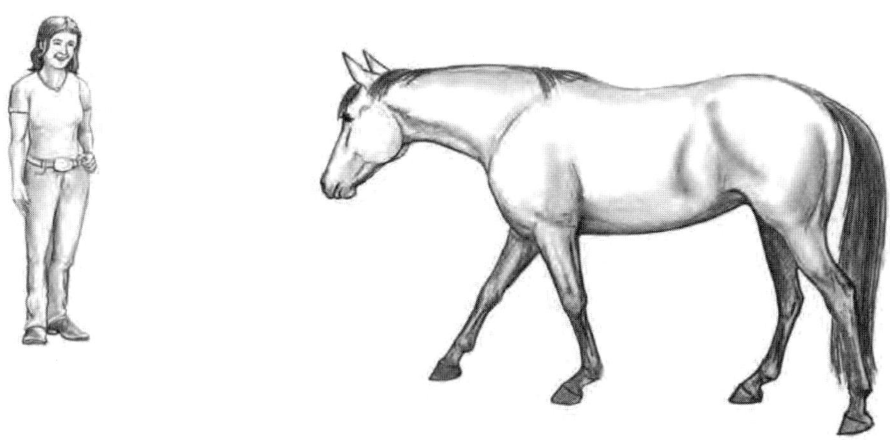

그림 18.2 말들은 부드럽고 약간 빗겨서 응시하는 시선과 편안하고 밝은 얼굴을 선호합니다.

여러분이 말에게 메시지를 보내고 있다는 것을 기억하십시오. 대신에 부드러운 눈과 편안한 미소를 시도해 보십시오(그림 18.2). 사람의 표정은 말을 훈련하는 데 유용합니다. 예를 들어, 말을 듣지 않는 말에게 눈으로 레이저를 쏠 수 있지만, 말이 자세를 잘 취할 때에는 부드럽고 간접적으로 응시할 수 있습니다.

말을 활용하는 치료

말의 뇌는 평가(전전두엽피질) 없이 정서(편도체)를 경험하도록 설계되었습니다. 이 구조로 인해 말은 인간의 태도를 거울처럼 반영한다는 점에서 정서적이긴 하지만 비판단적일 수 있습니다. 그렇기 때문에 말은 사람이 자신을 주장하고, 정서를 인식하거나, 사회적 책임을 배우는데 탁월한 매개 동물이 됩니다. 치료용 말은 외상후 스트레스장애(PTSD), 기분 혹은 불안 장애, 약물 남용, 자폐 스펙트럼장애, 외상, 슬픔을 치료하는데 도움을 줍니다. 또한 말은 교도소 수감자들과 신체 장애인의 재활에도 유용합니다.

미국에는 말을 활용하는 인증된 치료센터가 약 900여개가 있으며, 이들은 매년 66,000명 이상의 아동과 성인의 회복을 돕고 있습니다. 거의 모든 조용한 말들이 이 일을 할 수 있습니다. 특별한 정서 훈련이나 완벽한 기승을 위해 수 년 동안 소년 소녀 스카우트 활동 같은 것을 할 필요는 없습니다. 선천적으로 말의 뇌는 인간의 상처를 치유하는 능력을 가지고 있습니다. 경주마 조련사 페데리코 테시오(Federico Tesio)가 다음과 같이 잘 표현하였습니다. "말은 폐로 질주하고, 마음으로 인내하며, 성격으로 승리한다."

제 19 장

말을 향한 비난

마장 주인의 얼굴은 벌겋게 달아올라 있었습니다. 그녀는 "안녕하세요." 대신 "타이니(Tiny)가 사료통에 소변을 봤어요." 라는 말을 내뱉었습니다. 제가 아침에 도착했을 때 그녀는 마방을 청소하고 있었습니다. 저는 "쬐끄만한 말썽쟁이네요." 이라고 말하며 그녀의 짜증스러움을 함께 안타까워했습니다. 하지만 사실, 저는 놀라거나 짜증이 나지는 않았습니다.

크기만 봐도 이 말은 소변을 볼 때 양동이에 부딪힐 수 있었습니다. 타이니의 키는 177.5cm이고 빌딩처럼 긴 다리를 가지고 있었습니다. 이 말이 목초지에서 소변을 누기 위해 몸통을 뻗을 때, 그는 자신의 마방의 길이보다 훨씬 더 많은 공간을 사용합니다. 이 때문에 가끔 그의 소변은 구석에 고정되지 않은 납작한 양동이에 부딪히게 됩니다. 그래서 표백제와 비누가 있는 것이죠?

"아니요," 그녀가 더 낮은 톤으로 말했습니다. "그는 일부러 사료통에 오줌을 쌌어요!" 그녀는 타이니가 단지 자신의 하루를 망치기 위해 전략적으로 계획했다고 확신했습니다. 그리고 그녀의 분노는 마치 제가 말에게 그런 계획을 세우라고 지시한 것처럼 저에게 투사되었습니다.

흠, 뭐랄까요. 이것은 완전히 다른 종류의 비난이었습니다. 인간에게 보복하기 위한 사전 모의 같은 것은 없습니다. 하지만 몇몇 이성적인 사람들도 비슷한 말을 하곤 합니다.

- “저는 떨어졌고 스모키는 기다리지 않았어요. 그는 도망쳐 버렸고, 전 들판에 드러누어 있었어요. 집에 돌아가는 내내 피를 흘리고 절뚝거렸죠.”
- “레인보우는 발굽을 들어올리고, 내가 어디에 서 있는지 주위를 둘러본 다음 내 발을 밟아서 나를 바닥에 고정해 버렸어요. 다시는 타지 못하도록요.”
- “샌디는 잡히질 않아요. 절 사랑하지 않는거죠.”
- “맥드리미는 아무 이유 없이 펜스 주위를 뛰어다니고 울타리 기둥을 들이받으며 미쳐버렸어요! 그는 미쳤어요! 도와줘요! 빨리!”

마지막에 나온 거세마는 다 자란 남자를 쓰러뜨릴만한 전압으로 설정된 전깃줄 뭉치에 발이 얽힌 것으로 밝혀졌습니다. 말 농장에서 1.6km 이내에서는 볼 수도 없는 전깃줄 뭉치였습니다. 게다가 패닉에 빠진 사람의 비명소리도 미치광이처럼 돌진할 수 있는 좋은 이유였습니다.

말의 사전 숙고

과학은 말의 뛰어난 지능에 대한 많은 증거물을 제시합니다. 하지만 인간, 유인원, 그리고 몇몇 종류의 새들에게서 볼 수 있는 의도적인 사전 숙고(forethought)에 대한 증거는 없습니다. 이것은 완벽하게 이치에 맞습니다. 미리 진중하게 생각하는 것은 생존을 위해 즉각적인 탈출에 의존하는 모든 피식 동물에게 진화적인 불이익이 되기 때문입니다.

말의 뇌가 각각의 행동이 일어나기 전에 생각해보도록 연결된다면, 위험으로부터 도망치는 데 많은 시간이 낭비될 것입니다. 고대의 말이 포식자들에 의해 죽임을 당했다면 말이라는 종은 살아남지 못했을 것입니다. 잘 살아남았다는 것은 말에게 생각보다 행동이 중요하다는 것을 보여줍니다. 살아남기 위해 어떤 종들은 계획을 세울 필요가 있지만, 말은 계획을 세울 필요가 없는 것이지요.

그럼에도 불구하고, 많은 사람들은 말이 인간과 같은 의도로 앞으로의 행동을 전략적으로 계획한다고 믿습니다. 이 잘못된 가정은 오늘날 흔한 문제이고, 말과 인간 팀의 양쪽 모두에게 위험한 일입니다. 사전 숙고라는 가정은 말이 착하게 행동하고 아무것도 하지 않는 것으로 긍정적인 평가를 받을 때는 그렇게 나쁘지 않습니다. 그러나 잘못된 행동이 발생할 경우, 미리 계획된 전략을 가지고 행동했다고 가정하는 것은 말을 비난하게 만듭니다. 그리고 비난에는 처벌이 따릅니다.

반려동물이 지배하는 세상

왜 우리는 말의 잘못된 행동을 계획적인 것으로 그렇게 열렬하게 연관지을까요? 왜냐하면 우리 인간은 종종 목적을 가지고 잘못된 행동을 하곤 하는데, 동물들도 그럴 것이라고 생각하기 때문입니다. 지난 삼십여 년 동안 세상은 훨씬 더 반려동물 친화적으로 변했습니다. 더 많은 사람들이 동물도 사람처럼 생각하고 추론한다고 상상하고 있습니다.

과거와 달리 개와 고양이는 이제 우리의 침대에서 자고, 차를 타고, 사람과 함께 일하고, 호텔에서 휴가를 보냅니다. 어떤 반려동물은 주인보다 더 많은 데이트를 즐깁니다. 2019년 미국인의 67%가 가장 친한 친구가 개나 고양이라고 답했고, 78%는 반려동물을 가족의 일부로 여겼습니다. 3분의 1 이상이 자신의 아이들보다 반려동물을 더 좋아한다고 고백했습니다!

하지만 말은 어떨까요? 음, 이전보다 더 많은 미국인들이 그들의 말을 반려동물로 여깁니다. 많은 말이 매일 따뜻한 물로 샤워를 하며 휴식을 취하고, 화려한 RV 차를 타고 다니며, 발굽에 기름칠을 하고, 옷을 입고, 장난감, 마사지, 척추 지압사, 그리고 심지어 심령술까지 즐깁니다. 미국 사람들은 일년에 670억 달러를 그들의 동물들을 보살피는데 사용합니다. 100달러 지폐가 빽빽하게 쌓여 있다면, 72km 높이에 이를 것입니다. 매해 말입니다.

반려동물은 일종의 정서적 기준이 되었습니다. 많은 인간 가족 구성원과 달리 반려동물은 무조건적인 사랑, 딱 맞는 애정, 즐거운 인사, 그리고 즉각적인 용서를 줍니다. 동물들을 만족시키는 것은 쉽습니다. 간식 하나면 괜찮을 것입니다. 우리는 그들의 벨벳처럼 부드러운 귀에 가장 개인적인 생각을 털어놓으며 사람에게 말하듯 이야기합니다. 새로운 책들은 동물들의 도덕적, 정서적, 그리고 정신적인 삶에 관한 것들로 넘쳐나는 한편, 영화와 텔레비전 광고에서는 사람처럼 대화를 나누는 동물들이 자주 등장합니다.

1990년대 동안 자신을 반려동물의 "엄마" 또는 "아빠"라고 부르는 미국인의 수는 28% 증가했습니다. 40년 전에는 말을 위해 사람 이름을 사용하는 것이 드물었지만, 지금은 어디서나 볼 수 있습니다. 2017년 조사에서는 대부분의 주인들은 그들의 말을 가장 친한 친구, 사람 가족의 완전한 구성원으로 여겼습니다.

저는 이 모든 것이 틀렸다고 말하는 것이 아닙니다. 저도 매일 네 발 달린 동물들과 이야기를 나누고, 최고의 말 엄마들과 잘 어울릴 수 있습니다. 하지만 이러한 행동에 수반되는 무의식적인 사고 과정을 탐구하는 것은 중요합니다. 우리는 인간과 말의 뇌 사이의 엄청난 차이를 여전히 인정하면서 말을 사랑하고 존중할 수 있습니다. 동물의 행동을 인간의 행동과 동일시하는 것은 양쪽 모두에게 문제를 야기합니다.

네 살배기 자녀에게 말의 얼굴에 뽀뽀하도록 하는 부모를 생각해 보십시오. 사랑하는 사이의 인간도 그렇게 하니까 인간과 동물 간에도 할 수 있는 것 아니냐는 생각에 대해 말입니다. 그들은 말이 거대한 머리를 눈 깜짝할 사이에 이리저리 흔들 수 있고, 일말의 후회도 없이 아이의 얼굴을 상하게 할 수 있다는 것을 알지 못합니다. 또는 말을 방목하는 동안 땅에 앉아 말의 배를 긁는 주인도요. 겁에 질리면, 그의 뇌는 주인의 위치를 고려하지 않고 즉각적인 탈출을 명령할 것입니다. 동물원 관람객이 셀카를 찍기 위해 재규어 울타리에 올라타 팔이 반쯤 찢어지게 되는 것과 같은 이치입니다. 고양이가 자신의 꼬리를 잡아당긴 생후 7개월 된 아기를 할퀴었기 때문에 아기 아빠는 고양이를 발로 차버리게 됩니다. 누가 이런 불상사에 대해 비난을 받나요? 음, 당연히 말,

재규어, 그리고 고양이죠.

말의 의도는 인간의 삶을 비참하게 만드는 것이 아닙니다. 일을 하고 싶지 않거나, 마방으로 돌아가거나, 무리에 합류하거나, 근처에 있는 클로버를 우적우적 씹어 먹고 싶기 때문입니다. 말의 잘못된 행동은 우리와 개인적으로 아무 상관이 없습니다. 동물은 동물입니다. 그들을 인간처럼 대하는 것은 불가능한 기대를 갖게 하고, 동물뿐만 아니라 인간도 위험에 빠뜨립니다.

"그렇지만 그냥 농담이었다구요!"

말의 사악한 사전 숙고에 대해 말하는 모든 사람이 정색을 한 채로 심각하게 토의하는 것은 아닙니다. 우리들 중 많은 이들은 밤을 새우며 '다음 탈출을 계획'하거나 '새로운 속임수를 알아내는' 말에 대해 농담을 하곤 합니다. 밤 늦은 시간까지 한 잔 하면서 인간의 놀이를 빼 닮은 말 익살극을 낄낄거리며 즐깁니다. 우리는 나이든 말이 어린 말에게 "인간들에게 뭔가 알려 줄 수는 있지만, 그들 스스로 생각하게 만들 수는 없단다."라고 얘기하는 것을 재미있어 합니다. 저도 이런 식으로 농담을 했던 것이 조금 찔리네요.

말과 관련된 이야기에 대해 흥을 깨지 맙시다. 우리는 그것이 더 필요합니다! 그러나 사람들이 상상 속의 말 능력에 대해 웃고 있다는 것을 알게 해야 합니다.

모든 농담을 차치하고서라도 흔히 사용하는 언어들은 말의 사고능력에 대한 오해를 부채질할 수 있습니다. 말이 복종할 때, 우리는 그들이 '기꺼이 하기를 좋아한다'라고 말합니다. 그들이 사람의 신호를 특정 행동과 연관시키는 것을 배울 때, 그들이 우리를 '이해'한다고 말합니다. 사람으로부터 안전한 거리를 유지하도록 훈련된 말은 사람의 공간을 '존중'한다고 합니다. 만약 그들이 리드줄에 맞춰 힘차게 걷는다면, '좋은 직업윤리를 가지고 있다'고 하고, 그들이 말 친구들이 모인 행사에서 돋보일 때, 그들이 그 쇼를 '사랑한다'고 말합니다. 어린 기승자를 태운 포니가 문으로 입장하지 않으려는 것을 보고 '어린 애를 무시한다' 고 하고, 아이들이 주는 간식을 계속 먹으려 입질을 하는 포니들은 '나쁜 말'이 되어 버립니다.

이론적으로, 말이 '나를 존중한다'는 것 보다는 '내 몸과 0.6m 거리를 유지하는 것을 배웠다'고 말하면서 우리의 언어를 바꿀 수 있습니다. 하지만 이것은 비현실적이고 불필요합니다. 언어는 외부에서 바꾸기가 어려운 것입니다. 생각을 수정하는 더 좋은 방법은 뇌의 차이를 이해할 수 있는 정신적인 능력을 가진 쪽에게, 즉 사람들에게 뇌 차이의 근원을 설명하는 것입니다. 우리는 왜 말이 사람이 하는 방식으로 계획을 세우고, 도덕적으로 검토하고, 비판적으로 생각하고, 결과를 평가할 수 있는 능력이 없는지 이해할 필요가 있습니다.

전전두엽피질 이야기로 되돌아가기

전전두엽피질은 실행기능을 담당하는데, 여기에는 분석, 전략, 계획, 사전 숙고, 평가, 판단 등이 포함됩니다. 이 모든 능력은 말의 잘못된 행동에 대한 과실 여부와 관련하여 논의되고 있습니다. 실행기능에 기여하는 뇌조직의 양은 종에 따라 크게 다릅니다.

종별 전전두엽피질의 비율

인간	33%
원숭이	15%
개, 고양이	5%
말	0%

인간의 전전두엽피질은 약간 거리가 떨어져 있는 생각과 감정을 조절하는 신경 구조와 깊게 연결되어 있습니다. 이 단단한 배선은 현재와 미래의 감정을 평가하고, 행동

을 계획하고, 즉석에서 의도에 대한 전략을 세울 수 있게 해줍니다. 전전두엽피질은 인간이 하는 거의 모든 일에 영향을 미치는데, 모든 인간의 상호작용에서 나타나는 정신의 주요 구성 요소입니다. 대부분의 경우, 우리는 끊임없이 이어지는 그것의 활동조차도 알아 차리지 못합니다.

사람들에게 자신이 하고 있는 미래지향적 생각을 모두 기록하라고 하면 하루 평균 59회씩 보고하는 것으로 나타났습니다. 16분에 한 번씩 생각하는 것이지요. 주어진 순간에 그들이 생각하고 있는 것을 기록하기 위해 뇌파 검사를 했을 때, 사람들은 과거에 대해 생각하는 것보다 세 배 더 자주 미래에 대해 생각하였습니다. 그러나 말에게 매우 단기적인 사건에 대해 조건부로 예측되는 것 외에는, 미래지향적 사고는 뇌의 구성요소가 전혀 아닙니다.

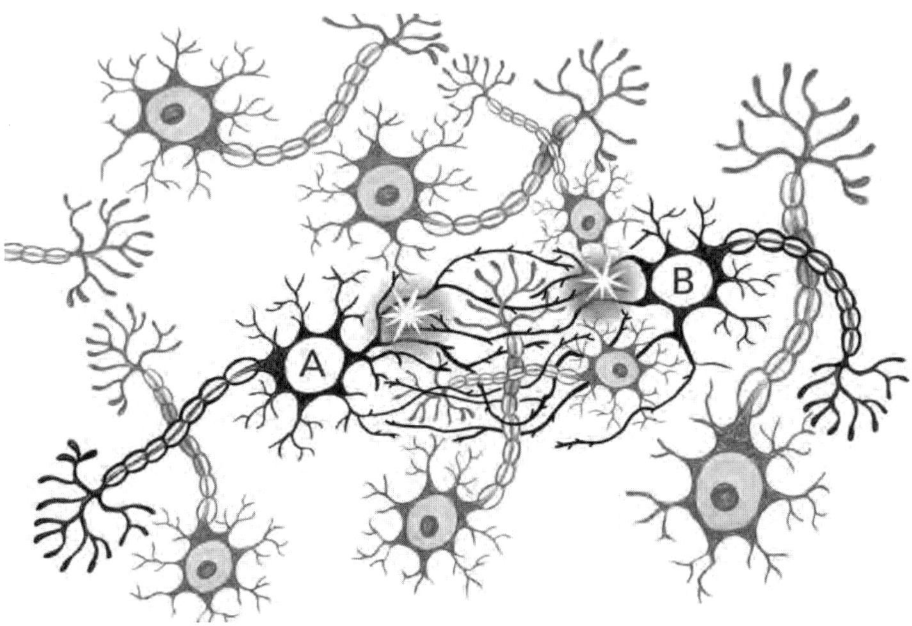

그림 19.1 수상돌기는 다양한 뇌 기능을 매개하는 새로운 연결을 만들기 위해 신경세포 A와 B 사이에서 바깥쪽으로 자랍니다.

일반적으로, 식물은 봄에 새로운 줄기가 자라듯이 뇌는 부분적으로 신경세포에 싹(수상돌기)을 내보냄으로써 성장합니다(그림 19.1). 사용 여부에 따라 다른 신경세포와 연결되지 않는 수상돌기는 기능적인 뇌 조직을 더 잘 조직화하기 위한 가지치기에 의해 사멸됩니다. "사용하지 않으면 잃어버린다!" 뇌세포에 대해 말할 때 의미하는 것이 바로 이것입니다. 약 2살 무렵의 유아기 때 가장 많은 수의 신경세포와 수상돌기가 죽습니다. 또 다른 감소는 사춘기 즈음에 일어납니다. 일생 동안 수상돌기는 계속해서 조금씩 사라집니다. 가지치기를 통해 활성 신경세포를 위한 산소와 포도당을 절약합니다. 책을 읽을 수 있고, 말을 타게 하는 신경세포가 바로 활성 신경세포입니다.

동물의 왕국을 통틀어 인간의 전전두엽피질은 적어도 세 가지 면에서 독특합니다:

- 이것은 최대 조직화를 위해 25세 경까지 제일 마지막으로 다듬어지는 영역입니다. 다른 말로 하자면, 전전두엽피질의 복잡성으로 인해 뇌의 다른 부분보다 훨씬 더 많은 발달 시간을 필요로 합니다. 30세에 가지치기되지 않은 많은 수상돌기를 포함하는 피질은 정신분열증, 정신지체, 약물 또는 스트레스 관련 정신질환과 관련이 있습니다.
- 뇌 전체 사이즈 대비 크기가 큽니다. 인간이 아닌 영장류(고릴라, 침팬지, 원숭이)도 전전두엽피질을 가지고 있습니다. 하지만 그들의 전전두엽피질은 인간의 전전두엽 크기에 많이 못 미칩니다. 인간의 경우, 전전두 조직의 21~26%가 모든 종류의 생각과 정서를 평가하는 작은 분석자인 작업하는 신경세포로 구성되어 있습니다. 이에 비해, 인간이 아닌 영장류는 전전두 영역에서 작업하고 있는 신경세포가 13~17% 정도입니다. 전전두엽 세포 사이의 결합조직의 부피도 차이가 나는데, 인간은 약 12% 수준이지만, 인간이 아닌 영장류는 5~7% 정도입니다.
- 인간 전전두엽피질의 특정 영역은 인간이 아닌 영장류에서는 발견되지 않습니다. 예를 들어, 측면 전두극(lateral frontal pole)이라고 불리는 영역은 마카크 원

숭이 또는 말에는 전혀 존재하지 않습니다. 왜 신경을 써야 할까요? 이곳은 인간의 전략 짜기, 계획하기, 의사결정 내리기를 가장 강력하게 관장하는 영역이기 때문입니다. 정확히 말하자면 인간이 계획하고 의사결정을 내릴 때 의문을 제기하는 기능입니다. 우리가 말에게서 의심하고 있는 바로 그 기능들이지요.

간단히 말해서, 인간의 뇌는 다른 모든 종들 중에서 전례가 없을 정도로 실행기능을 위해 진화했습니다. 말이 사람과 비슷한 실행기능을 가져야 한다고 주장하는 것은 신생아가 세계 게임 챔피언을 이기기를 기대하는 것과 같습니다.

해부학적 구조에 관한 주의점

말에게 전전두엽피질이 없다고 해서 실행기능 능력이 전혀 없다는 것은 아닙니다. 이것은 그러한 능력이 아직 알려지지 않은 또 다른 말 뇌의 영역에 의해 중재되어야 한다는 것을 의미합니다. 하지만 여기에는 몇 가지 큰 걸림돌이 있습니다. 우선, 그러한 능력을 보유할 가능성이 있는 말 뇌의 '여유' 영역이 없습니다. 우리는 말의 이마 아래에 있는 두부처럼 부드러운 어떤 부위를 가리키며 "자! 여기를 보세요! 아무것도 안 하는 부분이 있는데, 아무도 모르는 위치에 자리한 저게 아마도 전전두엽피질일 겁니다!"라고 할 수는 없습니다.

더 중요한 점은 말의 행동이 그러한 영역의 기능을 요구하지 않는다는 것입니다. 말의 행동, 즉 양동이에 소변을 싸고, 넘어지고 나서 마방으로 달려가고, 잡히기를 거부하고, 사람의 발을 밟고, 목장에서 기겁하는 행동은 훨씬 더 간단한 방법으로 설명될 수 있습니다. 어떤 것은 자연스럽고, 어떤 것은 학습한 것입니다. 과학에서 정확한 설명이란 일관되게 관찰 가능한 결과를 기술하는 가장 간명한 것입니다. 만약 어떤 동물이 말처럼 걷고 말처럼 운다면 그것은 말입니다.

행위의 주체

뇌과학은 의도와 사전 숙고 이외에 행위의 주체, 즉 독립적으로 행동할 수 있는 동물의 능력을 탐구합니다. 말은 분명 자유의지를 가지고 있습니다. 그들은 당신이 원할 때가 아니라 그들이 하고 싶을 때 뒷발질을 할 것입니다. 그리고 그들은 당신이 최선을 다해 설득하더라도 다리를 안 건너려고 할 것입니다. 말은 행동을 선택할 수 있는 행위의 주체이지만, 인간처럼 결과를 분석할 수 있는 정신적 장치를 가지고 있지는 않습니다. 승마는 '운동 기구'가 살아 있고, 자신의 고유한 정신을 가지고 있는 희귀한 스포츠입니다.

비난하기에 대한 평가

일단 우리가 색 안경을 끼고 말의 마음을 분석하려 한다면 말이 잘못 행동했을 때 그들을 비난하는 것은 매우 쉽습니다. 하지만 '문제행동'은 인간이 만들어낸 개념입니다. 뒷발질, 입질, 앞발차기, 놀라서 도망치기, 회피행동, 망아지를 보호하기 위해 공격하기, 죽일듯이 싸우기, 도망치기, 이 모든 것들이 말의 일반적인 행동입니다. 오직 인간만이 이것을 문제행동으로 봅니다. 그러므로 인간의 세계에서 말은 자연적인 충동을 조절하는 법을 배워야 하고 좀 더 인위적인 방식으로 행동해야 합니다.

인간의 충동은 일부는 학습에 의해 그리고 일부는 추론하기에 의해 조절됩니다. 해마, 기저핵, 그리고 소뇌를 사용하여, 우리는 어린 시절에 우리가 가장 좋아하는 장난감을 훔쳐간 꼬마 도둑을 때려 줄 수 없다는 것을 배웁니다(그림 19.2A). 말 또한 뇌의 동일한 영역을 사용하는 학습 능력을 가지고 있습니다(그림 19.2 B). 그러나 우리 호모 사피엔스는 위험 분석을 브레이크로서 제공하는 전전두엽 부분 즉, '내가 저 아이를 때리면 문제가 생길 거야.'라는 비책을 가지고 있습니다. 앞으로 일어날 일에 대한 추론 능력이 없다면, 충동은 말을 탈선시키는 것과 마찬가지로 우리를 탈선시키는 훨씬 더 큰 힘을 갖게 될 것입니다.

전전두엽피질이 부재한 동물을 향한 비난을 평가할 때, 고려해야 할 것이 많습니

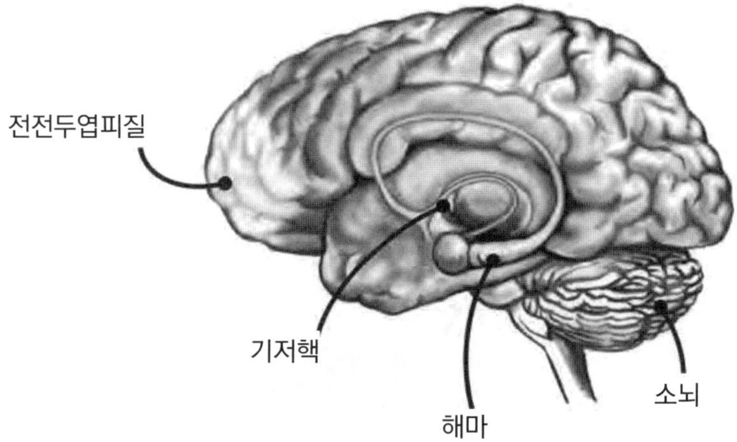

그림 19.2 A 인간 뇌에서 학습과 관련된 영역은 기저핵, 해마, 소뇌를 포함합니다. 추론과 관련된 영역은 전전두엽입니다. 인간의 뇌에서 학습과 추론은 함께 작용합니다.

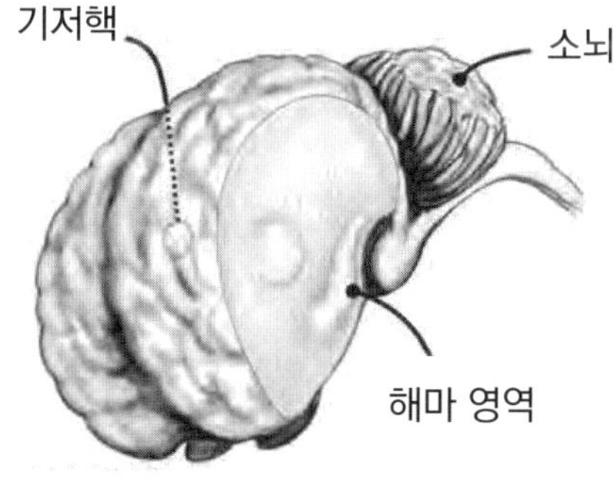

그림 19.2 B 말 또한 기저핵, 해마 영역, 소뇌를 사용하여 학습합니다. 하지만 추론을 하기 위한 전전두엽피질은 없습니다. 그래서 말은 인간보다 더 직접적인 방식으로 학습하지만, 과제를 해결하는데 많은 추론능력을 적용할 수는 없습니다.

다. 제가 10대 때 트레일러에 묶인 쿼터호스 품종의 '아시아'를 그루밍한 적이 있었습니다. 아시아는 왼쪽 몸을 트레일러에 기대고 있었고, 앞에서 신호를 했지만 옆으로 움직이질 않았습니다. 저는 로프를 풀어서 아시아의 위치를 바꾸어야 했지만, 종종 부상

으로 이어지는 '바빠서'라는 이유와 3세 말의 미숙한 태도에 짜증이 났기 때문에 말의 뒤로 가서 왼쪽 엉덩이를 제 손으로 밀었습니다. 말은 제 손의 압력을 버티며 귀를 납작하게 하고는 훨씬 더 트레일러 쪽으로 기대었습니다. 그녀가 순응하지 않았기 때문에 저는 말의 왼쪽 둔부를 찰싹 때렸고, 눈 깜짝할 사이에 그녀는 두 뒷발로 내 무릎을 걷어찼습니다.

전전두 기능장애

소시오패스(sociopath)는 전전두엽피질이 충동을 잘 억제하지 못하는 사람의 적절한 예입니다. 그들은 공감이나 양심의 가책을 느끼지 않은 채 법이나 도덕을 거의 고려하지 않고 기만적이고 공격적인 성향이 있습니다. 그들의 행동은 자주 범죄와 관련됩니다. 뇌 스캔 결과 소시오패스는 정상 집단에 비해 뇌조직이 평균 11% 적고 전전두엽피질에서 활동이 현저히 적었습니다. 이것이 그들의 범죄 충동이 억제되지 않는 이유입니다.

말처럼 그들은 약간의 충동 조절을 배울 수 있는 신경 조직을 가지고 있습니다. 그러나 많은 범죄자들은 낮은 교육 수준과 긍정적인 경험의 부족으로 고통 받고 있기 때문에, 그들의 학습은 제한적입니다. 그리고 폭력에 대한 충동은 매우 즉각적이어서 충동을 억제하기 위해 학습과 실행기능이 모두 필요합니다. 이러한 연구 결과는 중요한 법적 질문에 한가지 답을 제공합니다. 전전두엽피질이 손상된 범죄자는 여전히 자신의 잘못된 행동에 대해 책임을 져야 하는가? 차례로, 우리는 우리의 말에게 같은 것을 질문해 보아야 합니다.

누구 탓일까요? 누가 아시아 뒤에 서서 때렸지요? 당시에 제 전전두엽피질은 완전히 발달되지 않았지만, 저는 결과를 예상할 수 있을 만큼 말에 대한 지식이 있었습니다. 말은 아니였습니다. 아시아는 그저 말처럼 자연스럽게 반응했습니다. 그녀가 누군가를 발로 찬 것은 그때가 처음이었습니다. 아시아는 귀를 뾰족하게 하면서 미리 저에게 주의를 주었습니다. 그리고 너무 어려서 지시를 거부하는 것이 나쁜 매너라는 것을 몰랐습니다. 저는 아시아를 벌할 수 없었습니다. 우선은 양쪽 무릎이 아스러져서 병원에 가느라 바빴고, 더 중요한 것은, 그 일은 말의 잘못이 아니었기 때문이었습니다.

해악 x 의도 x 과실성 = 처벌

인간의 전전두엽피질은 비난과 처벌을 결정할 때 해악과 의도를 고려합니다. 해를 끼치는 행위는 그렇지 않은 동일한 행위보다 더 비난받을 만하다고 여겨집니다. 만약 그 피해가 심각하고 계획적이었다고 판단된다면, 처벌을 받게 됩니다. 이것은 너무 당연한 뇌의 방정식이어서 진행을 멈추는 것이 매우 어렵습니다. 인간의 협력과 공정성의 규칙은 이러한 무의식적인 정신적 처리의 진화를 통해 시행됩니다.

그것이 인간의 신경학적 본성이기 때문에, 우리는 동물에 대해서도 동일하게 생각하는 경향이 있습니다. 그러나 말은 해악을 판단할 수 없습니다. 양쪽 무릎을 차서 부러뜨린 말은 차고도 못 맞춘 말보다 더 큰 죄책감을 느끼지 않습니다. 그 말은 사람이 원치 않는 손길을 막기 위해 무의식적으로 손을 드는 것처럼 자신을 방어하기 위해 발길질을 할 뿐입니다. 아시아가 좋은 예입니다. 그녀는 발로 차고자 했고 분명히 해를 끼쳤지만 그렇다고 해서 그녀가 벌을 받았어야 한다는 뜻은 아닙니다.

오늘날의 발달된 장비로 과학자들은 인간 뇌의 작은 부분을 분리하여 주변 조직에 영향을 미치지 않은 채 잠깐 동안 손상시킬 수 있습니다. 뇌는 손상된 한 부위가 수행하는 특정 기능을 제외하고는 여전히 정상적으로 생각할 수 있습니다. 한 연구에서, 연구자들은 사람들이 잘못된 행동에 대한 시나리오를 읽는 동안 일시적으로 전전두엽피질의 작은 부분의 기능을 정지시켰습니다. 어떤 경우에는 잘못된 행동이 심각한 피해를 입혔고, 어떤 경우에는 아주 적은 피해를 입혔습니다. 각각의 경우들은 의도성의 정도도 달랐습니다.

전전두엽피질의 일부분이 기능하지 않을 때, 사람들은 비난을 하긴 했지만 그들의 뇌가 완전히 기능했을 때만큼 심하게 선동자를 처벌하지는 않았습니다. 이 6.5cm^2 넓이의 전전두엽 조직은 처벌과 관련된 영역이며, 잘못된 행동에 대해 얼마나 심하게 처벌할지를 결정합니다. 그것은 승마인들이 말과 함께 일할 때, 조절하는 법을 배워야 하는 바로 그 영역입니다.

"그것은 결코 말의 잘못이 아니에요"

훈련사들은 일이 잘못되어 짜증을 내는 사람에게 이 오래된 슬로건을 말하곤 합니다. 전전두엽 조직에 너무 익숙해져 있는 우리 인간은 누군가가 잘못했다고 생각하는 경향이 있습니다. 어떤 행동이 말의 잘못이 될 수 없다면, 그것은 인간의 잘못임에 틀림없습니다. 하지만 여러분이 나무에 긁히거나 낙마를 해 얼굴을 부딪혔다면 자신을 탓하는 것은 정말 어렵습니다.

더 정확한 문구는 "그것은 말의 의도가 아닙니다"일 것입니다. 말의 두뇌는 보복하고자 하는 장기 전략을 계획할 수 없습니다. 좋은 일이든 나쁜 일이든 그저 일어난 것이기 때문에 말의 행동은 비난받을 일이 거의 없습니다. 사람은 잘못된 행동을 그냥 지나치나요? 천만에요! 우리는 무슨 일이 일어났는지 살펴본 후 다음 번에 그것을 방지하거나 수정하는 방법을 계획합니다. 아시아는 우리의 실랑이 이후 몇 주 동안 확실히 그녀 자신 몫의 순종에 대한 교훈을 배웠습니다. 말의 나쁜 행동을 탓하지 말고, 좋은 행동을 가르쳐줍시다. 이것은 더 효과적이고 더 재미있습니다. 그리고 같은 원칙이 사람에게도 적용됩니다.

하지만 흔치는 않지만 곰같이 매번 당신을 공격하는 폭력성을 가진 말은 왜 그럴까요? 그의 행동은 음모와는 아무 상관이 없고, 부족한 훈련, 학대, 부적절한 처벌, 극심한 외상, 질병, 통증 또는 뇌 기능 장애가 원인일 수 있습니다. 아마 그는 당신을 공격해서 당신이 떠나면, 평화롭게 건초를 먹을 수 있다는 것을 방금 배웠을 것입니다. 일반적으로 잘못된 행동은 이러한 문제들의 조합입니다.

심지어 사람들의 세상에서도 어떤 사람들은 잘 지내지 못합니다. 왜 우리는 모든 말이 잘 하기를 기대합니까? 나쁜 말은 문제 행동을 전문으로 하는 조련사와 함께 오랜 시간 동안 훈련을 해야 합니다. 종종 그것은 수년간에 걸친 매일 매일의 훈련을 의미합니다. 사람을 위험에 빠뜨리고 경기에 나가지 않는 동물에게 그런 종류의 돈을 투자할 수 있는 주인은 거의 없습니다.

사람을 애 먹이는 거친 말이라 할지라도 우리가 말과 어울려 지내는 가장 좋은 이유 중 하나는 말은 100% 진실하기 때문입니다. 속이거나, 판단하거나, 기만하거나, 조작하지 않습니다. 그들은 보이는 것 그대로 입니다. 우리 인간은 살아가면서 그러한 종류의 진실함을 자주 접하지 못합니다. 아마도 이것이 우리가 말을 있는 그대로 수용하기 어려운 이유일 것입니다. 바꾸려고 하지 말고 소중히 여깁시다. 말은 우리와 같지 않으므로 사람은 그들이 우리와 같아지기를 바라지 말아야 합니다.

제 5 부

지식 너머의 홀스맨십

제 20 장

진정한 홀스맨십

이 책에서 우리는 말 뇌의 진화적 설계와 세상을 지각하는 무수한 방법을 살펴보았습니다. 또한 말이 학습하고 기억하는 뛰어난 방법, 모든 미세한 흔들림을 알아차리는 동시에 주의를 발달시키는 능력을 유지하는 방법을 알아보았습니다. 말의 뇌는 표현하기 위해서뿐만 아니라 행동을 추동하기 위해 정서를 사용하지만, 말에게는 사람을 상대로 음모를 꾸미거나 사람의 행동을 판단하는 능력은 없습니다. 이러한 과학적 지식은 인간 세계에서 살아가는 말의 긴장을 완화하기 위해 모든 말에게 적용될 수 있습니다.

우리가 고려해야 할 것은 말의 뇌만이 아닙니다. 말과 인간의 팀에서는 두 뇌의 내적 작용이 똑같이 중요합니다. 우리는 두 종의 뇌 사이의 차이점과 유사점들을 연구해 가고 있습니다. 최근 몇 년 동안 동물에 대해 연구하는 연구자들은 유사성에 더 많은 초점을 맞추도록 장려 받았습니다. 하지만 말과 관련된 분야에서 일하는 사람들은 차이에 집중하기 위해 최선을 다하고 있습니다. 우리는 이미 말의 마음이 우리와 비슷하다고 여기는 경향이 있는데, 사실 우리는 차이점은 별로 보고 싶어하지 않습니다. 그러나 안전을 위해 가장 중요한 것은 차이점입니다. 말과 인간의 두뇌에 대한 지식으로 무장하면, 당신은 말의 행동을 깊은 수준에서 이해할 수 있게 됩니다. 바로 그 지점에서부터 여러분은 목적에 더 잘 맞게 말의 뇌, 그리고 여러분의 뇌를 발전시켜갈 수 있습니다.

말 뇌에 대해 알려진 것은 이 책 한 권에서 다룬 것보다 더 많이 있지만, 또한 탐구해야 할 것이 많이 남아 있습니다. 우리는 말의 후각, 원인을 찾는 능력, 범주적 지각, 관찰 학습의 잠재력을 파헤칠 말 과학자들이 필요합니다. 말의 개념에 대한 분류 능력과 긍정적인 정서에 대해 더 깊이 파고들 여지가 있습니다. 수백 개의 실험 패러다임이 말에 적용되기를 기다리고 있으며, 각각의 패러다임은 우리가 결코 상상할 수 없었던 말의 놀라움을 보여줄 수 있는 잠재력을 가지고 있습니다.

우리가 네 발 달린 생물들의 귀 사이에 있는 뇌에 대해 무엇을 배우든, 상대편인 인간에게도 적용해야만 팀 기능이 동등하게 발전할 수 있습니다. 모든 종류의 기승 경기와 일부 지상활동을 하는 동안 말과 인간의 뇌는 동시에 작동할 수 있을 뿐만 아니라 문자 그대로 함께 작동할 수 있습니다. 사실, 좋은 팀은 한 개의 매우 큰 뇌를 가지고 있는데, 인간과 말 뇌가 각각 따로 일하는 것보다 훨씬 더 많은 것을 할 수 있습니다.

종들 간 소통의 최고봉

뇌 과학자들과 비교 심리학자들은 상당히 오랫동안 말을 간과해 왔습니다. 말은 수용과 실험이 어렵지만 기초과학, 수의학, 말 연구, 동물 커뮤니케이션 등의 분야에서 성과를 낼 것으로 보입니다. 개와 사람, 또는 침팬지와 까마귀와 같이 매우 다른 두 종이 서로 어떻게 소통하는지 알고 싶은 연구자들은 우리가 가진 가장 좋은 사례에 먼저 주의를 기울여야 합니다. 바로 말과 기승자 사이의 비언어적 의사소통입니다. 이 연구로부터 과학자들은 인간과 다른 종들 사이의 의사소통에 적용할 수 있는 것을 많이 배우게 될 것입니다. 또한 새로운 지식은 윤리, 철학, 해부학, 생리학, 언어학, 의학, 그리고 커뮤니케이션 시스템에 좋은 참고가 될 것입니다.

인지 과학자로서 저는 말 연구의 활성화가 필요하다는 제 의견이 대부분의 학자들에게 충격을 줄 것이라는 것을 잘 알고 있습니다. 말이라구요? 농담이겠지요! 하지만 저는 말과 뇌에 대한 제 지식에 대해 충분히 자신 있습니다. 다양한 학문적 취향을 가진 모든 종류의 뇌 과학자들을 초대할 수 있습니다. 말에 대해 그리고 말이 사람과 상호작용하는 방법에 대해 배우고 나서도 여전히 믿기지 않는다면 논박하십시오. 말과 사람 간에는, 개 혹은 고양이와의 가장 친밀한 관계에서조차도 존재하지 않는 수준의 의사소통이 있습니다.

종들 간의 커뮤니케이션은 이론적이거나 추상적일 뿐만 아니라 물리적이라는 것을 보았습니다. 말의 뉴런은 인간의 뉴런에 직접적으로 반응하여 점화되고, 그 반대로도 작용하면서 마치 시냅스 사이의 미세한 간극이 피부 사이를 가로지르는 것 같습니다. 이 의사소통의 순환 루프 속에서 기승자는 피식동물의 뇌를 내적으로 경험할 수 있는 전례 없는 특권을 갖게 됩니다. 말과 함께 일할 때 우리는 말의 뇌의 일부가 되고, 말 또한 인간의 뇌의 일부가 됩니다. 이러한 관점에서 본다면 사람은 말이 세상을 경험하는 방법에 대해 많은 것을 배울 수 있습니다. 물론 이 능력이 발달하기 위해서는 수년간의 훈련과 수백 마리의 말을 경험하는 것이 필요합니다. 당신의 첫 번째 포니의 엉덩이를 툭툭 치면서 신이 개입하여 주기를 기다리지는 마시구요!

당신이 기승할 때 사용하든 아니든 간에 말의 마음을 통해 생각하는 법을 배우는 것은 나름의 의미가 있습니다. 세상이 점점 작아지고 다양해짐에 따라 우리 모두는 타인의 입장이 되어보는 것으로부터 유익을 얻을 수 있습니다. 여러분의 마음을 말의 마음에 이입해보면, 여러분의 인간 이웃, 개와 고양이, 심지어 당신의 아이들과 부모님까지도 더 쉽게 이해할 수 있다는 것을 알게 될 것입니다!

말과 인간의 뇌 과학에 대한 지식은 이해하는 데 시간과 노력이 필요한 일입니다. 그렇다면 왜 신경을 써야 할까요? 저는 이 책이 이미 그 질문에 답하였기를 희망합니다. 즉 수행력을 높이고, 안전을 개선하고, 특정한 말에 맞게 훈련을 개별화하며, 말이 당신의 요청을 분명히 이해하고 있는지, 또는 당신이 말의 요청을 명확히 이해하고 있는지를 알기 위해서입니다. 하지만 이 장의 마지막 부분에서, 저는 그 모든 추가적인 노력의 이유를 하나 더 제시하고자 합니다. 그것은 조금 고루할 수도 있지만 매우 필요한 홀스맨십의 정의와 관련이 있습니다.

진정한 홀스맨십의 선물

한 십대 소녀와 그녀의 트레이너는 어느 홀스 쇼가 열리고 있는 문 근처에 서서 사랑스러운 서러브레드 한 마리가 헌터 스태이크 플랫 클래스를 마치고 나오는 것을 보고 있었습니다. 기승자는 미소를 지으며 말의 목을 쓰다듬고 잘생긴 귀에 칭찬의 말을 속삭이며 즐거워하고 있었습니다. 소녀는 그 말이 꼴찌를 했고 절대적인 의미에서 좋은 성적을 거두지 못했다는 것을 알고 있습니다. 말은 눈에 띄게 긴장했고, 급하게 구보로 나갔고, 실내 마장의 뒤쪽 구석에서 한 번 회피 반응을 보였습니다. 모든 웜블러드 품종의 말이 마장에 말뚝을 박은 듯 정지해 있었지만, 그는 30초 동안 4 포스터 정지 상태를 유지하는데 실패했습니다. 그래서 소녀는 트레이너에게 왜 기승자가 말을 쓰다듬어 주는지 물었습니다.

“그게 바로 홀스맨십이란다.”라고 트레이너가 답하였습니다. “말은 할 수 있는 최선을 다하였고, 기승자는 오늘 결과를 예전과 비교하고 있는 것이지, 다른 말들과 비교하는 것이 아니고, 그가 완벽하지 않았다는 것은 중요하지 않거든.” 소녀는 주의 깊게 말을 들었지만 어리둥절한 표정이었습니다.

‘홀스맨십(horsemanship)’이라는 단어가 요즘 많이 쓰이고 있습니다. 하지만 홀스맨십이란 말은 그것의 진정한 의미를 희석시키는 정의를 얻게 되었고, 때로는 그것의 기본 정신에 모순되는 의미를 갖게 되었습니다. 홀스맨십 클리닉에서 참가자들은 말의 영양, 진화, 복지, 응급 처치 및 마사 관리에 대해 모두 배울 수 있습니다. 한 가지 학설에 의거해 말을 훈련시키는 내츄럴 홀스맨십도 있습니다. 소 몰이, 밧줄 던지기, 장애물, 마장마술, 마차 드라이빙, 레이닝, 외승 등의 모든 영역에 홀스맨십이 있습니다. 저는 ‘뇌 기반 홀스맨십’이라는 말을 사용했습니다. 홀스맨십에 관한 잡지는 장비 관리법, 발굽 다듬기, 마장 개 관리 등과 같은 주제를 다루기도 합니다. 너무 많은 주제들이 이 용어 안에 포함될 수 있어서 홀스맨십은 말에 관한 거의 모든 것을 의미하게 되었습니다.

제가 말하는 진정한 홀스맨십(True Horsemanship)이란 네 음절로 심플하게 요약될 수 있습니다. '말이 먼저', 좋은 홀스맨(이 훌륭한 동물과 함께 일하는 여성이나 남성에게 이보다 더 큰 칭찬은 없습니다!)에게 말이 우선되어야 한다는 것은 두 번 생각할 필요도 없는 일입니다. 어린 시절 그들은 아침이나 저녁 밥을 먹기 전에 말에게 먼저 먹이를 주었습니다. 그렇게 하면 말을 먹이는 일을 절대 잊을 수가 없었습니다. 말에게 물을 주지 않는 것은 친구를 죽이는 것과 비슷했을 것이고, 그 수치심이 너무 심해서 더 이상의 처벌은 필요 없었을 것입니다.

우리는 말을 마방이나 초지에 포로처럼 잡아두기 때문에 그들은 우리의 보호를 받아야 합니다. 말은 영양가 있는 사료, 깨끗한 물, 그리고 견고한 쉼터를 사람에게 의존할 수밖에 없습니다. 또한 위험이 낮은 울타리, 깨끗한 마방 관리, 수의사의 보살핌, 장제사의 주기적 방문, 규칙적인 운동, 친구 말들과의 사회적 어울림 등의 안전을 위해 우리에게 의존해야 합니다. 우리는 말에 관한 지식을 충분히 학습해서 우리가 붙잡아두고 있는 말을 최대한 돌볼 의무가 있습니다. 필요한 지식을 배우는 일은 오랜 시간에 걸친 교육과 일상적인 경험에 헌신하는 것을 요합니다. 말을 잘 관리하는 것은 매우 전문화된 일이며, 개나 고양이의 주인이 되는 것과는 전혀 다릅니다.

진정한 홀스맨은 언제나 부끄러움을 두려워하지 않고, 기꺼이 도움을 청하며, 평생토록 배우는 사람입니다. 모든 말은 새로운 무언가를 가르쳐 줍니다. 훈련에 관한 문제에서부터 휴먼 드라마 수준에 이르는 문제들이 발생할 경우, 핵심 질문은 "말에게 가장 좋은 것은 무엇인가?"입니다. 진정한 홀스맨은 경기력 향상을 위한 약물, 비인간적인 관행, 또는 사람의 성질대로 말의 건강이나 복지를 위험에 처하게 하지 않습니다. 그들은 말이 학대당하거나 위기에 처했을 때 어떤 대가를 치르더라도 개입합니다. 자신의 말에 대해 함부로 말하는 것은 이제 갓 부모가 된 사람들에게 아기가 못 생겼다고 말하는 것과 같습니다. 진정한 홀스맨은 마방을 치우고, 발굽을 파고, 그루밍 해주는 것을 자랑하지 않습니다. 이들은 그저 말의 명예와 존엄성에 대해 최고 수준의 존경을 표현하고 있을 뿐입니다.

물론, (미국에서) 대부분의 홀스맨은 여성입니다. 여성이 말을 더 잘 돌보기 때문이 아니라, 말 스포츠가 주로 여성 기승자들과 훈련사들의 지지를 받으며 성장했기 때문입니다. 아직 진정한 홀스맨십을 전달하는 성별이 반영되지 않은 단어를 만들지 못했기 때문에 이 용어가 계속 남아 있습니다. 누구라도 기승하고, 마차를 몰고, 말을 끌고, 관리하는 법을 배울 수 있습니다. 그러나 진정한 홀스맨이 된다는 것은 말이 먼저라는 정신 때문에 한 단계 더 높은 수준을 이르는 것을 의미합니다.

말이 우리에게 되돌려주는 것

말은 관대하지만 진정한 홀스맨이 되고자 하는 사람은 말에게 최선을 다할 것입니다. 말에게 달리도록 명령하면 쓰러져 죽는 마지막 걸음까지 최고의 속도로 질주할 것입니다. 그것이 우리가 우리의 기대를 점검해봐야 하는 이유입니다.

우리의 최고의 보살핌과 친절한 관심에 대한 보답으로 말은 우리에게 많은 것을 줍니다. 요즘 시대의 말은 안장과 기승자를 싣고 시속 70km로 달릴 수 있는데, 이는 어떤 육지 포유류보다도 빠른 것입니다. 그들은 산악 지구력 경주에서 800km를 이동하고, 2.4m 이상의 장애물을 뛰어넘고, 비행기를 타고 세계를 다니며, 노래 리듬에 맞춰 춤을 출 수 있습니다. 두 마리의 말이 한 쌍이 되면 2019년형 포드 F-350 슈퍼듀티 픽업트럭 2대의 무게를 끌어당길 수 있습니다. 나중에 한번 해보세요! 그렇다면 왜 그들은 이 모든 것을 할까요? 단지 사람이 그들에게 요청하기 때문입니다.

말은 이렇게 놀라운 일을 수행하지만, 여전히 그들의 머리를 우리 어깨에 다정하게 얹고 부드러운 숨결을 들려줍니다. 우리가 우는 동안 그들은 조용히 곁에 서 있어 줍니다. 그들은 학대받는 아이, 매맞는 아내, 외상을 입은 참전 용사, 위기에 처한 청소년, 성폭력 피해자, 자녀를 잃은 비통한 심정의 부모 등 거의 모든 종류의 고통을 받고 있는 사람들과 정서적으로 연결됩니다. 그리고 이들이 회복될 수 있도록 말은 자신의 마음을 내어줍니다. "내가 여기에 있어요", 그들은 평안함 속에서 "그냥 잠시 이대로 함께 있어요."라고 말하는 듯합니다.

자신의 마음을 연단하며, 적절한 환경을 조성하고, 거대하지만 동시에 매우 민첩한 동물을 친절하게 통제하는 법을 배워가는 매일매일의 일상. 이 같은 수준의 자신감과 겸손함을 동등한 비율로 가르치는 일은 거의 없을 것입니다. 말은 우리에게 개인의 명확한 경계를 설정하고, 비언어적 의사소통을 숙달하고, 목표를 달성하기 위해 과정을 단계별로 나누고, 학습과 동기 부여의 최상의 원칙을 실천하는 방법을 알려줍니다. 그들은 우리에게 두려움을 극복하고, 연민을 제공하고, 신뢰를 쌓고, 걱정을 떨쳐버리고, 정직하게 행동하도록 가르칩니다. 말을 통해 연마된 이 기술은 대인간의 상호 작용으로 옮겨져 모두에게 유익이 됩니다. 만약 우리 모두가 진정한 홀스맨이 말을 대하는 것처럼 사람들을 대한다면, 세상은 더 나은 곳이 될 것입니다.

저자소개

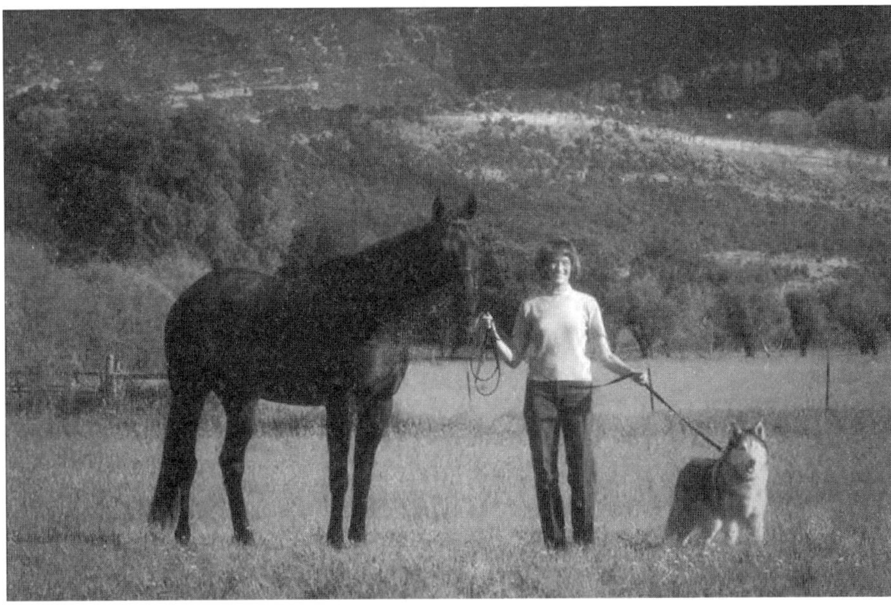

쟈넷 존스는 뇌 연구를 말과 기승자 훈련에 적용하는 인지 과학자입니다. 그녀는 7살에 승마를 시작했고, 17살에 미국 올림픽 점핑 프로그램을 위한 자격을 취득했습니다. 그리고 헌터, 점퍼, 홀터, 레이닝, 웨스턴 플레저 등의 종목에 출전하면서 수백 마리의 어린 말들을 조련했습니다. 진정한 홀스맨십(True Horsemanship)의 강력한 지지자인 존스는 모든 기승자는 말에 대해 A부터 Z까지 알아야 한다고 믿습니다. 마장마술과 지상활동의 기본 원리를 기초로 삼으면서, 여러가지 훈련법들의 교차 적용을 장려하고 있습니다.

존스는 언어에서 모호성을 해결하는 인간 두뇌의 능력에 대한 독창적인 연구로 캘

리포니아주립대학교 로스앤젤레스(UCLA)에서 인지과학 박사학위를 받았습니다. 이 연구로 그녀는 1989년 UCLA의 젠저렐리 우수 논문상(Gengerelli Distinguished Dissertation Award)을 수상했습니다. 그녀는 23년 동안 대학에서 지각, 언어, 기억, 그리고 사고에 관한 신경 과학을 가르쳤습니다. 또한 파이 베타 카파(Phi Beta Kappa), 심리과학협회(the Association for Psychological Science), 미국승마인협회(United States Equestrian Federation), 미국헌터/점퍼협회(United States Hunter/Jumper Association), 신경과학학회(Society for Neuroscience)의 회원입니다.

<말의 뇌, 사람의 뇌>는 존스의 네 번째 책입니다. 이전의 책들은 과학적 연구와 인간의 기억에 관한 것들입니다. 그녀는 또한 EQUUS(미국의 말 관련 잡지), 대학교수법저널(Journal on Excellence in College Teaching), 혁신고등교육(Innovative Higher Education), 현대심리학저널(Current Psychology: Research and Reviews), 일반교양교육(Liberal Education), 쿼터호스저널(Quarter Horse Journal), 심리과학협회(Association for Psychological Science), 심리언어학리서치저널(Journal of Psycholinguistic Research)에 기고했습니다.

존스는 그녀의 기술을 매일 더욱 정교하게 연마시켜주는 세 살 된 네덜란드 웜블러드와 함께 로키 산맥 인근에 살고 있으며, 여가 시간에는 음악, 문학, 자연을 즐깁니다. 더 많은 정보는 www.janet-jones.com에서 확인하시기 바랍니다.

감사의 글

이 책은 저를 그간 격려해주신 여러 존경하는 분들의 사랑의 산물입니다. EQUUS 매거진의 제 편집자인 Laurie Prinz는 홀스맨십의 신경과학에 관한 저의 초창기 글들에 숨결을 불어넣어 주었습니다. 그녀는 조심스럽게 불꽃을 피우고, 예리한 눈과 부드러운 손길로 제 원고를 편집했습니다. EQUUS 독자들은 모든 작가들이 필요로 하는 질문과 의견, 그리고 긍정적인 피드백을 저에게 보내주었습니다.

과학 저널리스트이자 베스트셀러 책인 'The Horse'의 저자 Wendy Williams는 출판 제안서를 보내기 훨씬 전, 이 프로젝트의 인큐베이팅 기간 동안 초안을 읽고 피드백을 주었습니다. 그녀는 동료 작가와 출판 산업에 대한 지식을 공유하는 것을 여전히 행복해하고 있으며, 그런 관계를 통해 저는 이 작업을 더 쉽고 즐겁게 할 수 있었습니다.

트라팔가 스퀘어 북스(Trafalgar Square Books) 출판사의 제 편집자인 Rebecca Didier는 이 책의 아이디어에 곧바로 열정적으로 반응하였고, 매 단계마다 지지적인 동반자가 되어 주었습니다. 트라팔가의 출판인 Caroline Robbins는 친절하고 애정 어린 집중력을 발휘하여 원고를 편집하였고, 잘못된 단어 선택과 불손한 유머감각으로부터 저를 구조해 주었습니다. 경영 이사이자 마케팅 전문가인 Martha Cook은 소셜 미디어와 홍보의 세계로 저를 이끌어 주었습니다. 이 스마트한 세 여성은 훌륭한 가이드가 되어 주었습니다.

편안한 동지애를 나누고 있는 말 그림 화가인 Susan Harris는 어려운 개념을 담아낸 아름다운 삽화를 그려주었습니다. 이들 중 상당수는 최신 수의학 연구에 기초한 말 뇌의 내부를 처음으로 그린 것입니다. 최고의 예술가들도 하기 힘든 진짜 말처럼 보이게 그려달라고 요청하는 사람들도 있었습니다. Tim Holtz는 각 쪽을 보기 좋은 시각적 풍부함으로 디자인했고, Andrea Jones는 포괄적인 색인을 제작하였습니다. Rebecca Didier는 모든 삽화의 후반 작업을 담당하였고 아름다운 표지를 만들기 위해 그래픽 아티스트로서 그녀만의 마법을 선보였습니다.

몇몇 분들은 원고를 읽고 자상한 조언을 해주었습니다. Rebecca Didier, Denny Emerson, Gerry Jones, Tik Maynard, Caroline Robbins, Eric Smiley, Karen Spear, PhD, Jeffrey Warren, DVM, and Wendy Williams의 섬세한 주의력과 발전적인 아이디어에 감사합니다. 그럼에도 불구하고 남아있는 오류들이 있다면 그건 제 몫입니다.

말 뇌에 관한 질문에 활달하게 답해준 두 명의 수의신경과 의사인 이탈리아 파도바 대학(University of Padova) 수의해부학과의 Bruno Cozzi 박사(DMV, PhD), 미국 콜로라도 주립대학 말 내과의 Yvette Nout-Lomas 박사(DVM, PhD)에게 감사합니다. 덧붙여 이 책의 참고가 되어준 모든 서적과 논문의 저자들인, 수의학 연구자들과 말 과학자들에게도 감사를 드립니다.

훈련을 위해 저에게 말을 데려온 모든 마주들에게 고마운 마음을 전하고 싶습니다. 등자 없이 경속보를 하거나 리드 줄을 예상보다 훨씬 더 오래 잡고 있었던 기승 학생들에게도 감사합니다. 그들은 훈련 중 근육통을 경험했을 때조차도 저의 열정을 인정해 주었었는데, 이렇게 매우 강하게 동기부여가 된 고객 그룹을 만난 것은 분명 행운이었습니다.

저의 친구들은 제가 이 책을 집필하고, 말을 이해하는 저의 방법을 대중에게 알리는 과정에서 경험한 즐거움을 함께 공유했습니다. 우리는 서로를 격려하고, 성취한 것들에 대한 기쁨을 함께 누리고 있습니다. 그들의 진실성과 선의에 대해 친구들 모두에게 감사합니다. 내 에너지가 소진될 때마다 동기를 부여하며 이 프로젝트에 특히 깊은 관심을 보인 사람들은 Ro Babcock, Jennifer Beck, Carolyn Bidinger, Debbie Bishop, Tavvy Bowers, Zinnia Cantrell, Sandra Eisemann, Kathy Greene, Gail Koser, Cindy Lawrence, Francie Olson, Meredith Page, Suzanne Reilly, Karen Rider, Pat Stelter, Carol Teall, Kelly Ziegler 등입니다. 저의 돈독한 자매인 Karen Spear는 제 인생의 모든 중요한 순간들에서 그러했던 것처럼, 이 책의 모든 내용들에 공감 어린 경청을 해주었고, 풍부한 가이드를 제시해 주었습니다.

원고를 쓰는 작업은 몇 달간의 독방 생활을 요구하였는데, 문 밑으로 여러 의미가 담긴 양식들을 슬쩍 밀어 넣어 준 가족들도 참 소중하게 여겨집니다. 제 아버지 Gerry Jones는 당신의 예술과 건축 작업을 통해 고독한 작업을 잘 이해해 주셨고, 90대의 나이임에도 매일 열정적으로 살고 계십니다. 또한 Beth and Joe Hendel, Leslie Jones, Lois and Kevin McDermott, Diane Moles, Lynne Norris, Joan and Frank Pavlica, Cindy Prevost, Sandy Roman, Ray Torres, 그리고 사촌인 Diana Torres에게 감사합니다.

과거에 제가 경험했던 수많은 말들에게도 공로를 돌리고 싶습니다. 몇몇 말들은 좀 덜 드라마틱하긴 했지만, 각각의 말들은 뇌에 대해 새로운 것을 가르쳐 주었습니다. 그들은 저에게 말들의 독특한 성격의 범주를 보여주었고, 항상 어떤 것에 대해서도 대비해야 한다고 일깨워주었습니다. 매일, 말들은 저에게 무언가를 더 가르쳐줍니다.

마지막으로, 10년 동안 홀스맨십의 신경과학에 대한 저의 연구를 격려해 준 제 친구 Jeffrey Warren에게 깊은 감사를 드립니다. 제프는 항상 따뜻하고 유쾌하고 겸손하며 그리고 지적인 소양을 함께 가진 매우 보기 드문 사람입니다. 여러모로 그는 이 책의 방향을 잡아 주었고, 저는 그것을 달성할 수 있기를 간절히 바랬을 뿐입니다.

INDEX

국문 찾아보기

ㄱ

ㄴ

ㄷ

ㅁ

ㅂ

역자 소개

권정이

성균관의대 삼성서울병원 재활의학과 주임교수/과장
현) 대한소아재활발달의학회 이사장
전) 한국재활승마학회 회장
전) Federation of Horses in Education and Therapy International 이사

학력

서울대학교 의과대학 박사

심다혜

MIND & HORSE 책임연구원
전) 경기평택 아동보호전문기관 심리치료사
전) 한국재활승마학회 이사

자격

상담심리사(한국상담심리학회)
EAGALA(말매개심리치료단체, USA) Certified Mental Health Professional

학력

건국대학교 동물매개치료 전공 박사과정
이화여자대학교 발달 및 발달임상심리 석사

신정순

한국마사회 승마지원부 재활승마교관
전) 서울시립뇌성마비복지관 작업치료사

자격

작업치료사(보건복지부)
재활승마지도사(RDA,영국)
재활승마치료사협회(AHA) 교육 레벨 2 수료
재활승마지도사(농림축산식품부)

학력

연세대학교 생활환경대학원 가족상담 석사
연세대학교 재활학과 작업치료 학사

감수

이인경

제주한라대학교 마사학과 교수/학과장
현) 대한재활승마협회 인력양성이사
전) 한국마사회(부산경남) 재활승마지도사

자격

재활승마지도사(농림축산식품부)
재활승마치료사협회(AHA) 교육 레벨 2 수료
생활체육지도사(승마, 유소년, 노인)

학력

Post-Doc 미국 국립동물질병연구소(NADC), UDSA
영남대학교 생물학 전공 이학박사